AF565621

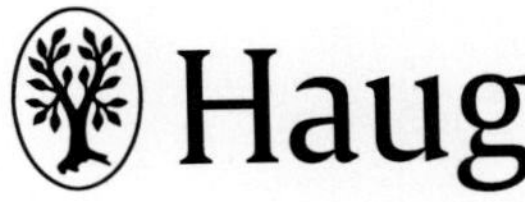

John E. Upledger, D. O., O. M. M.

SomatoEmotionale Praxis der CranioSacralen Therapie

SomatoEmotional Release

Aus dem Amerikanischen übersetzt von Kathrin Gundlach

Mit einem Geleitwort von Gert Groot Landeweer

4., unveränderte Auflage

51 Abbildungen

Karl F. Haug Verlag · Stuttgart

Bibliografische Information
der Deutschen Nationalbibliothek

Die Deutsche Nationalbibliothek verzeichnet
diese Publikation in der Deutschen Nationalbibliografie;
detaillierte bibliografische Daten sind im Internet
über http://dnb.d-nb.de abrufbar.

Zuschriften an:

Upledger Institut Deutschland
Schwartauer Landstr. 114–118
23554 Lübeck
E-Mail: institut@upledger.de

1. Auflage 1999
2. Auflage 2000
3. Auflage 2010

Titel der Originalausgabe:
SomatoEmotional Release and Beyond

Rüdigerstr. 14, 70469 Stuttgart

Unsere Hompage: www.haug-verlag.de

Printed in Germany

Umschlaggestaltung: Thieme Verlagsgruppe
Umschlagfoto: Photo Disc
Druck: Grafisches Centrum Cuno, Calbe

ISBN 978-3-13-242013-7 1 2 3 4 5 6

Wichtiger Hinweis: Wie jede Wissenschaft ist die Medizin ständigen Entwicklungen unterworfen. Forschung und klinische Erfahrung erweitern unsere Erkenntnisse, insbesondere was Behandlung und medikamentöse Therapie anbelangt. Soweit in diesem Werk eine Dosierung oder eine Applikation erwähnt wird, darf der Leser zwar darauf vertrauen, dass Autoren, Herausgeber und Verlag große Sorgfalt darauf verwandt haben, dass diese Angabe **dem Wissensstand bei Fertigstellung des Werkes** entspricht.

Für Angaben über Dosierungsanweisungen und Applikationsformen kann vom Verlag jedoch keine Gewähr übernommen werden. **Jeder Benutzer ist angehalten**, durch sorgfältige Prüfung der Beipackzettel der verwendeten Präparate und gegebenenfalls nach Konsultation eines Spezialisten festzustellen, ob die dort gegebene Empfehlung für Dosierungen oder die Beachtung von Kontraindikationen gegenüber der Angabe in diesem Buch abweicht. Eine solche Prüfung ist besonders wichtig bei selten verwendeten Präparaten oder solchen, die neu auf den Markt gebracht worden sind. **Jede Dosierung oder Applikation erfolgt auf eigene Gefahr des Benutzers.** Autoren und Verlag appellieren an jeden Benutzer, ihm etwa auffallende Ungenauigkeiten dem Verlag mitzuteilen.

Widmung

Für alle, die mir vertraut und erlaubt haben, mit Ihnen zu arbeiten und daran zu wachsen.

John E.Upledger
D.O., O.M.M.

Inhalt

Geleitwort zur deutschen Ausgabe

Als Leiter des deutschen Upledger Instituts freut es mich sehr, Ihnen die vorliegende deutsche Übersetzung „SomatoEmotional Release and Beyond“ von Dr. John Upledger empfehlen zu dürfen. Seit etwas mehr als zehn Jahren feiert die CranioSacrale Therapie im deutschsprachigen Raum klinische Erfolge. Anfangs von vielen belächelt, zeigte sich die Therapie als bedeutend für die Besserung vieler Beschwerden, und immer mehr TherapeutInnen wurden auf die Behandlungsmethode aufmerksam. Getrieben durch den Erfolg der Methode haben viele versucht, ihre eigenen Interpretationen unter den Begriff der CranioSacralen Therapie unterzubringen.

Doch wie sehr die CranioSacrale Therapie mit dem Begründer verbunden ist, wird in diesem Buch noch einmal deutlich. Auf unnachahmliche Art und Weise werden die LeserInnen in die ganze Weite der CranioSacralen Therapiewelt mitgenommen. Die offenen und ehrlichen Aussagen eines Praktikers, der uns wie kein anderer deutlich macht, wie wir als praktisch Tätige an unseren Erfolgen und Mißerfolgen wachsen, wird jeden von uns Lesern berühren. So wird die zum Teil schwer verständliche Theorie zu den verschiedenen Themen in leichten und praxisnahen Schritten deutlich.

John Upledger läßt sich nicht beirren. Geleitet von seinen Erfahrungen zeigt er nicht nur die Grenzen und Möglichkeiten der eigenen Behandlungsmethode auf. Deutlich wird auch, wie sehr wir als BehandlerIn nach unseren eigenen Vorstellungen therapieren. Die therapeutischen Räume, die entstehen, wenn wir auf unsere fühlenden Möglichkeiten vertrauen, werden beeindruckend dargestellt. Die sich manchmal unglaublich anhörenden Beschreibungen der Behandlungen bieten den LeserInnen die Chance, mit viel Mitgefühl den einzelnen Schritten von PatientIn/KlientIn und BehandlerIn zu folgen. Hier kommen Sie eventuell mit wertenden Teilen in sich in Kontakt - wie so viele -, wenn dem eigenen Horizont neue Räume angeboten werden. Auch an diesen Stellen nimmt der Autor die LeserInnen an die Hand. Die eigenen Erfahrungsberichte Upledgers machen es uns leicht, diesen wertenden Anteilen einen Platz zu geben, ohne den Inhalt verlassen zu müssen und das Buch beiseite zu legen. Oder, wie im Vorwort von Dr. Richard MacDonald erwähnt, er bietet uns ein Abenteuer an, eine Suche nach der Wahrheit.

In seiner Einleitung appelliert Upledger an uns: „Genießen Sie einfach.“ Hier entfaltet sich womöglich die stärkste seiner Behandlereigenschaften. In den langjährigen Erfahrungen, die wir als Mitglieder der europäischen Institute mit John Upledger machen durften, war Upledgers Fähigkeit, stets die gemachten Erfahrungen zu genießen, wegweisend. Er lehrte und lehrt, wie wir von den gemachten Erfahrungen innerlich reich werden.

Unser Dank ist groß. Ich hoffe, daß Sie von dem Reichtum, der in der Ausübung der Behandlungsmethode steckt, inspiriert werden.

Mir bleibt an dieser Stelle nichts weiter, als Ihnen den gleichen Genuß zu wünschen.

Stockelsdorf, im Herbst 1998

Gert Groot Landeweer
Upledger Institut Deutschland

Vorwort

Das Buch „SomatoEmotionale Praxis der CranioSacralen Therapie“ stellt einen Meilenstein dar. Der Autor führt uns ein in die Beziehungen zwischen Körper und Geist und benutzt die Berührung zum Erkunden dieser Beziehung. Er nimmt uns mit auf eine Erkundungsreise und läßt uns teilhaben an seiner Entwicklung und dem Fortgang seiner Ermittlungen in bisher unbekannte Territorien des menschlichen Körpers. Auf seiner Reise macht er uns vertraut mit alternativen Methoden zur Untersuchung der Welt von Krankem und Gesundem.

In seinem Buch läßt Dr. Upledger uns teilnehmen an seinem wachsenden Verständnis für den Menschen als eine Ganzheit und eröffnet auf diese Weise neue Möglichkeiten für die Zusammenarbeit zwischen Patient/Klient und Therapeut und für die medizinische Gemeinschaft. Der Autor führt uns über die Grenzen seines wissenschaftlich-medizinischen Wissens hinaus und läßt sich dabei von seinen eigenen persönlichen Erfahrungen leiten, er regt uns zum Lernen und Nachdenken an.

Der Autor erkundet die Beziehungen von Körper und Geist durch bewußte und beabsichtigte Berührung. Mit Phantasie und Kommunikationstalent beschreibt er seine Erfahrungen und läßt uns an ihnen teilhaben. Er entwickelt neue Konzepte, gebraucht ein neues Vokabular und gibt einen weiten Überblick über die Beziehung von Körper und Geist. Wenn Dr. Upledger die für die meisten von uns neuen Worte und neuen Konzepte des „Entwirren“, der „Energiezyste“ und der „SomatoEmotionalen Entspannung“ definiert, werden die Inhalte und Bedeutungen sofort zugänglich und verständlich. Jedes neu entwickelte Konzept wird wiederum zum Ausgangspunkt für weitere neue Entdeckungen, und Autor und Leser scheinen beide gleichermaßen gespannt zu sein auf die nächsten Offenbarungen.

Das vorliegende Buch ist außergewöhnlich, ebenso wie die Einsichten des Autors. Es bestätigt viele nicht traditionelle Wahrheiten und Erfahrungen, mit denen Körpertherapeuten häufig konfrontiert werden: die Unmöglichkeit, Körper und Geist voneinander zu trennen, die Erfahrung, daß „Energie“ im Körper vorhanden ist, die Wechselbeziehungen zwischen Ihren eigenen Gedanken und Gefühlen und denen des Patienten/Klienten.

Die westliche Welt der Wissenschaft und Technologie lehrt uns, außerhalb von uns selbst nach Wissen und Wahrheit zu suchen. Wir werden direkt oder indirekt aufgefordert, unseren eigenen Erfahrungen zu mißtrauen. Wissenschaftliche Untersuchungen, bei denen gemäß Kochs Forderungen Informationen in einem Labortest bestätigt werden, genießen ein hohes Ansehen in der medizinischen Welt.

Angesichts der jüngsten Entdeckungen und Beobachtungen besonders auf dem Gebiet der fortgeschrittenen Physik beginnen wir jedoch die Tatsache zu akzeptieren, daß diese sogenannten „objektiven“ Untersuchungsmethoden vielleicht doch nicht so verläßlich sind, wie wir einmal gedacht haben. Wir wissen heute, daß die subtilsten Gedanken und Absichten der Forscher den Ausgang ihres Experimentes beeinflussen können. Wir können den, der beobachtet, nicht völlig trennen von dem, was er beobachtet. In der Medizin wissen wir, daß die Gedanken und Absichten eines Menschen seine innere Verfassung dramatisch beeinflussen, zum Beispiel sein Immunsystem. Schließlich haben wir erkennen müssen, daß wir andere Menschen nicht einfach objektivieren können, ebensowenig die Kräfte oder Gesetzmäßigkeiten, die ihre Gesundheit beeinflussen.

Dr. Upledger verwendet andere Methoden als die von Koch geforderten. Sie ermöglichen einen vollständigeren Zugang zum Menschen als Ganzem. Er benutzt seine eigene Wahrnehmung und Erfahrung zum Sondieren eines Patienten/Klienten, und die Reaktionen des Patienten/Klienten - sowohl die subjektiven Berichte als auch die Reaktionen des Körpers - dienen als Rückkoppelung. Der Autor hält den Leser auf dem laufenden über seine Entwicklung, seine maßgeblichen Entdeckungen, seine Zweifel und den Fortgang seiner Gedanken. Er führt uns und läßt uns teilhaben an seiner Reise tiefer und tiefer in das Unbekannte hinein.

Die Aufnahme dieses Buches wird jeweils von den eigenen Erfahrungen des Lesers abhängen. Zeitweise läuft der Autor Gefahr, Ungläubigkeit hervorzurufen, wenn er so schnell und kühn fortschreitet. Er strapaziert unsere Vorstellungskraft, wenn er uns über die traditionellen Untersuchungsmethoden hinausführt. Wenn wir jedoch an seinen Ruf und seinen Leumund denken, seinen Hintergrund und seine Berichte, so wird es schwer, über seine Beobachtungen einfach hinwegzugehen, selbst dann, wenn sie jenseits unserer eigenen Erfahrung liegen.

Zu diesem Zeitpunkt in der Geschichte ist offensichtlich geworden, daß die Problematik der Gesundheit die Grenzen und den Zuständigkeitsbereich der allopathischen Medizin und ihrer Vertreter weit überschreitet. Andere Mediziner mit alternativen Ideen müssen in die Arena treten, um bei der Antwort auf die Herausforderung für eine gesunde Welt behilflich zu sein. Nach dem Lesen dieses Buches bin ich überzeugt davon, daß Dr. Upledger einer von diesen anderen Menschen ist. Sein Buch vertieft unser Verständnis des Menschen als Ganzen und eröffnet neue Wege zur Verbesserung der Gesundheit eines jeden einzelnen von uns.

Fritz Smith, M.D.
Watsonville, California

Vorwort

Nach der Lektüre von John Upledgers neuestem Buch „SomatoEmotionale Praxis der CranioSacralen Therapie“ habe ich A.T. Stills Kommentar über die Faszien noch einmal gelesen. Dr. Still schreibt in seinem Buch „Philosophie der Osteopathie“ 1899: „Ich kenne keinen anderen Teil des Körpers, der wie die Faszien einem Revier zum Jagen gleicht. Ich glaube, daß einem beim Studium der Faszien mehr wertvolle goldene Gedanken in den Sinn kommen werden als bei irgendeinem anderen Bestandteil des Körpers.“

Viele Osteopathen haben diese Erklärung des Begründers der Osteopathie in den Vereinigten Staaten gelesen, aber nur wenige haben sich die Zeit genommen, den intuitiven Erfahrungen mit Faszien auch tatsächliche Forschung auf diesem Gebiet folgen zu lassen. Nur wenige haben die Ergebnisse ihrer Forschung zur Entwicklung von klinischen Modellen zur Anwendung in der Lehre benutzt. Und noch weniger haben ihre Zeit und Energie geopfert, um drei Bücher zu diesem Thema zu schreiben, so wie John Upledger über die CranioSacrale Therapie.

Dieses dritte Buch bringt das wachsende Verständnis des Autors und seine Erfahrungen mit den Faszien als einen wichtigen Bestandteil und Partner bei der Schaffung und Erhaltung des Wohlbefindens auf den neuesten Stand. In seinem Buch zeigt er, welche Rolle die Faszien als Speicher für die verschiedensten Erinnerungen des Gewebes spielen. Er macht auch deutlich, daß die Gewebeerinnerungen in den Faszien zu Boten werden können für tiefere Einblicke und ein besseres Verstehen des Selbstheilungsprozesses.

Offensichtlich besitzen die Zellen unseres Körpers holographische Informationen, die von unseren nicht angezapften inneren Quellen (dem Nichtbewußten) an unsere bewußte Wahrnehmung übermittelt werden können. Das Zusammenspiel von Patient/Klient und Therapeut durch die Berührung in einer SomatoEmotionalen Entspannungsbehandlung schafft hierfür die besten Möglichkeiten für Körper und Geist. Das durch Forschung und empirische Untersuchungen untermauerte Modell der Energiezyste liefert die Grundlage für diese Konzeption.

Sie werden Ihre Freude an diesem Buch haben, denn es enthält in harmonischem Nebeneinander praktische Instruktionen sachlicher Art (z.B. zusätzliche Techniken zur Manipulation des harten Gaumens, der Zunge, der submandibulären Gewebe) ebenso wie auf Wahrnehmung basierende Informationen und viele Fallberichte und damit in Zusammenhang stehende Erfahrungen im Bereich der Energiezyste, der SomatoEmotionalen Entspannung und der Arbeit mit Vektoren/Achsen.

Die Hinweise auf die Kenntnisse des Autors über die chinesische Pulsdiagnose, die Akupunkturmeridiane und die betreffenden Organe sowie über die Kirlian-Photographie ermöglichen dem Leser und Therapeuten einen Zugang zu weiterem Wissen, das ihm bei seiner Arbeit mit den Händen behilflich sein kann.

Der Autor hat viel gelernt über therapeutische Bilder und das therapeutische Gespräch von Lehrern wie Martin Rossman, M.D. Das breite Spektrum von Beispielen über therapeutische Bilder und Gespräche wird uns helfen, die Grenzen unserer Vorstellungen weiter zu fassen und dadurch mehr Raum und mehr Freiheit zu lassen in unserer Interaktion von Patient und Therapeut. Dadurch wird es unseren Patienten ermöglicht, so ausgefeilt oder so einfach bei ihrer Visualisierung zu sein, wie sie möchten.

Der Signifikanzanzeiger hat das Verhältnis und Zusammenwirken von Patient/Klient und Therapeuten wesentlich verbessert, da er ein verläßlicher und Sicherheit bildender Faktor für den Therapeuten ist. Der Autor stellt die Rolle des Therapeuten für den Patienten/Klienten dar und diskutiert ihre Bedeutung für den Prozeß der Gesundung und des Wohlbefindens des Patienten/Klienten. Die Lektüre dieser Ausführungen ist ein Muß für alle, die die SomatoEmotionale Entspannung praktisch anwenden. Die Notwendigkeit einer positiven Zusammenarbeit von Körper, Geist, Emotionen und Seele mit dem Ziel einer gemeinsamen Bewußtwerdung für Wohlbefinden wird in diesem Buch dargelegt. Dr. Still schreibt: „Wir können die Schönheit des Lebens erkennen in den großartigen Fähigkeiten, mit denen die Faszien ausgestattet sind. Die Seele eines Menschen mit all ihren Strömen reiner Lebendigkeit scheint in den Faszien seines Körpers zu wohnen."

John Upledgers neuestes Werk wird für Sie ein Abenteuer sein - eine Suche nach der Wahrheit. Ich glaube, Sie werden auch feststellen, daß es Ihnen selbst hilft, in Ihren beruflichen Fähigkeiten und in Ihrer Persönlichkeit weiter zu wachsen.

Richard C. MacDonald, D.O.
Palm Beach Gardens, Florida

Einleitung

Der Druck, ein Buch über die SomatoEmotionale Entspannung zu schreiben, hat seit 1985 ständig zugenommen. Schließlich konnte ich nicht länger zögern und ich begann im Dezember 1988 mit dem Schreiben, als wir in Hawaii waren. Wenn man etwas beschreibt, was sich mit großer Geschwindigkeit weiter entwickelt, muß man an irgendeinem Punkt beginnen. Ich habe dies getan, und wenn Sie dieses Buch durchgelesen haben, werden Sie verstehen, warum.

Wie es meine Gewohnheit ist, habe ich mit der Geschichte und der Entwicklung der Konzepte und Techniken der SomatoEmotionalen Entspannung begonnen, so wie sie sich mir ursprünglich dargestellt haben. Dann habe ich versucht, die Konzepte der Energiezyste und der SomatoEmotionalen Entspannung zu beschreiben, so wie ich sie heute verstehe. Natürlich, heute ist jetzt gestern, und morgen ist in naher Zukunft heute. Wenn Sie den Versuch unternehmen, etwas zu beschreiben, was sich in einem endlosen, dynamisch fortlaufenden Prozeß befindet, wird alles, was Sie darüber schreiben, bereits überholt sein, wenn es gedruckt wird. Haben Sie daher bitte Verständnis für die Vergeblichkeit meines Versuchs, eine Beschreibung des neuesten Stands der Begebenheiten zu liefern, die Gegenstand dieses Buches sind.

Es erschien mir notwendig, eine genaue Beschreibung der Arbeit mit den Vektoren/Achsen zu liefern. Dies ist geschehen. Einige, die dieses Kapitel gelesen haben, sagten mir, daß sie nun die Arbeit mit den Vektoren verstehen, obwohl sie die Erklärungen in den Kursen nicht verstanden hätten. Ich habe auch einige Fallbeispiele in diesem Kapitel erläutert, so daß auch linkshirngesteuerte Personen Mut fassen können.

Das Kapitel über therapeutische Bilder und das therapeutische Gespräch ist lang, aber ich glaube, es bietet eine Fülle von hilfreichen Ideen und Anregungen für Körpertherapeuten, die bei ihrer Arbeit entdecken, daß Körper und Geist nicht voneinander getrennt werden können, sondern tatsächlich nur die verschiedenen Facetten ein und desselben Wesens sind. Wenn Sie nur etwas tiefer als die sehr oberflächliche, symptomatische Behandlung in den Körper vordringen, werden Sie den Geist entdecken. Ich habe versucht zu beschreiben, was Sie zum Fortgang des therapeutischen Prozesses und zur Vermeidung von Schwierigkeiten tun können, wenn Sie auf den Geist des Patienten/Klienten treffen. Über die Grenzen, innerhalb derer ein Therapeut je nach seinen Fähigkeiten arbeiten kann und darf, wird heftig gestritten, und diese Kontroverse wird noch lange bestehen bleiben. Meines Erachtens wird sie erst beigelegt werden können, wenn allgemein anerkannt wird, daß, wenn Körper und Geist schon keine einzige Einheit sind, sie jedoch zumindest so eng miteinander verbunden und verschlungen sind, daß keine Gesetzgebung sie zu getrennten Einheiten machen kann, so daß für die eine die „Therapeuten des Geistes“ und für die andere die „Therapeuten des Körpers“ zuständig sind. Solange die Bürokratie diese künstliche Trennung aufrechterhält, werden die Patienten/Klienten weiter leiden. Vertrauen Sie dem Prozeß, helfen Sie den Menschen, ordnen Sie Ihr eigenes Ich unter und machen Sie sich nicht strafbar.

Dann glaubte ich es Ihnen schuldig zu sein, Sie ein wenig an dem teilhaben zu lassen, was in meinem Leben passiert ist und was mich zu meinen heutigen Ansichten gebracht hat. Daher das Kapitel „Persönliche Erfahrungen der Bewußtseinserweiterung". Hierin sind Ereignisse, Erfahrungen und Beobachtungen beschrieben, die meinen Geist geöffnet haben. Es ist nicht meine Absicht, Sie zu bekehren. Ich hoffe nur, daß die Schilderung meiner Erlebnisse Ihnen Anstöße zum Nachdenken gibt. Am Anfang meiner medizinischen Karriere als Osteopath war ich sehr einseitig, engstirnig und wohl auch kurzsichtig. Die Lektionen, die mir erteilt wurden, lehrten mich, nur ein wenig Geduld zu bewahren, damit ich ohne Störung und ohne hysterisches Rationalisieren beobachten konnte. Ich mußte nur erkennen, daß ich nichts wußte und auch nichts wissen würde, bevor nicht der richtige Zeitpunkt gekommen sein würde.

Schließlich gelangen wir zum letzten Kapitel dieses Buches.[1] In ihm werden einige Erlebnisse mit meinen Patienten genauso wiedergegeben, wie ich sie in Erinnerung habe. Sie können aus diesen Schilderungen machen, was Sie wollen. Die Ereignisse haben stattgefunden. Es steht Ihnen frei, eine Erklärung dafür zu finden.

Ich hoffe, die Lektüre dieses Buches macht Ihnen Freude. Ich schlage vor, Sie sollten das Buch zunächst ganz durchlesen und dann auf einige Teile zurückkommen und sie genauer studieren. Genießen Sie einfach.

Das nächste Buch beginnt sich bereits in mir abzuzeichnen.

Ihnen allen herzliche Grüße

John E. Upledger, D.O., O.M.M.

[1] Anmerkung der Übersetzerin: Der Autor nimmt im Originaltext Bezug auf das „beyond" im englischen Titel des Buches. Da es kein Äquivalent zu dem „beyond" im deutschen Titel gibt, wird es ausgelassen.

1 Die SomatoEmotionale Entspannung – Die Entstehung eines Konzeptes

1.1 Definition

Bei der SomatoEmotionalen Entspannung (SomatoEmotional Release, S.E.R.) kommen die Emotionen zum Ausdruck, die in dem Soma zurückgehalten, unterdrückt oder isoliert worden sind, weil ein Teil des Nichtbewußtseins[1] dies für wesentlich erachtete. Wir sollten uns das Soma als die „somatische Psyche" vorstellen. Beobachtungen des Verlaufs der SomatoEmotionalen Entspannung legen die Vermutung nahe, daß das unabhängige Zurückhalten von Energie oder der Erinnerung an physische oder emotionale Traumen häufig von einzelnen Körperteilen, Regionen oder Organen durchgeführt wird.

Wir lösen den Prozeß der SomatoEmotionalen Entspannung dadurch aus, daß eine Kommunikation zwischen Therapeut und Patient/Klient durch Auflegen der Hände hergestellt wird. Die Entspannung ist das Ergebnis einer bedeutungsvollen und beabsichtigten Berührung. Die Bedeutung und Absicht der Berührung können bewußt oder nichtbewußt sein.

Psychiater und Psychotherapeuten, die den Vorgang der SomatoEmotionalen Entspannung miterlebt oder an ihm teilgenommen haben, vergleichen die SomatoEmotionale Entspannung gern mit Körper-Psychotherapie. In diesem Zusammenhang sehen wir die Körperbewegungen des Patienten/Klienten gern als vergleichbar mit den verbalen Äußerungen in der Psychotherapie an. Aus klinischer Sicht scheint die somatisch zurückgehaltene Emotion oder das Trauma ursprünglich meist vor dem Hintergrund physiologisch zerstörerischer Emotionen wie Wut, Angst oder Schuldgefühlen stattgefunden zu haben. Dieser zerstörerische emotionale Hintergrund kann sowohl akuter als auch chronischer Natur sein.

Meine persönliche Beobachtung und Teilnahme an Hunderten von SomatoEmotionalen Entspannungen veranlassen mich zu der Behauptung, daß die Organe, das Gewebe und vielleicht jede einzelne Zelle ein Gedächtnis, emotionale Fähigkeiten und Verstand besitzen. Die Freisetzung und Lösung zurückgehaltener Emotionen oder Schmerzen im Gewebe erfolgt meist in der bewußten Wahrnehmung des Patienten/Klienten zum Zeitpunkt der SomatoEmotionalen Entspannung selbst oder 24 bis 48 Stunden danach. Die bewußte Erinnerung an vergangene Vorfälle im Zusammenhang mit den „isolierten" Erinnerungen des Gewebes findet meist als plötzliche Erkenntnis innerhalb weniger Stunden nach oder direkt bei der SomatoEmotionalen Entspannung statt. Es ist nicht ungewöhnlich, daß den Patienten/Klienten die das Gewebe betreffende Emotion zum Zeitpunkt der SomatoEmotionalen Entspannung bewußt wird, sie sich aber erst später an das ursprüngliche Geschehen erinnern.

1.2 Die Entstehung des Konzeptes der SomatoEmotionalen Entspannung

Das Konzept der SomatoEmotionalen Entspannung ist nicht intellektuell konzipiert

[1] Der Begriff „das Nichtbewußte" wird in diesem Buch durchgehend benutzt, um somatische, mentale oder geistige Vorgänge oder Situationen zu beschreiben, die zum betreffenden Zeitpunkt außerhalb der bewußten Wahrnehmung eines Patienten liegen. Dieser Begriff wurde gewählt, um damit alle jene Bedeutungen auszuschließen, die den Begriffen „das Unbewußte" und „das Unterbewußte" zu Recht oder Unrecht anhaften.

worden. Es entwickelte sich aus vielen Erfahrungen und Beobachtungen bei verschiedenen Gelegenheiten, die alle auf einen zentralen Punkt deuteten. Ende der 70er Jahre war ich verantwortlich für Untersuchungen und Forschungen über den Autismus in einer Gemeindeeinrichtung. Unsere Arbeit zielte auf die Frage hin, inwieweit die Anwendung der CranioSacralen Therapie bei der Behandlung von Autismus erfolgreich sein könnte. Gleichzeitig arbeitete ich mit Dr. Zvi Karni zusammen, einem Biophysiker von dem Technion Institute in Haifa, Israel, der für einige Zeit in unserer Abteilung an der *Michigan State University* tätig war. Dr. Karni und ich untersuchten die Wirkung meiner therapeutischen Berührung und meiner Behandlungsmaßnahmen auf das elektrische Grundpotential eines menschlichen Körpers und führten erfolgreiche Messungen durch. In demselben Zeitraum versorgte ich einige private Patienten/Klienten außerhalb des Forschungsprogramms.

1.3 Forschung über Autismus

In dem ersten Jahr unserer Arbeit mit autistischen Kindern haben wir in erster Linie die charakteristische Verhaltensweise und die Persönlichkeitsstruktur dieser Kinder beobachtet sowie medizinische Untersuchungen und CranioSacrale und strukturelle Untersuchungen durchgeführt. Wir haben auch Blut-, Urin- und Haaranalysen vorgenommen. Unser Forschungsprojekt umfaßte 26 Kinder. Wir untersuchten die Reaktion der Kinder auf unsere Versuche, in ihre private Welt einzudringen – die zumindest oberflächlich gesehen sehr isoliert und persönlich ist.

Wir stellten fest, daß die sanfte, nicht aufdringliche, wohlgemeinte Berührung der geeignetste Weg der Kontaktaufnahme war. Wir stellten auch fest, daß die Herbeiführung des „Ruhepunktes“[2] bei dieser vom Kind zugelassenen, sanften Berührung hilfreich war, um eine positive Beziehung zwischen dem autistischen Kind und uns herzustellen. Unser Team bestand aus Dianne L. Upledger, Jon D. Vredevoogd und mir sowie eines nie abreißenden Stromes von interessierten, passionierten Studenten. Einige dieser Studenten kamen vom *College of Osteopathic Medicine der Michigan State University,* andere von Kollegen aus benachbarten medizinischen Fachrichtungen und Disziplinen. Wir alle haben das „Handauflegen“ durchgeführt und dabei den Wert und die Bedeutung der wohlgemeinten Berührung schätzen- und kennengelernt.

Im zweiten Jahr unseres Forschungsprojektes haben wir verschiedene therapeutische Ansätze ausprobiert. Wir führten Ernährungsberatungen für die Eltern und Aufsichtspersonen durch. Wir veränderten die äußere Umgebung im Hinblick auf Helligkeit, Temperatur und Feuchtigkeit. Wir wandten Inhalationstherapien mit zehnpro-

[2] Der „Ruhepunkt“ oder „Stillstand“ bedeutete in diesem Zusammenhang eine therapeutische Unterbrechung des CranioSacralen Rhythmus', um die Reorganisation der Tätigkeit des CranioSacralen Systems zum Zwecke einer besseren Wirkung für den Körper zu ermöglichen. Der Ruhepunkt kann von außerhalb durch den Therapeuten hervorgerufen werden oder durch einen spontanen, körpereigenen Prozeß. Er kann sehr plötzlich auftreten durch die genaue Ausrichtung des Körpers in einer bestimmten Position oder durch eine bestimmte Gefühlsempfindung. In diesem Sinne kann er wirken wie ein Detektor oder Anzeiger, der die Bedeutung oder Signifikanz dieser Position oder Empfindung verdeutlicht. (Siehe „Significance Detector“ in John E. Upledger, „CranioSacral Therapy II, Beyond the Dura“, Palm Beach Gardens, UI Publishing, 1987, Kapitel IV, Abschnitt 2d.) Der Ruhepunkt trägt zur symmetrischen Ausgewogenheit des CranioSacralen Systems bei und korrigiert Einschränkungen des Systems auf unspezifische Weise. Er verringert den Tonus des sympathischen Nervensystems, unterstützt den Flüssigkeitsaustausch zwischen den physiologischen Abschnitten des Körpers, baut Streß ab, senkt Fieber und unterstützt die Abwehrmechanismen des Körpers gegen pathogene Einflüsse. Er ist ein natürliches, therapeutisches Ereignis mit einem großen Wirkungskreis.

zentigem Kohlendioxyd plus neunzigprozentigem Sauerstoff an, um eine tiefere Atmung zu stimulieren. Wir probierten eine Vielzahl von indizierten manuellen Therapien zur strukturellen Mobilisierung und Korrektur. Schließlich wandten wir die CranioSacrale Therapie einmal wöchentlich bei jedem Kind an.

Über die Jahre hinweg ist mir klar geworden, daß ich sehr viel mehr erfahren kann, wenn ich einen Patienten beobachte, als wenn ich mich einem Patienten aufdränge. Dies war nicht immer so. In den ersten 10 Jahren als niedergelassener, allgemein praktischer Arzt und als Notfallarzt war ich ein „Aufdränger" par excellence. „Provoziere es", war mein Motto. Zum Glück habe ich diese Einstellung geändert. Ich wurde durch unsere CranioSacrale Arbeit mit autistischen Kindern zu einem Beobachter in 90 Prozent und zu einem „Aufdränger" in 10 Prozent der Fälle. Der weitere Verlauf unseres Forschungsprojektes mit stark autistischen Kindern war wie folgt:

Als erstes war es unbedingt erforderlich, eine vertrauensvolle Beziehung aufzubauen. Wir versuchten dies mit viel Geduld und Ruhe, zunächst einfach durch Berühren, dann durch die Herbeiführung des Ruhepunktes dort, wo unsere Hände das Kind berührten. Häufig haben wir den Ruhepunkt an den Knien, den Schultern, den Füßen und den Armen hervorgerufen. Den Kopf konnten wir in den ersten Sitzungen nur selten berühren. Unsere ersten Sitzungen fanden oft auf dem Fußboden unter dem Behandlungstisch statt. Die Sitzungen fanden dort statt, wo immer das Kind es wollte oder wo immer das Kind es zuließ, daß wir seinen Körper berührten. Manchmal ließ ein autistisches Kind es nur zu, daß nur einer von uns es berührte, doch allmählich wurde es ohne Ausnahme möglich, daß drei oder vier unseres Teams das Kind zu derselben Zeit berührten.

Nicht selten geschah es, daß ein Kind gegen die Berührung von einem von uns sich heftig wehrte, die Berührung eines anderen aber zuließ. Diese Reaktion ließ uns die Bedeutung und Kraft der Intention der berührenden Person erkennen und wie diese Intention bewußt oder unbewußt dem zu berührenden Kind mitgeteilt wurde. Gelegentlich konnte ich eine negative Haltung in einem der Studenten spüren. Wenn ich eine derartige negative Einstellung wahrnahm, schloß ich ihn von den Berührungen aus, bis eine positive Haltung entstanden war. Manchmal mußte ich auch ein Mitglied des Teams aus dem Behandlungsraum schicken. Die autistischen Kinder konnten deutlich die Absicht und Haltung des Therapeuten erkennen. Ich bin sicher, daß sie in gewisser Weise die Wirkung der Haltung und Absicht des Therapeuten für ihr Befinden erkannten.

Aus Gesprächen mit dem Physiker Neil Mohon geht hervor, daß jeder Mensch über eine Vielzahl von qualitativ unterschiedlichen Energiefeldern verfügt, die individuell zu seiner Person gehören. Mohon hat in den letzten 15 Jahren über Energiefelder und deren Erkennung geforscht. Er glaubt, daß jeder Mensch über an die 50 verschiedene persönliche Energiefelder verfügt. Da Energie entweder anzieht oder abstößt, geht er davon aus, daß die erfolgreichsten Therapeuten über Energiefelder verfügen, die für eine größere Anzahl von Menschen anziehend wirken. Mit anderen Worten, die Energiefelder eines erfolgreichen Therapeuten haben die geringste abstoßende Wirkung. Empfindsame Lebewesen, wie z. B. Beagles, werden von bestimmten Personen automatisch angezogen oder abgestoßen. Dies kann auf die Art der ausgesandten Energie zurückzuführen sein. Autistische Kinder könnten über dieselbe Sensibilität verfügen. Ich glaube und Mohon stimmt mir zu, daß ein Therapeut, sobald er sich über die Wirkung seines Energiefeldes bewußt geworden ist, diese absichtlich und durch Gedankenprojektion modifizieren kann.

Nachdem der Ruhepunkt bei mehreren Sitzungen erfolgreich herbeigeführt worden war, begannen die autistischen Kinder in der Regel mitzuarbeiten und sich freiwillig auf den Rücken ausgestreckt auf den Behandlungstisch zu legen. Dann habe ich begonnen, sehr sanft und vorsichtig mit dem Kopf des Kindes zu arbeiten. Da das Kind immer im Mittelpunkt bleiben muß, habe ich mich auf meine Liebe zu diesem Kind zu diesem bestimmten Zeitpunkt konzentriert. Nach und nach habe ich meine Assistenten an den Sitzungen mit teilnehmen und sie einen Arm oder ein Bein oben oder unten halten lassen. Am Ende haben in der Regel fünf Personen ein einzelnes kooperatives Kind in einer CranioSacralen Sitzung zusammen behandelt. Die meisten Sitzungen dauerten 20 Minuten. Heute glaube ich, daß längere und häufigere CranioSacrale Sitzungen sehr viel dramatischere Ergebnisse erbracht hätten, aber damals arbeiteten wir unter sehr strengen zeitlichen Begrenzungen.

Bei der Behandlung eines jeden Kindes schienen wir, nachdem wir einige Male eine vorläufige Entspannung des Schädeldaches herbeigeführt hatten, eine schwerwiegende membranöse anterior-posteriore Restriktion an der Schädelbasis festzustellen. Diese Restriktion wurde dadurch aufgehoben, daß das Stirnbein so lange angehoben wurde, bis wir die viscoelastische[3] Veränderung spüren konnten, die die membranöse Entspannung zwischen dem Stirnbein und Keilbein anzeigte. Als nächstes lösten wir die Spannung zwischen Keilbein und Hinterhauptsbein. Bei diesen Behandlungsschritten begann ich die möglichen Restriktionen in den Suturen zwischen den Felsenbeinanteilen der Schläfenbeine und dem Keilbein nach vorn und dem Hinterhauptsbein nach hinten zu erkennen. Die sphenobasilare Knorpelfuge (Synchondrosis) machte nur einen geringen Teil der Restriktionen an der Schädelbasis aus. Bevor die Schädelbasis funktionell beweglich wurde, mußte eine Entspannung in mehreren knöchernen und membranösen Bereichen hergestellt werden. In den meisten Fällen war jedoch die anterior-posteriore Spannung an der Schädelbasis gelöst.

In den Kindern, in denen diese Spannung gelöst worden war, wurde fast augenblicklich ein starker Rückgang der selbstzerstörerischen Verhaltensweisen beobachtet, oder die Kinder stellten dieses Verhalten überhaupt ein. Damit meine ich, daß die Kinder von allein aufhörten, mit dem Kopf gegen die Wand zu schlagen oder in ihre Fäuste oder Hände zu beißen oder ihre Geschlechtsteile zu malträtieren. Offensichtlich gab es keinen Grund mehr, sich selbst Schmerzen zuzufügen.

Man kann mehrere vertretbare Hypothesen für diesen dramatischen Wechsel in der Verhaltensweise entwickeln. Die für mich interessanteste Hypothese ist, daß die verspannte Schädelbasis dieser Kinder zu einem tiefen, nicht zu kontrollierenden Schmerz im Kopf geführt hatte. Das An-die-Wand-Schlagen des Kopfes und das An-den-Gaumen-Drücken des Daumens, das oft als Daumenlutschen fehlgedeutet wurde, könnten instinktive Versuche gewesen sein, den Druck an der Schädelbasis zu verringern. Das Kauen am Handgelenk und das Malträtieren und Quetschen der Geschlechtsteile könnte der Versuch sein, entweder die Endorphinproduktion zu erhöhen und damit die Melzack-Wall-Schmerzpforte zu schließen, oder einen unkontrollierbaren Schmerz durch einen

[3] Die viscoelastische Eigenschaft des Gewebes bedeutet die charakteristische Reaktion von Bindegewebe, die zunächst als elastisch und später, wenn es belastet wird, als viskös bezeichnet werden kann: John E. Upledger and Jon D. Vredevoogd, CranioSacral Therapy (Seattle: UI Eastland Press, 1983), S. 128–130 oder „Lehrbuch der CranioSacralen Therapie“ (4. Auflage, Heidelberg: Haug, 2000), S. 162–164.

kontrollierbaren zu ersetzen. Wahrscheinlich trifft eine Kombination dieser Möglichkeiten zu.

Nach – und wirklich erst nach – der erfolgreichen anterior-posterioren Druckentlastung an der Schädelbasis und der Abnahme oder dem völligen Wegfall der selbstzerstörerischen Verhaltensweisen trat das nächste, höchst bemerkenswerte und für uns instruktive Phänomen auf: Nach der anterior-posterioren Entspannung wurde deutlich, daß ein starker medialer Druck auf die Schläfenbeine auf beiden Seiten bestand. Durch unseren Versuch, den Druck auf die Schläfenbeine durch eine laterale Bewegung der Schläfenbeine zu beheben, traten zwei nützliche Ereignisse ein. Erstens, wir entwickelten die „Ohr-Zug"-Technik[4] zur Lösung des Druckes auf die Schläfenbeine. Zweitens, und dies war sehr wichtig für die Entwicklung des Konzeptes der SomatoEmotionalen Entspannung, der Körper des Kindes begann sich selbständig zu bewegen, d.h. ein Arm oder ein Bein bewegte sich, als wären sie unabhängig vom restlichen Körper. Wir beschlossen, diesen Bewegungen nachzugeben, anstatt zu versuchen, sie zu unterdrücken. (Bedenken Sie bitte, wir haben in der Regel zu viert an dem Kind gearbeitet, je ein Mitglied unseres Teams hielt jeweils ein Arm oder ein Bein.) Während dieser spontanen Körperbewegungen schien eine laterale Druckentlastung der Schläfenbeine nicht möglich. Daher begann ich, sanft an den Ohren zu ziehen. Dies erschien mir sinnvoll, da die Ohrmuschel mit dem Schläfenbein durch das Bindegewebe zwischen äußerem Ohr und innerem Ohr verbunden ist. Diese Verbindung reicht von dem äußeren Bereich in die tiefen Anteile des Felsenbeines, wo am Mittel- und Innenohr der Nervus facialis und der Nervus vestibulocochlearis (VII. und VIII. Hirnnerv) liegen.

Die laterale Druckentlastung an den Schläfenbeinen gelang mir nicht. Aber während wir mit der Arbeit fortfuhren und sanft versuchten, die Druckentlastung zu erreichen, nahmen die vom Patienten ausgehenden Bewegungen des Körpers und seiner Gliedmaßen zu. Es waren keine bewußten, beabsichtigten Bewegungen. Sie schienen automatisch zu sein. In diesem Behandlungsstadium war das autistische Kind in einen Zustand der tiefen Entspannung, der Körper des Kindes war sehr locker und entspannt mit Ausnahme der soeben beschriebenen sanften Bewegungen. Diese sanften Bewegungen fanden nur statt, wenn einer von uns den betreffenden Körperteil festhielt. Sie begannen in der Regel an einer der Gliedmaßen und breiteten sich langsam aus, bis sie den Rumpf, den Hals und den Kopf mit einbezogen. Wir nahmen diese Bewegungen auf und gaben ihnen nach und wurden äußerst empfänglich für die beabsichtigten Körperbewegungen. Wenn wir der Bewegung nicht folgten, ihr nicht nachgaben und sie nicht unterstützten, hörte die Bewegung auf. Es war als würde die Berührung des Therapeuten die notwendige Energie freisetzen, um die Körperbewegungen auszulösen. Die Fortsetzung dieses Prozesses hing weitgehend von unserer Fähigkeit ab, den äußerst subtilen Absichten des Körpers zu folgen und der Schwerkraft entgegenzuwirken, ohne die Körperbewegungen des Kindes zu führen oder sie zu stören. Während unsere Fähigkeiten in diesem Sinne wuchsen, nahmen die Körperbewegungen der autistischen Kinder immer mehr zu, bis sie eine Position einnahmen, die offensichtlich ein Endpunkt zu sein schien, ein Platz, an dem alles ruhig

[4] Die „Ohr-Zug"-Technik ist eine Methode zur Mobilisierung der Schläfenbeine durch sanftes Ziehen an der Ohrmuschel in postero-lateraler Richtung. Für eine ausführliche Beschreibung dieser Technik siehe „CranioSacral Therapy, S. 127–128 und 180–182 oder „Lehrbuch der CranioSacralen Therapie", 4. Auflage, S. 160–162 und 219–221.

und still wurde. Diese Endposition konnte entweder anatomisch normal oder völlig unnormal sein.

Ich erinnere mich an den rechten Fuß eines Kindes, der direkt nach hinten zeigte. Zum Schluß war er um 180 Grad gedreht. Das Kind gelangte in diese Position völlig freiwillig und behauptete, es fühle sich sehr bequem in dieser Lage. (Später, nach der CranioSacralen Sitzung, konnte das Kind diese anatomische Position nicht mehr einnehmen und ließ es auch nicht zu, daß wir den Fuß in diese Position brachten.) Als wir an diesem Punkt abwarteten – und wir warteten ab, weil wir nicht wußten, was wir sonst tun sollten –, trat eine spürbare Entspannung in dem ganzen Körper ein. Es schien, als hätte sich der Körper geöffnet. Als die Muskeln weicher wurden, die Faszien und das Bindegewebe sich verlängerten und die Flüssigkeiten und Energien freier durch den Körper zu fließen begannen, weinte das Kind. An diesen Endpunkten, und während wir abwarteten, trat eine totale Entspannung des Körpers ein. Das betroffene Kind weinte still vor sich hin oder schrie laut. Die Kinder vermittelten den Ausdruck von Furcht, Wut oder Frustration. Dieser Ausdruck, der sich sowohl im Gesicht als auch in der Körperhaltung ausdrückte, hielt oft für einige Minuten an, während die Entspannung des Körpers fortschritt. Wenn der Entspannungsprozeß sich seinem Abschluß näherte, wurde der Gesichtsausdruck friedlicher und liebevoller. Nachdem dieser Vorgang bei einem bestimmten Kind einmal ausgelöst worden war, schien er mehr als einmal in jeder therapeutischen Sitzung aufzutreten. In jeder nachfolgenden Sitzung schienen die Entspannungszustände weniger intensiv zu sein, bis schließlich keine „spontanen" Körperbewegungen mehr auftraten. Dann und nur dann konnte ich den Druck auf die Schläfenbeine durch einen Zug nach lateral lösen. Auch heute noch kann ich keine plausible Erklärung für den Zusammenhang zwischen der medialen Restriktion der Schläfenbeine und der von uns beobachteten Lösung der körperlichen Spannung und Freisetzung der Emotionen geben.

Das Unvermögen, Liebe für andere Menschen auszudrücken und ihnen Zuneigung entgegenzubringen, ist ein wesentliches Merkmal von Autismus. Nach der Auflösung der körperlichen Spannung und der Freisetzung von Emotionen begannen diese autistischen Kinder, anderen Menschen gegenüber Zuneigung zu zeigen. Ein anderes Merkmal von Autismus ist die Verweigerung von sozialen Kontakten. Diese Kinder zeigten jetzt ein geselliges Verhalten und fingen an, mit ihren Klassenkameraden zu spielen.

Zu jener Zeit wußten wir es noch nicht, doch wir hatten an unserer Einführung in die SomatoEmotionale Entspannung teilgenommen.

1.4 Bioelektrische Messungen

Während der Zeit unseres Forschungsprojektes an den autistischen Kindern arbeitete ich auch unabhängig davon mit Dr. Zvi Karni zusammen. Wir versuchten, die Veränderungen des elektrischen Potentials im Körper eines Patienten zu messen, die im Zusammenhang stehen könnten mit therapeutischen Maßnahmen. Wir untersuchten die Wirkung von Akupunktur, von verschiedenen osteopathischen Behandlungsmethoden und von der CranioSacralen Therapie (wie sie später genannt werden sollte) auf dieses elektrische Potential.

Am Beginn unseres gemeinsamen Projektes waren wir Gegner. Ich hatte unsere vier Ingenieure und Biophysiker herausgefordert, weil ich messen wollte, was ich subjektiv als eine Art Energietransfer von dem Therapeuten auf den Patienten und umgekehrt wahrgenommen hatte, wenn der Therapeut seine Hände für 30 Sekunden oder länger auf den Patienten legte, ohne dabei irgendeine wesentliche Bewegung zu machen. (Bei der Berührung ist es nicht erforderlich, daß die Haut des Patienten nackt ist.) Zu dem Zeitpunkt, als ich die Mitglieder unserer Abteilung damit herausforderte, hatte ich erst wenige Monate als klinischer Forscher in der Abteilung für Biomechanik gearbeitet, die aus fünf Klinikern und 22 habilitierten Forschern der verschiedensten Fachrichtungen bestand. Die Aufgabe der Abteilung bestand darin, interdisziplinäre Methoden anzuwenden, um die bisher ungeklärten Phänomene zu untersuchen, die die Kliniker in den Jahren ihrer praktischen Tätigkeit beobachtet hatten. Einmal pro Woche, am Mittwochvormittag, fand eine Zusammenkunft aller Mitglieder der Abteilung statt unter dem Vorsitz eines Fachmannes für Versuchsanordnungen. Die habilitierten Fachleute kamen aus der Anatomie, der Psychologie und der Biophysik. In diesem Rahmen schlug ich vor, wir sollten versuchen, den Austausch von Energie zwischen Patient und Therapeut während der Behandlung zu messen. Zunächst wurde mein Vorschlag höflich abgelehnt, später weniger höflich. Ich beharrte auf meinem Forschungsvorschlag und wurde schließlich ausgelacht. Ich ärgerte mich darüber und behauptete eiskalt, daß das Problem für die Physiker und Ingenieure wohl zu schwierig sei.

Auf diesen Vorstoß reagierte Dr. Karni. Er meinte, er wolle mit mir so lange zusammenarbeiten, bis ich wenigstens in dieser Hinsicht einsehen würde, an unverbesserlichem Größenwahn zu leiden. Wir begannen mit der Arbeit.

Zunächst kam Dr. Karni einfach als Beobachter dazu, wenn wir unsere Patienten betreuten. Da ich als ein Fachmann für Biomechanik galt, litten meine Patienten hauptsächlich an chronischen Schmerzen. Wir gingen davon aus, daß die Schmerzen normalerweise einen neuromuskulären Ursprung hatten und, laut den überweisenden Ärzten, meistens in Zusammenhang standen mit einer Verletzung oder einem Trauma. Dr. Karni wies mich darauf hin, daß ein wesentlicher Teil meiner Behandlung darin bestand, daß ich den Körper des Patienten oder einen Teil seines Körpers in eine Position brachte, die eine Verringerung oder einen totalen Wegfall der subjektiven Schmerzempfindung auslöste. Gewöhnlich hielt ich den Patienten so lange in dieser Position, bis mir vermittelt wurde, daß diese positive Wirkung zum Abschluß gelangt sei. Dann brachte ich den Körper des Patienten wieder zurück auf den Behandlungstisch, um weitere Untersuchungen vorzunehmen und um herauszufinden, ob eine direkte Methode angewandt werden müsse, um ein bestimmtes unbewegliches Gelenk wieder zu mobilisieren. Meistens aber war nach der Rücklagerung des Patienten keine weitere Behandlung erforderlich. Ich hatte offensichtlich auf intuitiver Ebene mein eigenes System der „Positions- und Halte“-Technik[5] entwickelt.

Nachdem Dr. Karni mehrere Stunden zugeschaut und quälende Fragen gestellt hatte (es fällt schwer einzugestehen, wie wenig man von dem, was man tut, erklären kann), beschlossen wir, das elektrische Potential in einem Körper zu messen. Bei unserem Ansatz gingen wir von dem Modell aus, daß der Körper ein von Haut umgebener Sack ist, der mit leitfähigen Flüssigkeiten und Gewebe gefüllt ist. (Später erkannten wir in den Faszien ein spezialisiertes Mikroleitsystem der Haut.) Bei diesem Modell ist die Haut die

[5] Später lernte ich das Werk von Larry Jones, D.O. kennen, der ebenfalls auf das Konzept des „Positionierens und Haltens“ gestoßen war. Seine Arbeit fand ihren Niederschlag in „Strain/Counterstrain“. Einer seiner frühen Aufsätze ist enthalten in „CranioSacral Therapy“, Anhang E, S. 300–310 oder „Lehrbuch der CranioSacralen Therapie“, Anhang E, S. 360–375.

Isolierung zwischen innen und außen. Wir betrachteten die Akupunkturpunkte in der Haut als Ventile, durch die die elektrische Energie auf die von der jeweiligen Person kontrollierten Weise herein- oder herausfließen konnte. Manchmal mußten diese Ventile ausgebessert werden mit Hilfe von Nadeln oder anderen Methoden der äußeren Stimulierung. Wir nahmen nicht an, daß der Zweck der Akupunkturpunkte notwendigerweise darin besteht, elektrische Energie durch die Haut zu leiten, doch damals und auch heute erscheint es uns vorstellbar, daß dies die Funktion einiger der Punkte ist. Auf jeden Fall betrachteten wir die Haut als Isolierschicht, die den Unterschied zwischen dem elektrischen Potential innerhalb der Bestandteile des Körpers und dem elektrischen Potential in der äußeren Umgebung aufrechterhält.

Nach einigen Versuchen stellten wir organisierte Muster von vorhersehbaren Veränderungen (des elektrischen Potentials) während der üblichen Abfolge im Behandlungsgeschehen fest, wenn wir die elektrischen „Geräusche", die Elektromyographen normalerweise regelmäßig unterdrücken, mathematisch hinzu addierten. Dr. Karni ermöglichte diese mathematische Addition der Abweichungen des elektrischen Potentials durch Herstellung eines eigenen Meßinstrumentes, das er zwischen dem Patienten und unserem Meßapparat mit einer Vielzahl von Kanälen aufstellte. Dr. Karnis Apparat war nach der klassischen Wheatstoneschen Brücke gestaltet, die die meisten von uns in den ersten Semestern im Physiklabor kennengelernt haben. Die Geräusche elektrischer Aktivität waren groß, bis wir den Patienten in eine Körperposition brachten, die den subjektiven Schmerz linderte. An diesem Punkt in der Behandlung nahmen die Geräusche abrupt ab, und die Grundlinie der elektrischen Aktivität tendierte gegen Null. Sie blieb ruhig und nahe der Nullinie, solange der Prozeß der Gewebeentspannung fortschritt.

Sobald es angebracht erschien, die „therapeutische Position" zu verlassen, bewegte sich (für mich völlig unbemerkt, denn ich stand so, daß ich den aufzeichnenden Apparat nicht sehen konnte) die Grundlinie des elektrischen Potentials ein wenig weg von der Nullinie, und es trat wieder eine geräuschvolle elektrische Aktivität auf. Nur selten war dieses Geräusch ebenso laut wie das Geräusch vor der Einnahme der therapeutischen Position und vor Eintritt der Schmerzlinderung. Das Ausmaß der Schmerzlinderung war gewöhnlich in einem umgekehrten Verhältnis zu der Amplitude des Geräusches, und es trat eine Anhebung der Grundlinie auf, nachdem der Körper in der Position der Schmerzlinderung gewesen war.

Nach umfangreichen Untersuchungen, Diskussionen und Streitgesprächen konnte mich Dr. Karni schließlich davon überzeugen, daß das, worauf ich mich unbewußt stützte bei meiner Suche nach der Position, in der ein Patient ein Nachlassen des Schmerzes erfahren würde, die plötzliche absolute Unterbrechung des spürbaren CranioSacralen Rhythmus' war. Sobald der CranioSacrale Rhythmus sachte wieder in dem Körper des Patienten aufgenommen wurde, spürte ich, wie sich das Gewebe entspannte, Wärme freigesetzt wurde und Flüssigkeit und Energie durch den von mir gehaltenen Körperteil zu strömen begannen. Sobald diese sachten Phänomene auftraten, brachte ich den Körper in eine für den jeweiligen Patienten angenehme Haltung zurück.

Wir beobachteten diese Abfolge von Ereignissen bei verschiedenen Gelegenheiten: Körperposition, subjektive Schmerzlinderung, Veränderung des elektrischen Potentials in der Haut. Wir haben vieles ausprobiert, um die Abhängigkeiten der verschiedenen

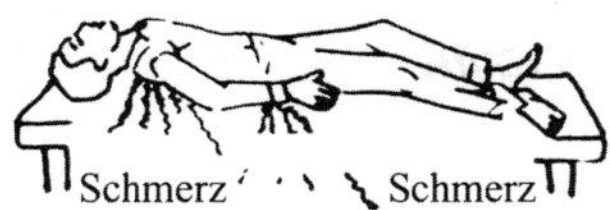

Patient unter Schmerzen

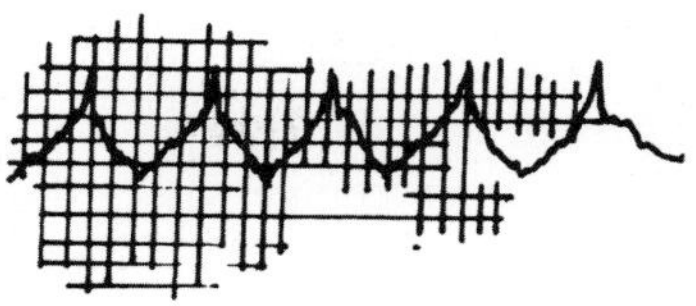

elektrisches Potential bei Schmerzen

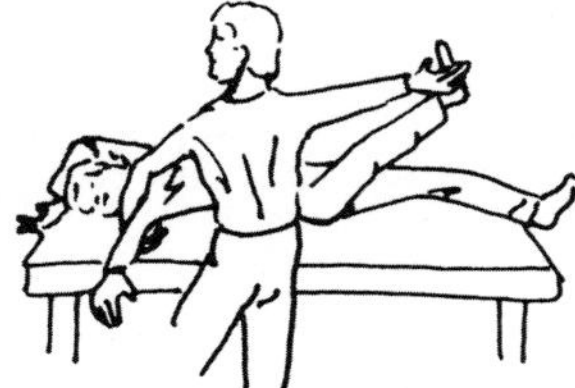

Der Körper des Patienten bewegt sich in die therapeutische Position. Der CranioSacrale Rhythmus wird unterbrochen. Der Therapeut hält den Körper in der therapeutischen Position, bis der CranioSacrale Rhythmus wieder einsetzt.

Der CranioSacrale Rhythmus setzt wieder ein. Der Körper darf sich in jede beliebige Position bewegen. Wenn erforderlich, wird der Vorgang von „B" mehrmals wiederholt.

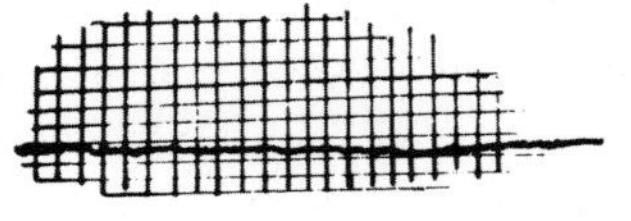

Das elektrische Potential, solange der CranioSacrale Rhythmus unterbrochen ist.

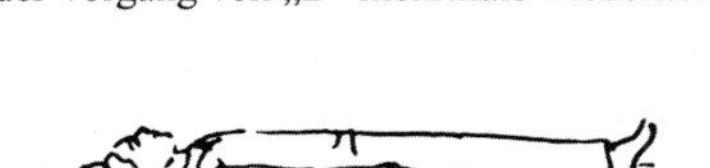

Die Schmerzen sind beseitigt. Der Körper kehrt zu einer normalen Position zurück.

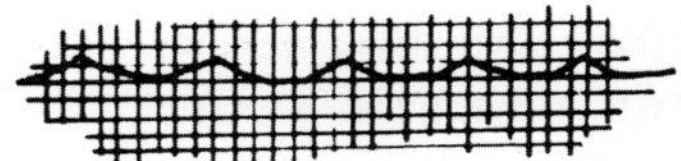

Der CranioSacrale Rhythmus hat wieder eingesetzt. Das elektrische Potential zeigt weiche und regelmäßige Kurven.

Abb. I-1: Korrelationen zwischen Körperpositionen, elektrischen Phänomenen und subjektiver Empfindung von Schmerz und Nicht-Schmerz.

Variablen herauszufinden. Ohne Rücksprache mit mir markierte Dr. Karni auf dem Aufzeichnungsgerät den Punkt, an dem er meinte, daß ich die richtige Position für die therapeutische Entspannung gefunden hatte. Er stellte eine Wand zwischen uns auf. Auf der einen Seite saß Dr. Karni mit seinem Aufzeichnungsgerät und auf der anderen ich mit meinem Patienten. Er konnte nicht sehen, was ich tat, und ich konnte ihn und seine Aufzeichnungen nicht sehen. Dr. Karni entwickelte die Fähigkeit, die Aufzeichnungen lesen zu können und mir zu sagen, was ich spüren und mit dem Patienten tun würde. Er konnte dem Patienten auch genau sagen, wann er subjektiv eine Linderung des Schmerzes spürte. Wir setzten unsere Untersuchungen fort. Nun waren wir Freunde. Wir wußten nicht, was wir eigentlich gefunden hatten, aber wir fanden es sehr aufregend.

Auf den Aufzeichnungen des Meßgerätes, das so eingestellt war, daß es Fraktionen eines Millivolts messen konnte, waren die Niveaus des elektrischen Potentials innerhalb der Haut dargestellt. (Wir arbeiteten mit Silber-Silberchlorid-Elektroden auf der Haut, die nicht in die Haut eindrangen.) Wir sahen die Veränderungen im elektrischen Potential, wenn der CranioSacrale Rhythmus unterbrochen wurde. Anhand des elektrischen Potentials konnten wir feststellen, wann ein Nachlassen des Schmerzes eintrat: Das elektrische Potential zeigte uns an, wie lange ein Therapeut in einer spezifischen therapeutischen Position verharren sollte, die die Schmerzlinderung ermöglichte.

Die nächste wichtige Frage drängte sich geradezu auf: Warum sollte eine sehr spezifische Körperposition eine anhaltende Schmerzlinderung ermöglichen für eine Situation, die seit mehreren Jahren bestand und die mit symptomatischen Beschwerden über viele Jahre hinweg einherging? Und auch die nächste Frage lag auf der Hand. Warum oder durch welchen Mechanismus wurde der CranioSacrale Rhythmus plötzlich unterbrochen, wenn eine therapeutische Position erreicht wurde? Wie und warum stehen die beobachteten Veränderungen im elektrischen Potential in Beziehung zu diesen Phänomenen?

Wir beschlossen, zunächst die Frage der Körperposition und der Schmerzlinderung zu untersuchen. Bei der Suche nach einer Antwort auf diese Frage entwickelten wir das Konzept der „Energiezyste", das wir heute lehren. Um ehrlich zu sein, ich habe keine befriedigende Antwort gefunden, um die Mechanismen zu erklären, welche zu einer Unterbrechung des CranioSacralen Rhythmus' und zu den Veränderungen im elektrischen Potential innerhalb der Haut führen, die während der therapeutischen Position auftreten. Über die Jahre hinweg sind mir viele Erklärungen durch den Kopf gegangen. Doch keine erscheint mir wirklich einleuchtend zu sein. Wir wollen uns jetzt lieber mit dem Modell der Energiezyste befassen, das sowohl für mich als auch für Dr. Zvi Karni und Dr. Elmer Green von der *Menninger Foundation* einleuchtend ist. (Es war in der Tat Dr. Green, der den Begriff „Energiezyste" vorschlug für den Vorgang, den ich ihm und seiner Forschungsgruppe an der *Menninger Foundation* vor einigen Jahren beschrieb.)

1.5 Das Modell der Energiezyste

Als mir Dr. Karni bei der Arbeit zusah, überzeugte er mich davon, daß ich irgendwie dazu beitrug, daß der Körper eines Patienten eine Position erlangte – verdreht oder wie auch immer –, in der Schmerzlinderung eintrat. Meistens war diese Schmerzlinderung dauerhaft. Wie war dies zustande gekommen? Wir stellten fest, daß in der richtigen Position – und sie mußte auf den Millimeter genau richtig sein – die Schmerzlinderung einherging mit einem Nachgeben des Gewebes, einer totalen Entspannung des Körpers, einer Verringerung der Atemgeschwindigkeit und des Kraftaufwandes beim Atmen, einer spürbaren Zunahme des Flüssigkeits- und Energieflusses durch die betroffenen Körperteile (mit „betroffen" meine ich jene Körperteile, die bewegt wurden, um die genaue Position zu erreichen), mit der Freisetzung von Wärme in einem mehr oder weniger begrenzten Areal, das ich häufig wenigstens teilweise mit meiner Hand bedeckt hatte. Aus verschiedenen Gründen nannten wir diese richtige Position die „therapeutische Position". Und sobald wir die therapeutische Position erreicht hatten, hörte

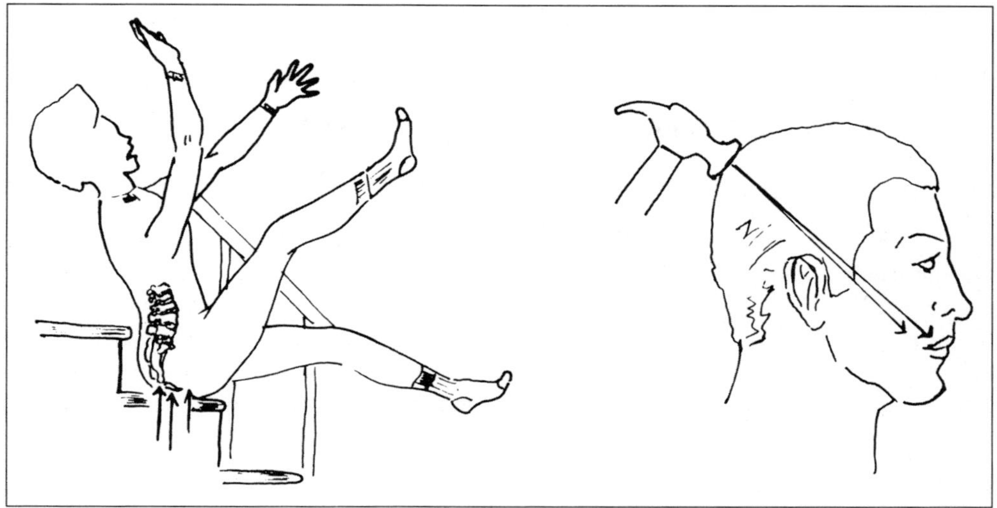

Abb. I-2: Die Pfeile deuten an, in welcher Richtung und Tiefe Kraftvektoren bei einer traumatischen Erfahrung in den Körper eindringen.

der CranioSacrale Rhythmus auf und das elektrische Potential veränderte sich. Wir fragten uns, warum eine bestimmte, ganz exakte Körperposition diese Veränderungen bewirkte.

Dr. Karni verwies auf die Arbeit von Erwin Schrödinger, einem bekannten deutschen Physiker in der ersten Hälfte dieses Jahrhunderts, der wesentlich zu dem Konzept der heutigen Quantenphysik beitrug. Dr. Schrödinger entwickelte das Konzept der „Entropie“ und „Negentropie“ (oder Information).

In unseren Gesprächen entwickelten wir die Vorstellung, daß bei einer traumatischen Verletzung physikalisch gesehen Energie in den Körper des Verletzten eingebracht wird, z. B. durch den Aufprall mit dem Steißbein auf eine Treppenstufe. Die Stufe stoppt plötzlich den Sturz die Treppe hinunter. Zugegeben, auch die Treppenstufe erleidet einen Stoß, doch sie ist weniger empfindlich als das Steißbein. Die Bewegung zwischen beiden zusammenstoßenden Strukturen im Augenblick des Zusammenprallens ist relativ. Es ist unbedeutend, ob das Steißbein auf die Treppe knallt oder die Treppenstufe nach oben gegen das Steißbein schnellt, die Wirkung ist immer dieselbe. Ein anderes Beispiel ist ein Schlag mit dem Hammer auf den Kopf eines Opfers bei einem Raubüberfall. Der Kopf braucht sich nicht zu bewegen. Die entscheidende Bewegung wird von dem Täter ausgeübt, der mit dem Hammer auf den Kopf schlägt.

In beiden oben genannten Fällen wird Energie in den Körper des Opfers eingebracht: im ersten Fall durch die statische Treppenstufe, in dem zweiten Fall durch den dynamischen Hammer, der von der Hand des Täters bewegt wird. Die Menge der Energie und die treibende Kraft, mit der die Energie in den Körper gestoßen wird, werden aufgefangen und ausgeglichen von dem Körpergewebe, in das die Energie eindringt. Diese dämpfende Wirkung hängt ab von der Viskosität oder Dichte des Gewebes, auf das die traumatische Energie einwirkt. Gäbe es diese dämpfende Wirkung nicht, so würde die Energie der Verletzung einfach durch den Körper des Opfers hindurchgehen und am anderen Ende wieder herauskommen. Dies ist aber nicht der Fall. Körpergewebe hat eine Dichte und

$$\frac{\text{traumatische Kraft}}{\text{Gewebedichte}} \times k = \text{Tiefe der Krafteinwirkung}$$

Abb. I-3: Die Gleichung stellt die Relation zwischen traumatischer Kraft, Gewebedichte und Tiefe der Krafteinwirkung dar. K ist die Konstante, durch die die Gleichung von einer qualitativen zu einer quantitativen Gleichung wird.

erzeugt daher eine dämpfende Wirkung, die die verletzende Kraft überwinden muß. Die Tiefe, mit der die Kraft einwirkt, hängt ab von der Relation zwischen der Menge der Energie, der Stoßkraft der Energie und der Dichte des Gewebes.

Die Energie, die durch den Zusammenstoß des Patienten mit der statischen Treppenstufe oder mit dem Hammer erzeugt wird, dringt bis zu einer bestimmten Tiefe in den Körper ein. Diese Tiefe ist proportional zu der Menge der Energie beim Zusammenstoß und hängt ab von der Art des Gewebes, in das sie eindringt. Die Antwort auf die Frage, wo die Energie steckenbleibt, gibt die Gleichung der Abbildung I-3. Bitte denken Sie daran, daß bei einer Verletzung die Energie in einer geraden Linie in den Körper eindringt. Sie geht nicht um Ecken herum. Wenn wir uns vorstellen, daß die Zeitspanne des tatsächlichen Zusammenpralls zwischen Treppenstufe oder Hammer und Körper ungefähr ein Fünftel einer Sekunde beträgt, und wenn wir uns weiter vorstellen, daß die bei der Verletzung in den Körper eindringende Energie nicht in einem fortlaufenden Strom eindringt, sondern in Teilpaketen von einem Hundertstel einer Sekunde, wenn wir uns außerdem vorstellen, daß der Körper wegen des Zusammenpralls bei der Verletzung in Bewegung ist, sehen wir, daß ungefähr 20 Pakete Energie in den Körper eindringen, jedes in gerader Stoßrichtung, bevor die Fünftelsekunde verstrichen ist, in der die Kräfte des Zusammenpralls wirksam waren.

Wenn der Körper mit seiner Reaktion auf die Verletzung nach fünf Hundertstel einer Sekunde reagieren würde und sich während der restlichen Zeit, die der Zusammenprall dauert, weiter bewegen würde, würde dies bedeuten, daß die ersten fünf Pakete Energie in derselben geraden Linie in den Körper eindringen würden, während die folgenden 15 Energiepakete in einer unabhängigen und etwas anderen Richtung in den Körper gelangen. Die anfängliche Verzögerung des Körpers, mit einer Bewegung zu reagieren, ist auf die Trägheit zurückzuführen. Wenn sich der Körper als Reaktion auf den Zusammenprall bewegt, führt diese Bewegung dazu, daß die zunächst gerade Linie der Stoßrichtung der Energie einen gebogenen Verlauf nimmt. Das nächste Paket Energie hat seine eigene gerade Linie der Stoßrichtung, die ebenfalls sofort gebogen wird und schon wieder veraltet ist durch die fortgesetzte Bewegung des Körpers als Reaktion auf den Zusammenprall. In unserem Modell gingen wir davon aus, daß die Stoßrichtung einer traumatischen Kraft gerade sein muß, wenn sie am Ende wieder so austreten soll, wie sie in den Körper eingetreten ist. Wenn die Linie der Stoßrichtung gebogen wird, ist die Energie der Verletzung nach ihrem Eindringen am Ende gefangen.

Sobald die Energie in den Körper eingedrungen ist, muß etwas mit ihr geschehen. Es handelt sich um überschüssige Energie. Sie stört das geregelte Funktionieren des Energiesystems des Körpers. Dr. Karni und ich stellten uns den menschlichen Körper als einen von Haut umgebenen Sack voller elektrischer Leitungen mit verschiedenen Leitungskoeffizienten vor. Wir stellten uns die

Körperflüssigkeiten als sehr leitungsfähig vor und auch vom Bindegewebe nahmen wir an, daß es spezifische Fähigkeiten zum Leiten von geringen elektrischen Strömen besitzt, die diese Gewebe irgendwie ernähren. (Wir sahen die Akupunkturmeridiane als Leitungslinien innerhalb des Gewebes an.) Dieses Modell läßt vermuten, daß bestimmte Gewebe die Eigenschaft besitzen, elektrische Ströme zu leiten, und daß spezifische Leitungssysteme für einzelne bestimmte elektrische Systeme existieren.

Wir stellten uns also vor, daß die Energie einer Verletzung das Körpergewebe bis zu einer bestimmten Tiefe durchdrungen hat, und dort nun der Körper vor die Aufgabe gestellt ist, mit diesen 20 Paketen ungewollter Energie etwas anzufangen. Da sie von außerhalb kam, ist diese Energie unorganisiert und cha-

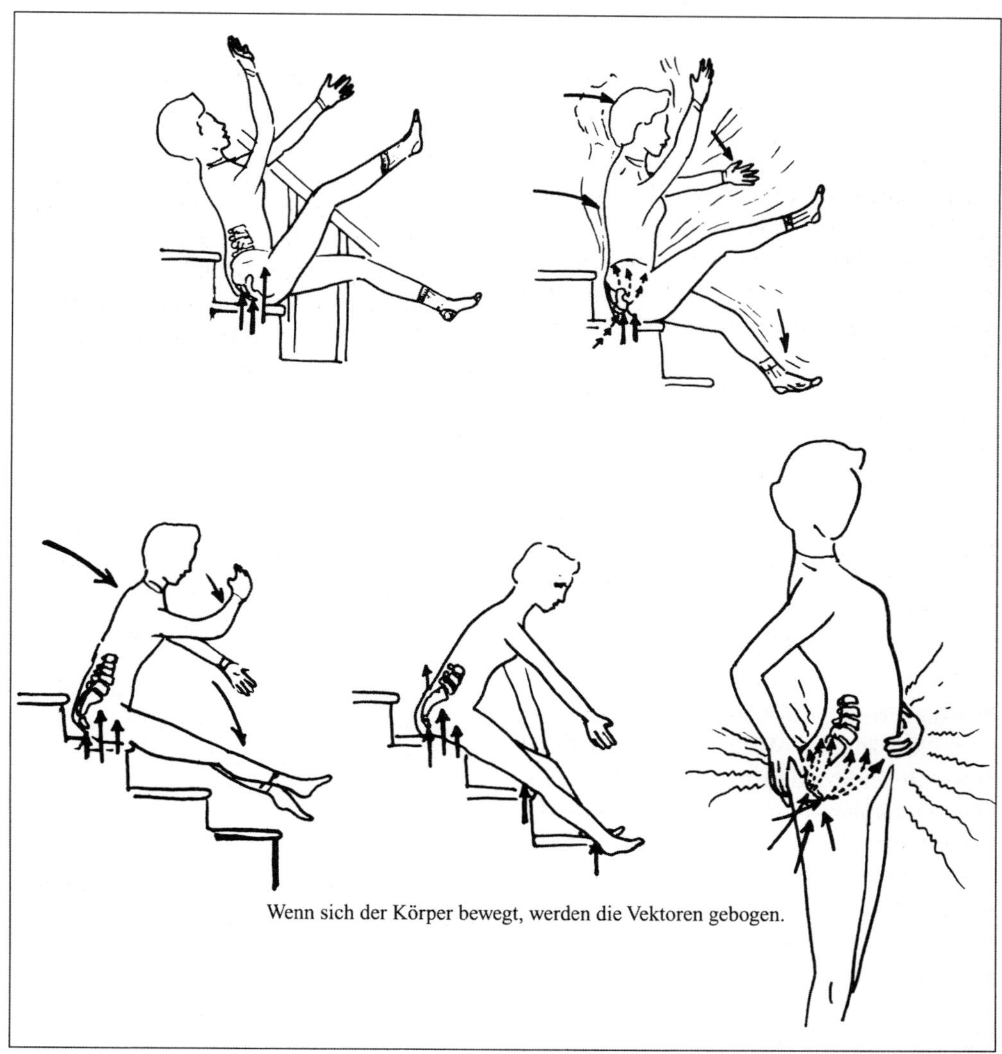

Abb. I-4: Die Pfeile zeigen an, wie die Kraftvektoren einen gebogenen Verlauf annehmen, wenn sich die Körperposition im Verlauf des Aufpralls auf eine Treppenstufe ändert. Dies verursacht multiple Energiezysten an verschiedenen Stellen im Körper.

otisch. Sie paßt nicht in das wohlgeordnete System der körpereigenen Energie. Die ungewollte Energie kann in einem Organ steckenbleiben, wie z. B. dem Herzen, den Eingeweiden oder dem Gehirn, und die Funktion dieser Organe stören. Oder sie kann in dem Bindegewebe, im Knochen oder einem Gelenk stecken und Schmerzen sowie Fehlfunktionen verursachen. Wenn möglich, wird der Körper diese störende Energie vorzugsweise umwandeln. Die nächstbeste Möglichkeit für den Körper besteht darin, die Energie an einem Ort einzugrenzen, zu lokalisieren. Wenn die Energie so eingegrenzt oder lokalisiert ist, bereitet sie auf dem kleinstmöglichen Areal Probleme. Die körpereigenen Energiesysteme müssen dann um dieses begrenzte Gebiet unorganisierter Energie herumgeleitet werden. Die notwendige Stillegung der von außen kommenden unorganisierten Energie geht zu Lasten des gesamten Körpers.

Dr. Karni und ich haben uns die begrenzten Areale der von außen gesetzten unorganisierten Energie als ein Gebiet der erhöhten Entropie vorgestellt, so wie Erwin Schrödinger sie am Ende der dreißiger Jahre beschrieben hat.[6] Dr. Schrödinger stellte die Hypothese auf, daß Entropie in biologischen Systemen durch intelligente Mittel reorganisiert werden kann und auch wird.

Er nannte dies „Information zur Reorganisation“. Mit anderen Worten, das ungezügelte Fortschreiten der Entropie führt zu einer totalen Desorganisation und zu Chaos. In biologischen Systemen führt dies zum Tod und zum Zerfall. Biologische Systeme können jedoch das Fortschreiten von Entropie umkehren oder hemmen, indem sie „Informationen“ zur Reorganisation oder Freisetzung

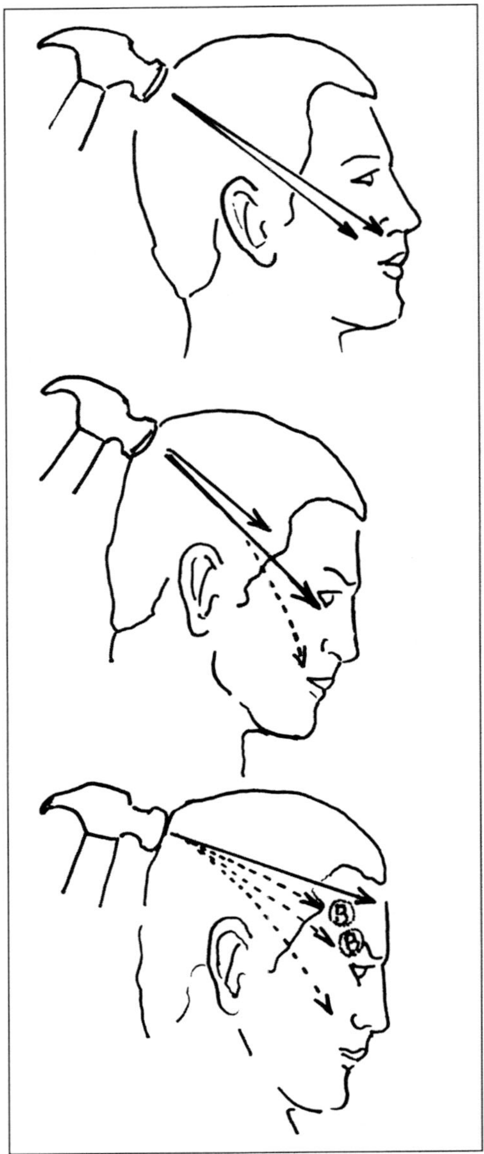

Abb. I-5: Bei einem Schlag mit dem Hammer auf den Kopf dringt die Energie des Schlages in geraden Linien in den Kopf ein, wie im Text beschrieben. Diese Linien erhalten einen gebogenen Verlauf, wenn sich der Kopf als Reaktion auf den Schlag bewegt.

[6] Eine hervorragende Darstellung von Schrödingers Konzept der Entropie und Negentropie befindet sich in seinem Buch: Erwin Schrödinger, „What is Life“, 2. Ausgabe (Cambridge, University Press, 1967). Die erste Ausgabe wurde 1944 gedruckt. Im Jahre 1958 wurde sie in einem einzigen Band zusammen mit Dr. Schrödingers Werk „Mind and Matter“ wieder aufgelegt. Wenn Sie auf diese Ausgabe stoßen, besorgen Sie mir bitte ein Exemplar. Ich werde gern dafür zahlen.

der Energie benutzen, damit diese zur Wiederherstellung der Funktion innerhalb des Systems verwendet werden kann.

Dr. Karni vertrat die Ansicht, ich würde die Körpersignale des Patienten erfassen und bei der Vermittlung von Information behilflich sein, wenn ich die therapeutische Position erreichte, in der die überschüssige, unorganisierte, hochentropische, störende Energie freigesetzt werden würde. Die Freisetzung dieser ungewollten Energie war wie das Vermitteln von Information an das System erhöhter Entropie. Sie führte zu einer besseren Funktion und zur Schmerzminderung. (Als ich dieses gedankliche Modell der Forschungsgruppe der *Menninger Foundation* in Topeka/Kansas, erklärte, meldete sich Dr. Elmer Green, der Leiter der Forschungsgruppe, hinten im Raum zu Wort. Ich bat um seine Frage. Dr. Green sagte: „John, Du hast soeben eine Energiezyste beschrieben.“ – Dieser Name „paßte“.)

Zurück zu unserem Modell. Es erschien einleuchtend, daß eine exakte Positionierung des Bindegewebes die Gewebefasern so anordnen würde, daß die normalen elektrischen Mikroströme unterstützt würden und die unorganisierte, überschüssige Energie aus den Energiezysten über die äußere Hautoberfläche aus dem Körper heraus entweichen könnte. Wir nahmen dieses Phänomen als Wärmeentwicklung während der therapeutischen Position wahr. Sobald wir die Fasern des Bindegewebes so anordneten, daß die Leitungskoeffizienten verbessert wurden, ermöglichten wir eine Reduktion oder ein Entweichen der Entropie.

Dr. Karni benutzte das Beispiel des Kupferdrahtes, um mir verständlich zu machen, was geschieht. Wie wir wissen, ist Kupfer ein vorzüglicher Leiter für Elektrizität. Wenn wir mit dem Hammer auf einen Kupferdraht schlagen, verringern wir seine Leitfähigkeit. Wenn wir den Kupferdraht wieder richtig

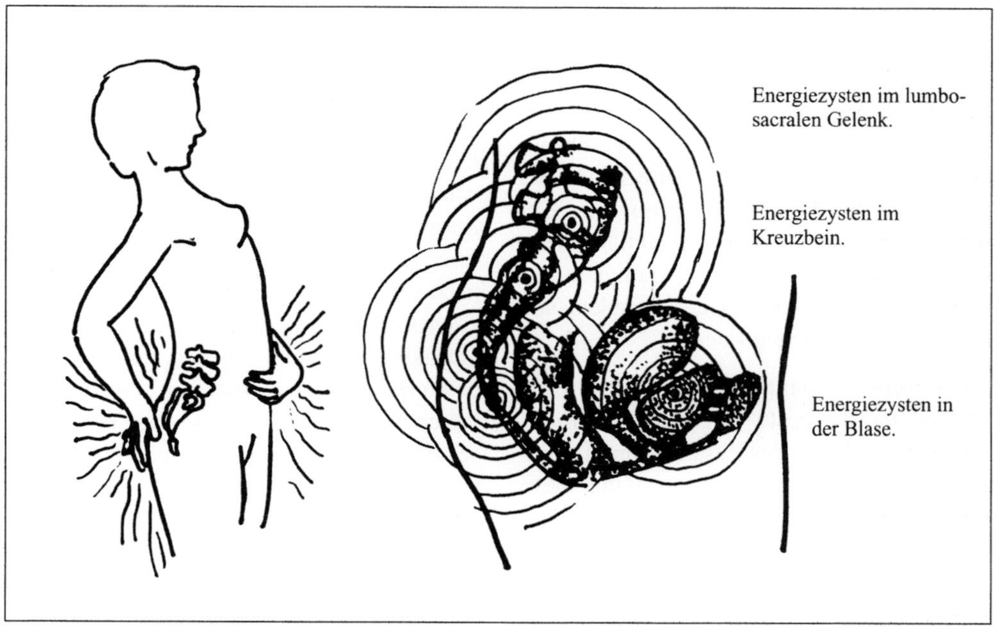

Abb. I-6a: Energiezysten können an vielen Stellen auftreten. Jede Energiezyste wird entlastet oder aufgelöst, indem der Körper in die Position gebracht wird, die der Energie einen geraden Weg aus dem Körper heraus ermöglicht. Daher muß die Körperposition, die beim Eintritt der Energie in den Körper bestand, nachgestellt werden.

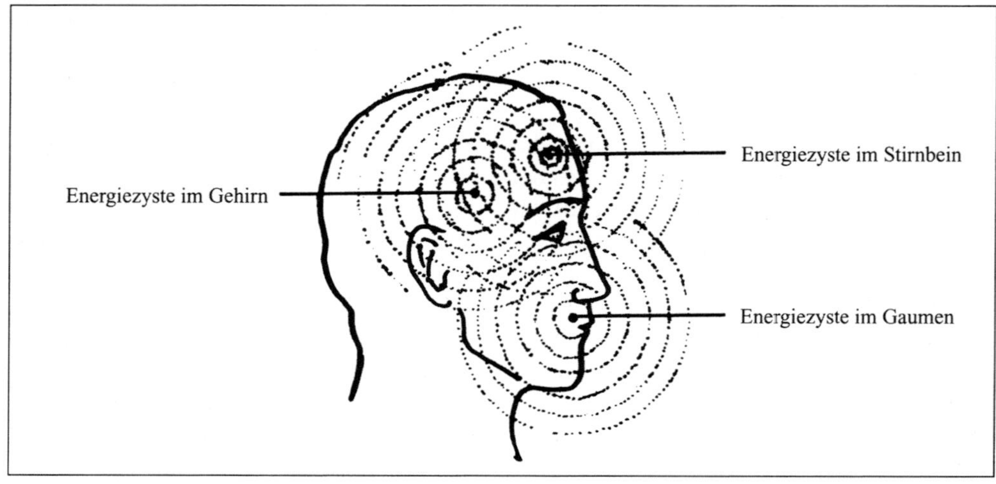

Abb. I-6b: Nach einem Hammerschlag auf den Kopf können Energiezysten an verschiedenen Stellen auftreten. Jede wird am besten dadurch gelöst, daß der Körper in die Position gebracht wird, in der er zum Zeitpunkt des Schlages, also dem Eintritt der Energie, war. Dies streckt die Wegbahnen, auf denen die Energie eingetreten ist, zu geraden Linien.

auseinanderziehen und damit die Teilchen wieder in die richtige Anordnung im Draht bringen, können wir die volle Leitfähigkeit des Drahtes wieder herstellen. Der Schlag mit dem Hammer hatte die Teilchen in Unordnung gebracht (Abb. I-7).

Er war der Meinung – und ich stimmte ihm zu –, es sei vorstellbar, daß dasselbe Phänomen auch im Bindegewebe auftritt. In der therapeutischen Position bringen wir die Gewebefasern wieder in die „richtige" Ordnung, verbessern damit die Leitfähigkeit und ermöglichen den Austritt der fremden, von außen eingedrungenen Energie.

Wir erweiterten dann unser Modell mit der Vorstellung, der beste Weg zum Austritt eines jeden, während des Zusammenpralls eingedrungenen Energiepaketes sei der Weg, auf dem es auch in den Körper hineingelangt sei. So mußte jede Wegbahn, auf der die Energie hineingelangt war, vorübergehend wiederhergestellt werden, um den Austritt des Energiepaketes in umgekehrter Richtung zu seinem damaligen Eintritt zu ermöglichen. Das erklärt die vielen, sehr ähnlichen Positionen der therapeutischen Entspannung während einer einzigen Sitzung.

Jedes Energiepaket schien nur auf seiner eigenen Eintrittsbahn wieder austreten zu können. Der zuvor beschriebene, hypothetische Treppensturz und der Schlag mit dem Hammer umfaßten jeweils zwanzig Energiepakete. Bevor der Körper seine Trägheit überwand und mit einer Bewegung auf den Zusammenstoß reagierte, traten jeweils fünf Energiepakete in den Körper ein. Dann, nachdem der Körper sich zu bewegen begann, trat jedes der restlichen fünfzehn Energiepakete auf seiner eigenen, ein wenig anderen Bahn in den Körper ein. Um eine volle therapeutische Wirkung zu erreichen, müssen daher zur Befreiung von jeder der beiden hypothetischen Verletzungen sechzehn verschiedene Körperpositionen eingenommen werden. Daraus ergibt sich, daß bei sechzehn Körperpositionen in der Kreuz- und Steißbeinregion und sechzehn Positionen am Kopf der CranioSacrale Rhythmus aufhören könnte. Die Grundlinie des elektrischen Potentials würde sich abflachen und glätten, sobald alle anderen Phänomene der Entspannung auftreten würden. (Ihre Aufgabe als Therapeut besteht darin, den tendenziellen Körperbewegungen Ihres Patienten einfühlsam zu folgen, die therapeutischen Positionen herauszufinden, sehr geduldig die Entlastungsphänomene abzuwarten und in jeder Position auf die vollendete Entspannung hinzuarbeiten.)

Ein anderes Phänomen, das häufig zu beobachten ist, wenn die therapeutische Position und die Entspannung erreicht wird, ist der Ausdruck von Gefühlen, die in Bezug zur Verletzung stehen. Oft wird der Unfall oder der Zusammenprall von dem Patienten wieder erlebt. Es ist, als hätte die Energiezyste die Erinnerung an ihr Entstehen und an die Gefühle, die zu dem Zeitpunkt ihres Entstehens bestanden, in sich aufbewahrt. Wenn der Patient sich seiner Gefühle bewußt wird und sie noch einmal durchlebt, löst sich die Energiezyste endgültig auf. Der Patient kann jetzt den gesamten Unfall in einem beschwerdefreien Zustand mit einem gewissen emotionslosen, objektiven Abstand betrachten.

Der Patient, der auf der Treppe ausgerutscht und mit dem Gesäß auf das Steißbein gefallen ist, kann zum Beispiel Angst, Panik oder Wut auf die glatten Stufen in dem Augenblick empfunden haben, als er feststellte, daß er fiel. Dieselben Gefühle würden auftreten bei der Entspannung einer Energiezyste. Bei dem Schlag mit dem Hammer könnten ähnliche Gefühle empfunden worden sein und diese werden dann ebenfalls freigesetzt bei der Entspannung einer Energiezyste. Die Freisetzung von Emotionen scheint sehr wichtig zu sein für die gesamte therapeutische Wirkung.

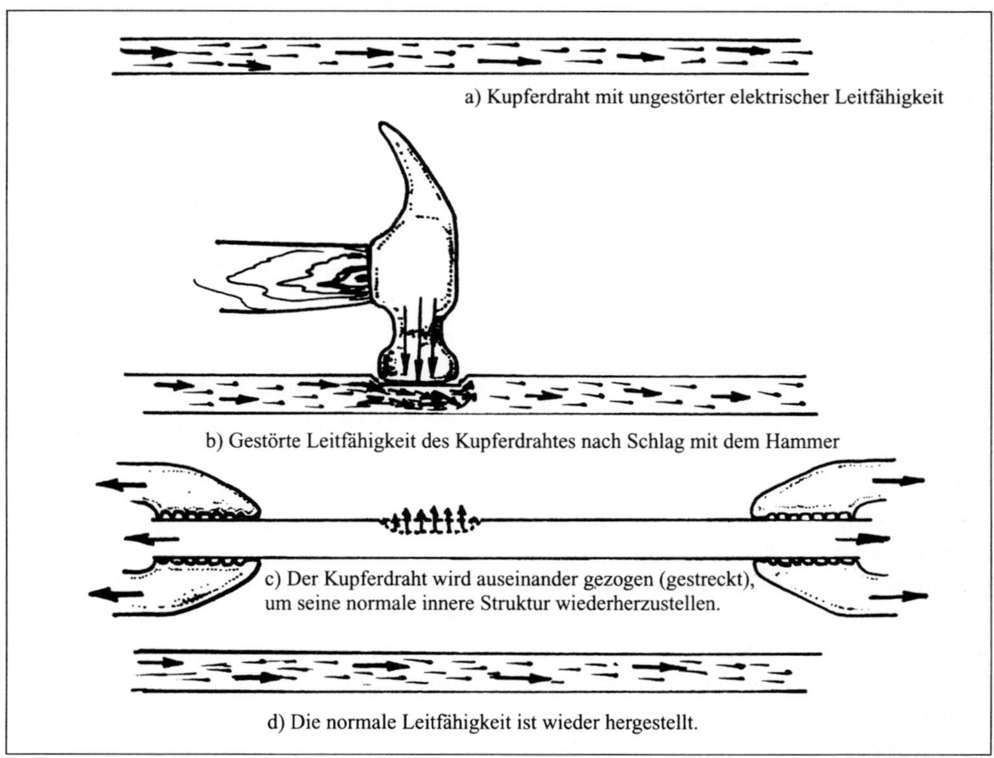

Abb. I-7: Wirkung auf Leitfähigkeit von Kupferdraht, wenn der Draht einen Schlag mit dem Hammer erhält (b) und wieder auseinander gezogen wird (c). Siehe Text.

Eine andere Frage liegt auf der Hand, wenn das Modell stichhaltig sein soll: Welche Bedingungen führen zu einer gesunden Auflösung der Energie einer Verletzung und welche zur Retention dieser Energie in Form eines Areals erhöhter Entropie, das wir nun Energiezyste nennen?

Aufgrund von klinischen Beobachtungen sind wir zu der Meinung gelangt, daß eine allgemeine destruktive Gemütslage mit Angst-, Wut- oder Schuldgefühlen die Entstehung von Energiezysten begünstigt, während eine konstruktive Gemütslage mit Gefühlen von Liebe, Freude und Glück die Auflösung der von außen gesetzten Energie fördert und zur Heilung und Rehabilitation führt. Die destruktive Gemütslage kann mit dem jeweiligen Unfall in Zusammenhang stehen, dies muß aber nicht der Fall sein. Wenn zum Beispiel eine Person, die in Vorfreude auf ein Wiedersehen mit einem lange verlorengeglaubten Freund aus dem Haus rennt, die Treppe hinunterfällt und im Augenblick des Fallens nicht genügend Angst und Panik entwickelt, um die Freude zu übertönen, würde die Verletzung wahrscheinlich ohne anhaltende Folgen, ohne die Entwicklung und Retention einer Energiezyste heilen. Wenn dagegen eine Person aus dem Haus rennt, um sich vor dem Gebrüll des wütenden Ehepartners zu retten, und dabei die Treppe hinunterfällt, besteht eine größere Wahrscheinlichkeit, daß die Verletzungsenergie als eine Energiezyste in den Körper eindringt und dort zurückgehalten wird. Dasselbe gilt für den Schlag mit dem Hammer bei einem Raubüberfall. Eine Person in gehobener Stimmung, die nicht sehen kann, daß sie mit einem Hammer niedergeschlagen wird, wird unter der Verletzung leiden, aber wahrscheinlich keine Energiezyste entwickeln. Dies bedeutet nicht, daß sie nicht unter schweren Hirnverletzungen und damit verbundenen Fehlfunktionen leiden kann, aber es bedeutet, daß eine Heilung des Opfers möglich ist ohne die Komplikationen einer Energiezyste. Im Gegensatz dazu werden bei einer Person, die sich zum Zeitpunkt des Schlages Sorgen über den Aktienmarkt macht, höchstwahrscheinlich die Komplikationen einer Energiezyste auftreten.

Bevor wir diese Komplikationen behandeln, möchte ich noch einige andere Beispiele für die Entstehung und Retention von Energiezysten anbringen. Gelegentlich treffe ich auf Patienten mit guter gesundheitlicher und emotionaler Verfassung, die eine dermaßen schwerwiegende Verletzung erlitten haben, daß ihre Fähigkeit, fremde, von außen gesetzte Energien aufzulösen, ausgeschaltet wurde. Ich habe auch die Entwicklung von Energiezysten bei Patienten in guter emotionaler Verfassung beobachtet, die sich gerade in einer Rekonvaleszenzphase befanden. Derartige Patienten sind dann physisch nicht mehr in der Lage, die Kraft der neuen Verletzung aufgrund des bereits bestehenden Traumas abzufangen. Die häufigste Voraussetzung, die die Entstehung und Retention von Energiezysten begünstigt, sind jedoch destruktive Gefühle zum Zeitpunkt der Verletzung, unabhängig davon, ob diese Gefühle mit der Verletzung zu tun haben oder nicht.

1.6 Komplikationen bei der Retention von Energiezysten

Komplikationen bei der Retention von Energiezysten ergeben sich aus dem emotionalen Inhalt oder der Energiemenge in einer Zyste oder der Lage der Energiezyste. Anscheinend kann der emotionale Inhalt einer Energiezyste den allgemeinen emotionalen Tonus einer gesamten Person beeinflussen. Ist eine Energiezyste zum Beispiel mit Wut, selbstgerechter Empörung und angstvoller Panik gefüllt, wie es der Fall sein könnte bei dem Opfer eines Raubüberfalls, das bei hellichtem Tag mitten in der Stadt, wo es sich sicher wähnte, einen Schlag auf den Kopf erhalten hat, könnte sich die gesamte Persönlichkeit dieses Menschen derart verändern, daß er schnell wütend wird und glaubt, ein Recht auf diese Wutausbrüche zu haben. Das Opfer kann auch Phobien oder paranoide Reaktionen entwickeln, wenn ein Fremder hinter ihm hergeht. Ich habe ausgeprägte Persönlichkeitsveränderungen zum Besseren erlebt nach der Auflösung von Energiezysten mit zerstörerischen Emotionen.

Die physischen und physiologischen Wirkungen einer retinierten Energiezyste werden weitgehend bestimmt von ihrer Kapazität (die Menge der zurückgehaltenen Energie) und ihrer Lage. Die bei einem Fall auf das Steißbein freigesetzte Energie kann leicht bis in die Organe der Beckenregion vordringen. Hier könnte es Blasenstörungen mit chronischen Schließmuskelproblemen hervorrufen, auch Menstruationsbeschwerden, Fertilitäts- oder Schwangerschaftsprobleme, Entzündungen der Prostata usw., je nach Lage der Energiezyste. Wenn die Energie nicht bis in diese Organe vordringt, können Schmerzen am Steißbein auftreten. Wenn sie auf der anderen Seite bis zum Zwerchfell durchschlägt, könnte der Patient später an Sodbrennen leiden. Wenn die Energie durch das Zwerchfell hindurchstößt, kann sie in den Herzmuskel vordringen und die Ursache für spätere Durchblutungsstörungen der Herzkranzgefäße sein.

Die Energiezyste entwickelt ihre volle Wirkung nicht sofort. Der Körper des Patienten paßt sich ihr an so gut er kann; doch langsam, über Monate und Jahre hinweg beeinträchtigt die Energiezyste die Funktion des sie umgebenden Gewebes. Natürlich führt eine Energiezyste allein durch ihre Anwesenheit zur Sensibilisierung der Rückenmarkssegmente in dem für sie zutreffenden Abschnitt. Damit nimmt das Krankheitsbild der sensibilisierten Segmente seinen Anfang.[7]

Die Arbeit mit Dr. Karni – unsere gemeinsamen Beobachtungen bezüglich der Phänomene im Zusammenhang mit dem Modell der Energiezyste sowie unsere Beobachtungen bei unserer Arbeit mit den autistischen Kindern – waren der Ausgangspunkt für die anderen klinischen Beobachtungen, die ich im folgenden beschreiben möchte.

1.7 Klinische Beobachtungen

Die folgenden Beobachtungen machte ich an Privatpatienten, welche mir als Fachmann für manuelle Medizin, Biomechanik und osteopathische Behandlungsmethoden zur Konsultation überwiesen worden waren. Diese Patienten nahmen an unserem Forschungsprogramm nicht teil. Ich möchte einige Fälle trotzdem beschreiben, um einen Eindruck zu geben von dem, was ich zu sehen bekam.

1. Fall

Die erste Patientin war eine 38 Jahre alte, berufstätige Frau, die seit ungefähr 10 Jahren geschieden war. Sie wurde überwiesen von der Abteilung für Psychiatrie mit der Bitte um Konsultation und der Frage, ob ihre anhaltenden starken Schmerzen im unteren Rücken und im Kopf auf strukturelle Verspannungen der Muskeln und des Knochengerüstes zurückzuführen seien. Auf Drängen ihres damaligen Ehemannes hatte sie sich im Alter von 28 Jahren die Gebärmutter vaginal entfernen lassen. Dem Ehemann waren ihre verlängerten monatlichen Blutungen lästig gewesen. Ein Jahr nach der Gebärmutterentfernung hatte er sich dann von der Patientin scheiden lassen. Die Patientin war in den

[7] Siehe Anhang A, „Sensibilisierte Segmente“, Seite 226.

zehn Jahren seit ihrer Gebärmutterentfernung für ungefähr sieben Jahre in psychotherapeutischer Behandlung gewesen. Während dieser Behandlung hatte sie sich vorwiegend mit ihrer Wut auf Männer im allgemeinen, ihrer frühzeitigen Sterilität und der Wahrscheinlichkeit beschäftigt, daß ihre Schmerzen im Lendenwirbelbereich und im Kopf psychosomatisch bedingt seien.

Bei ihrem ersten Besuch bei mir stellte ich einige somatische Fehlfunktionen des Beckens sowie des oberen Hals- und des Hinterkopfbereiches fest. Die linke Beckenschaufel war nach vorn verlagert, das Kreuzbein zur Kompensation dieser Verlagerung gedreht, und es bestand eine Kompression im Bereich von Atlas und Hinterhauptbein. Wir behandelten die Patientin mit osteopathischen und CranioSacralen Therapiemethoden, und es trat sofort ein Nachlassen ihrer Schmerzen ein. (Diese Art der „Wunderheilung“ sollte Sie stutzig machen, wenn Sie sich wirklich mit Ihrem therapeutischen Ego auseinanderzusetzen gedenken. Ich war meinem therapeutischen Ego schon einige Jahre zuvor begegnet und hatte daher den Verdacht, daß das erst der Beginn meiner Überlegungen über die Beziehung Schmerzpatient-Arzt sein würde.)

Nach ungefähr zehn Tagen rief die Patientin an und erzählte, daß 50 Prozent ihrer Rücken- und Kopfschmerzen wieder zurückgekehrt seien. Sie bat um eine weitere Behandlung. Unsere nächste Sitzung fand ungefähr zwei Wochen nach der ersten statt. Diesmal behandelte ich sie mit ähnlichen Methoden wie beim ersten Mal, doch es trat keine Schmerzlinderung wie bei der ersten Sitzung auf. Sie ließ mich ihre Wut spüren und ich stellte fest, daß die psychotherapeutische Behandlung ihre negative Einstellung zum männlichen Geschlecht nicht vollständig behoben hatte. Sie warf mir vor, ich würde mich drücken und sie absichtlich ihren Schmerzen überlassen, weil ich insgeheim Frauen haßte. Das war kein angenehmes Erlebnis, doch ich hatte über die Jahre hinweg gelernt, daß ich derartige Anschuldigungen nicht ernst nehmen konnte, wenn ich als Therapeut überleben wollte.

Sie bestand auf einem weiteren Termin eine Woche später. (In der Retrospektive ist es offensichtlich, daß ich auf den Konflikt traf zwischen dem Teil des Patienten, der, wie wir es heute verstehen, die SomatoEmotionale Entspannung wollte – ich wußte allerdings zu jenem Zeitpunkt nicht, was SomatoEmotionale Entspannung ist – und dem Teil, der die Konfrontation mit der Wahrheit zu umgehen versuchte. Ich bezeichne diesen Teil des Patienten häufig als den „Märtyrer“-Teil, der sagt: „Laß mich allein, es geht mir gut genug. Ich werde Dich vor dieser entsetzlichen Erinnerung schützen. Ob ich glücklich bin, spielt keine Rolle.“) Bei der dritten Behandlung verspürte die Patientin eine gewisse Verbesserung. Das war wahrscheinlich genug, um unbewußt eine weitere Behandlungssitzung bei mir zu rechtfertigen. Glücklicherweise war bei allen Sitzungen ein hospitierender Student zugegen. (Ich hatte Glück, daß dies der Fall war.)

Die Patientin lag ausgestreckt auf dem Rücken auf dem Behandlungstisch. Ich hatte meine rechte Hand unter ihrem linken Gesäß, meine Finger waren im Bereich von Beckenkamm und Kreuzbein. Mit der linken Hand bewegte ich ihr linkes Bein behutsam auf und ab, um die Beweglichkeit und Funktionsfähigkeit von Beckenkamm und Kreuzbein zu überprüfen. Ganz plötzlich knickte sie ihr linkes Bein in der Hüfte und am Knie ab. Ohne daß jemand sie berührte, geschah dasselbe mit dem rechten Bein. Sie befand sich in der Steinschnittlage. Ich bat den Assistenten, ihr rechtes Bein vorsichtig zu stützen, während ich das beim linken Bein tat. (Das Erlebnis mit dieser Patientin fand zu derselben Zeit statt, als wir bei unserer Arbeit mit autistischen Kindern die Freisetzung von Emotionen bei bestimmten Körperpositionen beobachteten. Meine Intuition sagte mir, ich sollte mit ihren Beinen in ähnlicher Weise verfahren wie mit den Körperpositionen zur emotionalen Entspannung der autistischen Kinder.) In dem Augenblick, in dem ihre Beine die Position der Steinschnittlage erreicht hatten, begannen sich ihre Augäpfel unter den geschlossenen Lidern heftig zu bewegen. Der glückliche Zufall wollte es, daß sich ihre Handtasche auf einem Stuhl in Reichweite ihrer linken Hand befand. Das nächste, was ich wahrnahm, war, daß mich diese reizende Damen mit ihrer Handtasche auf den Kopf, den Hals und die rechte Schulter schlug. Ich war völlig überrascht und habe wahrscheinlich geflucht, ohne mich jetzt genau daran erinnern zu können. Sie begann sofort mit einer Erklärung wie eine unabhängige dritte Person oder ein Beobachter: die Schläge seien für den chirurgischen Assistenten, der zu stark auf ihr linkes Bein gedrückt hätte. Sein Gewicht habe einen starken Schmerz in ihrem Rücken und in ihrem Becken hervorgerufen. Sie fuhr weiter fort, daß der Anästhesist ihren Hals und ihren Kopf in einer sehr unbequemen, schmerzhaften Haltung gehalten hätte. Sie sagte auch, daß dies die Haltung gewesen sei, in der ihr die Gebärmutter entfernt worden war, und daß sie in ihrer Vollnarkose tief geschlafen hätte.

Ich war ein wenig überrascht über diese Erklärung der Dinge. Ich hatte mich in der Vergangenheit ausführlich mit Hypnoregression und Hypnotherapie beschäftigt und ich war mir bewußt, daß das Nichtbewußte wenn nicht alles, so doch fast alles weiß. Es war mir nicht unbekannt, daß Gespräche und Ereignisse während einer Operation unter Vollnarkose im Nichtbewußtsein gespeichert werden können. Doch alles, was ich getan hatte, war, daß ich das linke Gesäß dieser Dame, ihren Beckenkamm und ihr Kreuzbein berührt und passiv ihr Bein bewegt hatte, um die Beweglichkeit von Beckenkamm und Kreuzbein zu prüfen. Und nun erlebte sie noch einmal ihre operative Gebärmutterentfernung, bei der sie unter Vollnarkose gestanden hatte.

Im ersten Augenblick wollte ich meiner Verwunderung laut Ausdruck geben, doch ich hielt mich zurück und benahm mich, als handele es sich um ein alltägliches Erlebnis. Ich sagte ihr, daß sie nicht wütend sein sollte auf den chirurgischen Assistenten, weil der wahrscheinlich erschöpft gewesen sei von einem langen anstrengenden Tag im Krankenhaus. Ich bemühte mich, ihr Mitgefühl zu wecken und sie zum Vergeben und Vergessen zu bewegen. Es war schwieriger, den Anästhesisten zu verteidigen, der die Strukturen an ihrem Kopf zwischen Atlas und Hinterhauptbein extrem gedehnt und einen übermäßigen Druck auf die Halsstrukturen ausgeübt hatte, während ihre den Halsbereich schützende Muskulatur durch die Narkose ausgeschaltet war. Er hatte einen Tubus in ihre Kehle eingeführt und einige Worte darüber verloren, daß sie nun die Spielgefährtin bleiben, aber keine Kinder mehr bekommen würde. Seine Worte waren achtlos und respektlos gewesen. Ich versuchte sie davon zu überzeugen, daß ihre Wut auf ihn, obwohl durchaus berechtigt, sie selbst verletzen würde, nicht ihn. Sie akzeptierte dieses Argument bis zu einem gewissen Grad. Das Wiederdurchleben der Operation endete ebenso plötzlich wie es begonnen hatte, und zwar durch ihre eigene Entscheidung.

Ich war überzeugt davon, daß das, was wir soeben entdeckt und behandelt hatten, die Ursache für ihre akute Wut auf Männer war. Ich glaubte zu verstehen, warum die Psychotherapie in einer Sackgasse gelandet war. Ich war aber zu enthusiastisch und dabei auf der falschen Fährte. Ich machte einen weiteren Termin nach Ablauf einer Woche aus. Ich wollte unbedingt sehen, was geschehen würde.

Bei ihrem nächsten Besuch beklagte sie sich über Nervosität und Konzentrationsmangel, obwohl ihre Schmerzen deutlich nachgelassen hatten. Sie hatte ihren Psychotherapeuten seit dem ersten Besuch bei mir nicht mehr gesehen (das waren vier Wochen ohne psychotherapeutische Behandlung). Als sie sich auf den Behandlungstisch auf den Rücken legte, war derselbe Assistent zugegen. (Er war völlig überrascht gewesen über die Ereignisse bei ihrem letzten Besuch. Ich konnte seine Gegenwart bei dieser Sitzung nicht verhindern, selbst wenn ich gewollt hätte.) Diesmal sorgte ich dafür, daß keine potentiellen Waffen in ihrer Reichweite waren, und wir brachten ihre Beine wieder in die simulierte Steinschnittlage. (Heute würde ich nicht im geringsten so direkt sein, aber wir waren übereifrig und wußten nicht, auf was wir uns bezüglich des therapeutischen Ansatzes eingelassen hatten. Es gab noch keine Richtlinien.) Sie (ihr Körper) akzeptierte unsere manuellen, nichtverbalen Vorschläge, und ihre Beine bewegten sich direkt in die Position, als wären sie auf den Halterungen eines gynäkologischen Stuhls. Ihr Hals streckte sich automatisch auf extreme Weise und ihr Kopf gelangte in eine offensichtlich unbequeme Position. Sofort begann sie wie eine dritte Person die Szene im Operationsraum zu beschreiben. Sie beschrieb in vernünftigen Einzelheiten die Durchtrennung der Adnexe, während der Uterus durch die Vagina entfernt wurde. Die anatomischen Details, die sie nannte, bezeugten entweder ihre visuelle Erfahrung der Operation oder, daß sie die Anatomie und die Verfahren dieser Operation richtig studiert hatte. Während sie mit ihren Worten beschrieb, reagierte ihr Körper auf die Empfindung, daß in ihrem Becken im weiteren Verlauf der Operation gezogen und gezerrt wurde. Schließlich war die Gebärmutter heraus, wurde in eine Schüssel gelegt und in das histologische Labor geschickt. Dann erzählte die Patientin, daß der Assistenzarzt, der ihr Bein festgehalten hatte, aufgefordert wurde, den Schnitt in der Vagina zuzunähen. Sie spürte, wie der Assistent die Naht legte.

Der Operateur beschäftigte sich mit anderen Dingen, er unterhielt sich mit der OP-Schwester. Als der Assistent mit der Naht fertig war, kehrte der Operateur an den OP-Tisch zurück, setzte sich auf einen Stuhl, schaute sich das Werk des Assistenzarztes an und meinte, daß jener ziemlich unsauber gearbeitet hätte. Er unterstrich diese Meinung noch mit den Worten, daß er, wenn er Zeit hätte, die Naht wieder aufmachen und den Assistenten die Arbeit noch einmal machen lassen würde. Doch leider hätte er keine Zeit, der nächste Patient sei schon zur Operation fertig.

Die Patientin war wütend. Ich versuchte sie davon zu überzeugen, daß der Operateur den Assistenten wahrscheinlich auf diese Weise unter Druck zu setzen pflegte, daß die Naht wahrscheinlich völlig in Ordnung gewesen sei und daß Chirurgen und andere medizinische Koryphäen sich einen Spaß daraus machen würden, Assistenzärzte unter Druck zu setzen. Sie antwortete, daß dies durchaus möglich sei, doch sei die Naht über sechs Monate lang entzündet gewesen und nur sehr langsam geheilt. Dies sei ihrer Meinung nach einer der Gründe dafür, warum sich ihr Mann habe scheiden lassen. Er habe gesagt, da sie nicht in der Lage sei, ihn sexuell zu befriedigen, habe er sich diese Befriedigung woanders gesucht. Ich versuchte sie davon zu überzeugen, daß, wenn dies ausgereicht hätte, ihre Ehe zu zerstören, sie sicherlich ohne diese Ehe besser dran wäre. Ich versuchte sie auch davon zu überzeugen, daß eine Narbenkorrektur vielleicht gut gewesen wäre, aber daß die unbewußt erhaltene Information, daß die Operation zweitklassig gewesen sei, ausgereicht haben könnte, um zu Verzögerungen und Komplikationen im Heilungsprozeß zu führen. (Ich wollte nur ihre Wut dämpfen.) Was schließlich Erfolg hatte, war die Vorstellung, daß die Wut auf die Ärzte von vor zehn Jahren nicht jene, sondern sie selbst treffen würde. (Wut entwickelt zerstörerische Kräfte, wenn sie chronisch wieder angefacht und zurückgehalten wird.)

Wenige Wochen später nach dem, was ich heute „Körperarbeit“ und „Ventilation“ nennen würde, fühlte sie sich völlig wohl. Sie nahm die Psychotherapie nicht wieder auf. Sie hielt Vorlesungen vor meinen Studenten und berichtete von ihren Erfahrungen. Seit der Scheidung von ihrem Mann hatte sie keine sexuelle Beziehung mehr zu einem Mann gehabt. Sie baute ihre Spannungen in dieser Hinsicht langsam ab, doch sie hatte damit keine Eile.

2. Fall

Der zweite Fall, über den ich zur gleichen Zeit stolperte, war weniger dramatisch, aber ebenso instruktiv in seiner Entwicklung. Es handelte sich um eine 27 Jahre alte, alleinstehende Frau, die als Sozialarbeiterin in New York arbeitete. Ihre Mutter war bei mir Patientin wegen chronischer Schmerzen im Bein. Die Tochter war von der Mutter geschickt worden. Die Tochter hatte das Problem einer stufenweise fortschreitenden, zunehmend schmerzhaften Entkräftung der linken Schulter. Ich konnte weder wesentliche strukturelle Mängel an den Schultergelenken noch an den betreffenden Knochen, der Wirbelsäule oder den Rippen feststellen. Ich begann die Behandlung mit den therapeutischen Körperpositionen, die ich auch bei meiner Arbeit mit Dr. Karni anwandte (aber ohne Messung der elektrischen Ströme). Der Arm und die Schulter der Patientin gelangten in eine Position, in der der CranioSacrale Rhythmus abrupt stoppte. Ich wartete einige Sekunden, und da begann sich der Arm, die Schulter, der Hals, der Kopf und der gesamte Oberkörper von allein zu bewegen. Die Patientin saß am Ende des Tisches und ich stellte mich an ihre linke Seite. Ihr CranioSacraler Rhythmus hatte noch nicht wieder eingesetzt. Sie fiel von dem Tisch zur linken Seite, als ob sie auf den Fußboden auf ihre linke Schulter fallen wollte. Ich konnte sie so abfangen und abstützen, daß sie ihren Fall auf den Fußboden langsam fortsetzen konnte, bis ihre linke Schulter vielleicht 30 bis 35 cm unter der Tischkante war. Ihre Hüften waren noch auf dem Tisch. Der Großteil ihres Gewichtes wurde von dem Tisch unter ihrer linken Hüfte getragen und ich unterstützte sie unter ihrer linken Schulter. In dieser Haltung hörte ihre Bewegung auf. Mein Rücken zerbrach fast, aber sie blieb in dieser Position für mindestens fünf Minuten (mir schien es für Stunden), bis ihr CranioSacraler Rhythmus wieder einsetzte. Als der Rhythmus begann, lächelte sie, setzte sich aufrecht auf den Tisch und erzählte mir, sie hätte gerade festgestellt, daß ihr Schulterproblem auf einen Skiunfall zurückzuführen sei, den sie im Alter von 19 Jahren erlitten hatte.

Sie kehrte nach New York zurück, und diese einzige Sitzung linderte ihre Schmerzen für ungefähr drei Monate. Dann rief sie mich an und meinte, ihre Schulter täte nicht richtig weh, aber würde sich „komisch“ anfühlen und steif werden. Sie kam für zwei Sitzungen wieder in meine Praxis nach Michigan, eine fand am Freitag statt, die andere am darauffolgenden Montag. Während der Behandlung am Freitag hielt ich nur einfach ihren Arm und ihren Kopf für eine Weile, und es passierte sehr wenig in der sitzenden Haltung. Ich bat sie, sich auf den Rücken zu legen und auf dem Tisch auszustrecken. Ich hielt wieder ihren Arm und ihren Kopf. Sie bewegte sich ein bißchen, ihr CranioSacraler Rhythmus stoppte, ihre Schulter wurde unter meiner Hand warm und sie wurde plötzlich verärgert. Ich fragte sie, ob sie wüßte, warum sie so aufgebracht sei. Nach ein bis zwei Minuten sagte sie, sie sei beim Skilaufen deswegen hingefallen, weil ein anderer Skiläufer ihr den Weg abgeschnitten hätte. In einer Reflexhandlung sei sie ausgewichen, um sich selbst zu schützen, und dabei hingefallen und habe sich die Schulter verletzt. Sie sei böse auf den Skiläufer, der ihr den Weg abgeschnitten hätte. Nachdem sie mir dies gesagt hatte, setzte der CranioSacrale Rhythmus aber immer noch nicht wieder ein. Ich fragte sie vorsichtig, ob das alles sei, worüber sie sich ärgere. Sie wartete einige Minuten, fühlte erneut Wut in sich aufsteigen und meinte, was sie wirklich wütend mache, sei, daß der Skiläufer nicht einmal angehalten und nachgesehen habe, ob sie in Ordnung sei oder ob sie Hilfe bräuchte. Nachdem sie diese Wut herausgelassen hatte, meinte sie, sie fühle sich erleichtert und richtig gut. Am Montag ging es ihr noch immer gut. Ich behandelte sie mit routinemäßigen osteopathischen und CranioSacralen Techniken.

Seitdem hat sie mich ungefähr alle sechs Monate aufgesucht, einfach weil sie die Behandlungsmethoden mag. Sie hat ihren anderen Problemen freien Lauf lassen können. Seit der Freisetzung ihrer Wut über den Skiläufer hat sie keine Beschwerden mehr an der Schulter gehabt. Sie ist der Meinung, daß sie durch die Behandlung ihre Frustationen in ihrem Beruf als Sozialarbeiterin in New York besser ertragen kann. (Ich bin sicher, da gibt es eine Menge von Frustation.)

3. Fall

Sehr bald nach der Patientin mit der Gebärmutteroperation und zwischen der ersten und der zweiten Behandlung der Patientin mit den Schulterproblemen ereignete sich ein anderer Fall, bei dem der Hergang einer Operation erinnert wurde. (Ich nehme an, das passierte deswegen, um mich besonders auf die Bedeutung der Zusammenhänge hinzuweisen, in die ich eingeweiht wurde.) Bei diesem Fall handelte es sich um eine Frau um Mitte Zwanzig, die unter starken, sie beeinträchtigenden Kopfschmerzen in Stirn und Hinterkopf litt. Die CranioSacrale Untersuchung ergab übermäßige membranöse Spannungen zwischen der Nasenwurzel (Glabella des Stirnbeines) und der Mittellinie am Hinterhauptbein an der äußeren Protuberanz. Ich wandte einige routinemäßige CranioSacrale Techniken an, um die verschiedenen Teile des Schädeldaches und der Schädelbasis zu lockern. Dann wandte ich die V-Spreiz Technik, von der Protuberanz des Hinterhauptbeines bis zur Nasenwurzel, an. Während sich die V-Spreiz-Energie aufbaute, hörte der CranioSacrale Rhythmus plötzlich auf. Große Wärme strömte von der Nasenwurzel (Glabella) und der Mittelliniensutur zwischen den Nasenbeinen aus. Die Patientin zeigte eine große Verärgerung. Diese Verärgerung ließ nach, als die Ausstrahlung der Wärme geringer wurde und die V-Spreiz Technik ihre volle Wirkung zu zeigen schien. Der CranioSacrale Rhythmus setzte wieder ein.

Ich fragte die Patientin, ob sie wüßte, warum sie so verärgert gewesen sei. Sie sagte, daß sie das nur mühsam akzeptieren könne, doch was ihr in den Sinn gekommen sei, sei der Chirurg, der ihr vor einigen Jahren die Nasenscheidewand operiert hätte. Als sie nun den chirurgischen Eingriff wieder durchlebte, schien der Chirurg verärgert zu sein. Sie hätte ihn um eine Vollnarkose für die Operation gebeten. Er hätte das nicht für nötig erachtet, aber sich gegen seine bessere Einsicht zur Vollnarkose bereit erklärt.

In diesem Fall hatte das Nichtbewußte wiederum eine Begebenheit registriert, bei der die Patientin angeblich in Narkose war. Doch dieser Fall stellt weitere, sehr aufregende Fragen. Finden die Emotionen des Operateurs Eingang in eine Energiezyste, die in einem Patienten während einer Operation gebildet wird? Müssen wir außerdem den chirurgischen Eingriff als ein traumatisches Erlebnis betrachten, das eine Energiezyste entstehen lassen kann? Wenn ja, begünstigt der Zustand des Patienten unter Narkose die Entstehung und Retention von Energiezysten? Die Auswirkungen dieser Fragen sind immens.

1.8 Die SomatoEmotionale Entspannung

Die Erfahrungen mit den autistischen Kindern, mit Dr. Karni und mit den drei soeben beschriebenen Patienten fanden in ein und demselben Zeitraum statt. Es war, als wären diese Erfahrungen absichtlich inszeniert, um mir etwas mitzuteilen. Die nicht zu umgehende Erkenntnis war, daß die Auflösung von Energiezysten zu einer Entspannung des gesamten Körpers und zu einer Verbesserung der Körper-Geist-Funktion führt. Es wurde auch nahe gelegt, daß wir die vergangene Verletzung nicht zu kennen bräuchten. Es würde ausreichen, unsere Hände sachte und einfühlsam auf den Patienten zu legen, zu erfühlen, was der Körper will, und sich auf die Bewegung einzulassen und ihr zu folgen, die Wirkung der Schwerkraft außer Kraft zu setzen, die Bewegung nicht zu führen, auch wenn wir zu wissen glaubten, wohin sie führte, einige Frage zu stellen und verbal Unterstützung zu geben in kritischen Augenblicken – und der Körper würde dann nicht nur die Energiezyste freisetzen und sich entspannen, sondern auch den aufgestauten Emotionen freien Lauf lassen, die zum Unwohlsein des Patienten mit beigetragen haben. Mit unseren Händen hatten wir aufgestaute Emotionen auf somatischem Wege freigesetzt. Autistische Kinder hatten ihre Fähigkeit verbessert, zu lieben und sozialen Kontakt aufzunehmen, zornige Menschen waren freundlicher geworden, Schmerzen hatten nachgelassen und der CranioSacrale Rhythmus hörte zu einem bestimmten Zeitpunkt abrupt auf, um uns zu signalisieren, daß wir auf dem richtigen Weg waren. Wer in aller Welt würde uns dies glauben?

Aber es funktionierte, und die Ergebnisse waren offensichtlich. Die Menschen hatten sich verändert, das Körpergewebe hatte sich geändert, und die Funktionen waren besser geworden. (Schließlich stellte ich auch fest, daß sich die Kirlian-Aufnahmen von Fingerspitzen veränderten.)[8] Vergessene, weggedrückte Ereignisse gelangten wieder in das Bewußtsein wie die Begebenheiten im Operationssaal, als die Patientin in Vollnarkose schlief. Ich wußte nicht, auf was ich mich da einließ, und es machte mir Angst. Aber ich war süchtig. Ich war so gefesselt, ich konnte nicht aufhören und ich wollte auch nicht aufhören.

Wir brauchten einen Namen, der dieses System klar unterscheiden würde von der psychosomatischen Medizin. Es war etwas deutlich anderes als psychosomatische Medizin, obwohl es zu tun hatte mit der Schnittstelle zwischen Körper und Geist. Es betraf das Zusammenwirken des Körpers mit dem Geist und nicht des Geistes mit dem Körper wie in dem psychosomatischen Konzept. Der Name „SomatoEmotionale Entspannung" wurde geprägt.

---

[8] In dieser Zeit, als sich alles so schnell entwickelte, begann ich Schwarzweiß-Aufnahmen zu machen, um festzuhalten, was geschah. Ich machte Kirlian-Aufnahmen vor und nach jeder Phase der Behandlung meiner Privatpatienten (CranioSacrale Therapie, SomatoEmotionale Entspannung, manchmal Akupunktur). Ich photographierte die Fingerspitzen der rechten Hand der Patienten und meine rechten Fingerspitzen. Die Energie, die sowohl von den Fingerspitzen der Patienten als auch von meinen Fingerspitzen ausging, war nach jeder Behandlung deutlich verändert.

Ich nahm meinen ganzen Mut zusammen und hielt meinen ersten Kurs über SomatoEmotionale Entspannung in Chicago im Jahre 1980. Die Nachrichten von gestern sind heute überholt. Aber es gibt Zeiten, in denen man anhalten muß, um Zeugnis abzulegen. Dies soll im folgenden geschehen.

2 Energiezysten und die SomatoEmotionale Entspannung

2.1 Energiezysten

Die ständig wiederkehrende Frage zu den Energiezysten lautet, ob sie durch etwas anderes als durch von außen induzierte Energie ausgelöst werden können. Mit anderen Worten, können Emotionen, seelische Konflikte, Parasiten, Bakterien, Viren, Toxine, schlechte Ernährung oder genetische Umstände eine Energiezyste hervorrufen? Die Antwort ist nicht ganz eindeutig. Das Konzept der Energiezyste basiert auf den vielen Beobachtungen, die Dr. Karni und ich über die Wirkung von außen gesetzter Traumen gemacht haben. Es war die „Injektion" von traumatischer Energie in den Körper hinein, die zu der Energiezyste führte, so wie wir sie kennengelernt haben. Ich habe die Energiezyste im vorangegangenen Kapitel beschrieben. Hier muß die Feststellung ausreichen, daß sie ein lokal begrenztes Gebiet erhöhter Entropie ist, die im Körper zurückgehalten wird. Diese erhöhte Entropie ist unorganisierte und störende Energie, mit der der Körper auf die für ihn bestmögliche Weise umgeht.

Ich möchte nicht so verstanden werden, daß ein lokal begrenzter Bereich mit erhöhter Entropie allein durch ein von außen gesetztes körperliches Trauma hervorgerufen wird. Vielmehr war die Auswahl der Patienten, durch die wir das Konzept der Energiezyste entwickelten, so gestaltet, daß sie unter den Überresten von körperlichen Traumen litten.

Wahrscheinlich ist es überholt, die Energiezyste als ausschließlich durch von außerhalb des Körpers gesetzte Traumen hervorgerufen zu definieren. Ich bin heute sicher, daß lokal begrenzte, erhöhte Entropie oder Energiezysten von einer Reihe von Dingen verursacht werden können. Es wäre richtiger, von emotional induzierten Energiezysten, von toxisch induzierten Energiezysten, von karma-induzierten Energiezysten, von virus-induzierten Energiezysten, von traumatisch induzierten Energiezysten und so weiter zu sprechen. Wir müssen den Ursprung oder die Ursache einer Energiezyste so gut wir können spezifizieren. Traumatisch induzierte Energiezysten werden wahrscheinlich am besten dadurch entspannt, daß die richtige therapeutische Körperposition herausgefunden und gehalten wird. Andere Arten von Energiezysten können entspannt werden durch Lenkung der Energie, durch Intention, durch SomatoEmotionale Entspannung usw.

Energiezysten können auf unterschiedliche Weise entdeckt werden. Manchmal ist es nur nötig, den Patienten zu beobachten, wenn er zeigt, wo es ihm weh tut. Aber verlassen Sie sich nicht auf diese Methode. Der Patient könnte an Schmerzen leiden, die von woanders ausgestrahlt werden, oder an sekundären gelenkigen Fehlfunktionen. Eine Energiezyste könnte den Energiestrom irgendwo entlang eines Akupunkturmeridians behindern. Der Schmerz würde dann in dem betreffenden Organ auftreten oder irgendwo im Verlauf des Meridians. Sie können sich nicht einfach auf den Schmerz verlassen, um die Lage einer Energiezyste zu finden.

Die Bogentechnik ist wahrscheinlich am besten geeignet, Energiezysten zu lokalisieren. Sie ist ein weiteres Konzept, das während der Forschungsarbeit mit Dr. Karni entwickelt wurde, als wir herauszufinden versuchten, was ich tat, wenn ich Patienten untersuchte, evaluierte und behandelte. Ich wandte intuitiv die Bogentechnik an. Dr. Karni zwang mich, das, was ich tat, so zu beschreiben, daß es für ihn physikalisch Sinn machte.

Nach langen Beobachtungen und Diskussionen einigten wir uns darauf, daß ich mit meinen Händen die Energien wahrnehmen würde, die offenbar von einer „aktiven Läsion", die in Wirklichkeit eine Energiezyste ist, ausgehen. Für diesen Sachverhalt benutzten wir das Wort „Bogentechnik", weil es am besten beschreibt, was der Therapeut durch seine Hände fühlt, wenn er sich auf die Energie einer Energiezyste oder einer anderen aktiven Läsion einstellt.

Es ist, als wäre die Energiezyste im Mittelpunkt einer unendlichen Zahl von konzentrischen Kugeln, die rotierend vibrieren. Jeder beliebige Punkt auf der Oberfläche einer jeden Kugel beschreibt einen kleinen Bogen, als ob er das freie Ende eines hin- und herschwingenden Pendels (des Radius in der Kugel) wäre, dessen zentrale Befestigung im Mittelpunkt der Kugel liegt. Das Schwingen des Pendels ist unabhängig von der Schwerkraft. Der Therapeut verwendet bei der Bogentechnik beide Hände. Jede Hand nimmt einen etwas anderen Bogen wahr, da der Abstand zur Energiezyste für jede Hand anders ist. (Manchmal ist der zentrale Fokus von jeder Hand gleich weit entfernt. Dies kann zu Verwirrung führen. Bewegen Sie einfach ihre Hände ein wenig in eine andere Position, um diese Verwirrung zu beenden.) Entscheidend ist, von jeder Hand her zu projizieren, wo die gemeinsame zentrale Befestigung der beiden Pendel sich befindet oder wo sich die projizierten Radien der beiden Bögen treffen. Diese Kugeln können auf dem Körper oder in einiger Entfernung vom Körper erfühlt werden. Die Zahl der Kugeln ist unendlich. Daher spielt es keine Rolle, wie weit entfernt Ihre Hände von der Energiezyste sind. Sie werden immer die Aktivität der energetischen Bögen spüren.

Lassen Sie uns einen Augenblick zweidimensional denken: Die von der Energiezyste ausgehenden Energiewellen können verglichen werden mit den konzentrischen Wellenkreisen, die entstehen, wenn ein Stein in die glatte, ruhige Oberfläche eines Teiches geworfen wird. Die ruhige Bewegung der glatten Wasseroberfläche ist mit dem CranioSacralen Rhythmus vergleichbar; die Wellenkreise, die durch den Stein entstehen, der die glatte Oberfläche unterbricht, sind das Phänomen, das wir energetische Bögen nennen.

Die rotierende, rhythmische Vibrationsgeschwindigkeit ist meiner Erfahrung nach immer schneller als der CranioSacrale Rhythmus. Sie ist immer langsamer als der Herzschlag und steht nicht in Zusammenhang mit der Atmung des Patienten.

Die Bogentechnik zum Auffinden und Lokalisieren von Energiezysten hat sich nicht we-

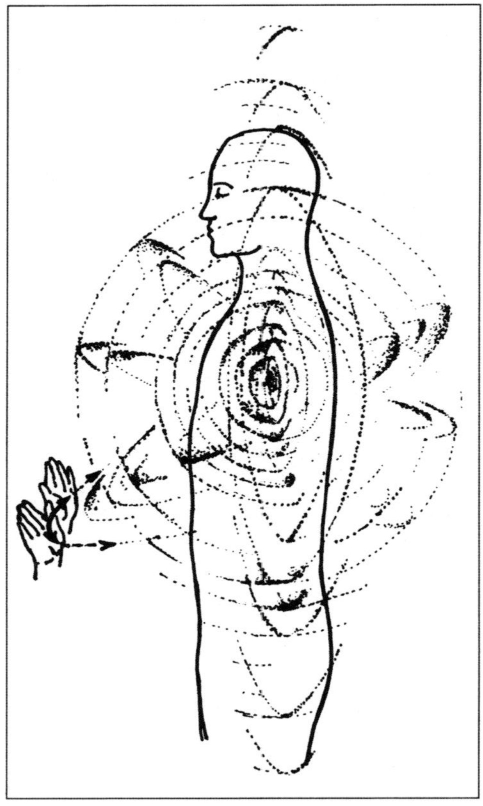

Abb. II-1: Die Hände spüren die rotierend vibrierende Energie, die von einer Energiezyste in der Mitte des Thorax ausgeht. Die Bogentechnik kann direkt auf dem Körper oder vom Körper entfernt angewandt werden. Siehe Text.

sentlich geändert, seitdem Dr. Karni und ich dieses Modell 1976 entwickelt haben. Sie können Ihre Hände irgendwo auf den Körper eines Patienten legen und mit der Bogentechnik das Vorhandensein einer Energiezyste irgendwo im Körper wahrnehmen, vorausgesetzt, Ihre Wahrnehmung von der Wirkung der Energiezyste wird nicht gedämpft durch einen zu großen Abstand oder durch eine zu große Dichte des Mediums, durch das die Energie dringen muß.

Wenn Sie Ihre Hände in verschiedenen Positionen auf den Körper legen und wieder wegnehmen, können Sie die Energiezyste immer weiter einkreisen, indem Sie Positionen der Hände herausfinden, in denen die Bögen und die Radien immer kleiner werden. Wenn Sie direkt über dem zentralen Mittelpunkt aller von Ihnen wahrgenommenen Kreise sind, haben Sie das Gefühl genau über einem Windrädchen zu sein, das sich für kurze Zeit in eine Richtung und dann in die entgegengesetzte dreht. Die Vibrationsgeschwindigkeit variiert von einer Energiezyste zur anderen, dabei ist der Herzrhythmus das eine Extrem und der CranioSacrale Rhythmus das andere.[1]

Wie Sie inzwischen wissen, kann man auch die Technik des faszialen Gleitens und die Symmetrie/Asymmetrie des CranioSacralen Rhythmus benutzen, um Energiezysten zu lokalisieren.[2] Aber mit diesen Methoden werden auch andere Ursachen faszialer Restriktionen aufgefunden. Die Restriktion in der Bewegung könnte auf Adhäsionen zurückzuführen sein, die von früheren aktiven Problemen zurückgeblieben sind, oder auf ein muskuläres Ungleichgewicht, oder auch nur auf einen Schlüssel oder ein Portemonnaie in der Hosentasche. Schließen Sie eine Überinterpretation aus. Die Bogentechnik ist wahrscheinlich am besten geeignet, aktive Läsionen, einschließlich Energiezysten, ausfindig zu machen.

Das Abtasten eines blockierten Akupunkturmeridians kann auch zur Entdeckung einer Energiezyste führen, die diese Blockade verursacht. Ein blockierter Meridian kann aber auch der Restzustand eines früheren Problems sein, das nicht mehr aktiv ist. Wenn Sie einen leeren oder einen sehr vollen Meridian fühlen, ist es sinnvoll, diesen Meridian seinen Verlauf entlang abzutasten, um festzustellen, ob eine Energiezyste besteht. Wenn Sie eine Energiezyste entdecken, werden Sie die Aktivität der energetischen Bögen spüren, sobald Sie sich der Energiezyste nähern. Außerdem können Sie übermäßige Wärme fühlen oder andere qualitative Empfindungen wahrnehmen, die auf den Fokus einer erhöhten Energie hindeuten.

Wenn Sie die Technik der chinesischen Pulsdiagnostik beherrschen, bringt es Spaß, ein Problem in einem Meridian zuerst durch den Puls ausfindig zu machen. Tasten Sie dann den Meridian in seiner gesamten Länge (so weit wie möglich) ab auf der Suche nach einer Blockade durch eine Energiezyste. Wenn Sie sie gefunden haben, korrigieren Sie sie und kontrollieren Sie dabei den Puls. Sobald die Energiezyste gelöst ist, wird der chinesische Puls wieder normal werden. Wenn es physikalisch unmöglich ist, den Puls während der Entspannung der Energiezyste zu überwachen, ist die zweitbeste Möglichkeit,

[1] Siehe „CranioSacral Therapy", S. 244-245 und 249-250 oder „Lehrbuch der CranioSacralen Therapie", S. 289-291 und 295-297. Für eine ausführliche Beschreibung des Konzeptes der energetischen Bögen und der Bogentechnik siehe „CranioSacral Therapy II, Beyond the Dura", S. 216. (Die Evaluation mit der Bogentechnik kann man am besten lernen in den praktischen Übungen der Fortbildungskurse für CranioSacrale Therapie, Stufe, II.)

[2] Für alle weiteren Methoden zur Evaluation des Körpers in der CranioSacralen Therapie siehe Kapitel XIV in „CranioSacral Therapy" oder „Lehrbuch der CranioSacralen Therapie" und Kapitel IV in „CranioSacral Therapie II, Beyond the Dura". Diese Techniken werden gelehrt in den Kursen für CranioSacrale Therapie, Stufe II.

den Puls nach der Entspannung der Energiezyste zu prüfen. Sie erleben dann den Prozeß nicht mit, aber Sie werden wenigstens die Wirkung fühlen, die Ihre Behandlung auf ein anderes Körpersystem gehabt hat.

Seit unserer ursprünglichen Arbeit habe ich klinisch immer wieder beobachten können, daß Energiezysten Fehlfunktionen in Form von Schmerzen verursachen, aber auch zur Bildung von sensibilisierten Segmenten führen können.[3] Auf diese Weise können sie tatsächlich zu späteren spezifischen viszeralen Krankheiten führen. Die Anzahl der Probleme in den inneren Organen, die durch eine Energiezyste entweder direkt oder indirekt durch ihre Beihilfe zur Entstehung von sensibilisierten Segmenten hervorgerufen wird, ist endlos.

Energiezysten können negative Emotionen zurückhalten und scheinen manchmal die gesamte Persönlichkeit zu beeinträchtigen. Ich kenne viele Beispiele, in denen die von der Energiezyste zurückgehaltene Wut, die gesamte Persönlichkeit eines Menschen in eine Art wütender Stimmung versetzt hat. Dies trifft auch auf die Gefühle von Angst und Schuld zu.

Ich habe auch Energiezysten an wichtigen Stellen gesehen, wo sie zu Fehlfunktionen eines Energiezentrums oder Chakra geführt haben. Ich kenne Patienten, die sich jahrelang mit einem Energiezentrum befaßt haben, und kaum war es korrigiert, nahm es seine Fehlfunktion wieder auf. Patienten können sich selbst die Schuld geben und einen seelischen Defekt dafür verantwortlich machen, daß ihre Chakren nicht durchgehend gut arbeiten.[4] Gewöhnlich ist die Selbstbezichtigung ungerechtfertigt und das Problem kann korrigiert werden durch die Entspannung einer Energiezyste.

Dr. Karni und ich haben ursprünglich die Hypothese vertreten - und ich halte daran fest -, daß das Vorhandensein einer Energiezyste den normalen Fluß der Mikroströme und Energien innerhalb des faszialen Systems stört. Wir hatten die Absicht, dieses Konzept weiter zu verfolgen. Dr. Karni hatte bereits einen besonders abgeschirmten Raum im *Massachusetts Institute of Technology* über einen Freund von sich reservieren lassen. Dort wollten wir versuchen, die Muster der Mikroströme in dem menschlichen Körper zu messen oder wenigstens mit Instrumenten darzustellen, indem wir Karten der von diesen Strömen erzeugten elektrischen Felder anlegten. Dr. Karni, der für drei Jahre als *Visiting Professor* an der *Michigan State University* tätig war, wurde leider nach Israel zurückgerufen. Eine Verlängerung seines Aufenthalts wurde ihm nicht gewährt. Die Forschungsarbeiten wurden dadurch abgebrochen und wir konnten unsere Untersuchungen nicht zu Ende führen. Wir haben einige Versuche, die magnetischen Felder zu messen und darzustellen, an der *Oakland University* in Pontiac, Michigan unternommen. Doch der abgeschirmte Raum dort hatte nicht die erforderliche Qualität.

Bisher habe ich keine bessere Technik für die Behandlung einer Energiezyste gefunden, als dem Körper in die von ihm für die Entspannung bevorzugte Position zu folgen. Der Körper eines Patienten scheint immer am besten zu wissen, was er tun soll. Ein Problem oder Hindernis in der Behandlung kann darin bestehen, daß ein Teil des Patienten den Status quo aufrechterhalten möchte. Als Therapeut müssen wir den Teil des Patienten identifizieren, der von der Energiezyste befreit werden möchte, und ihn unterstützen, ohne bei dem anderen Teil, der den Status

[3] Siehe Anhang A, Sensibilisierte Segmente, S. 226.

[4] Für eine Beschreibung der Chakren und ihre Behandlung siehe „CranioSacral Therapy II, Beyond the Dura", S. 229-230, und Anhang B, Die Chakren, S. 228-229.

quo erhalten möchte, Anstoß zu erregen. Beide Teile versuchen auf ihre Weise für den Patienten das Beste zu tun.

Dieser Konflikt mit einer Energiezyste macht sich bei einem Patienten gewöhnlich bemerkbar durch schnelle, wiederholte Körperbewegungen, die an den Rand der therapeutischen Position heran und dann schnell über sie hinaus führen. Wenn diese schnellen Bewegungen auftreten, sollten Sie ihnen für einige Zyklen folgen, damit Sie mit dem Bewegungsmuster vertraut werden. Verlangsamen Sie dann die Bewegungen, behindern Sie sie ein wenig, aber unterbrechen Sie die Bewegungen nicht. Lassen Sie den betreffenden Körperteil arbeiten und ihre Hände sich mit ihm bewegen. Wenn Sie an den Rand der therapeutischen Position gelangen, hört der CranioSacrale Rhythmus plötzlich auf. Wenn diese plötzliche Unterbrechung stattfindet, lassen Sie den betreffenden Körperteil sich nicht darüber hinaus bewegen. Halten Sie ihn dort und es wird sich anfühlen, als raste er ein. Jetzt haben Sie die therapeutische Position erreicht.

In meiner Vorstellung sind diese schnellen, sich wiederholenden Bewegungen ein Ausdruck für die Debatte zwischen den beiden Teilen im Inneren des Patienten. Der eine Teil sagt: „Laß uns diese lästige Energiezyste endlich los werden.“ Der andere Teil sagt: „Laß uns in Ruhe, warum daran rühren?“ Sie als Therapeut verbünden sich mit dem ersten Teil und sagen: „Wenn du diese lästige Energiezyste loswerden willst, so helfe ich dir dabei jetzt sofort.“

Mir kommt noch ein anderes Bild in den Sinn. Wenn man das Gefühl hat, beinahe die therapeutische Position erreicht zu haben, aber sie noch nicht ganz erreicht hat, scheint das Nichtbewußtsein des Patienten das Engagement und die Fähigkeiten des Therapeuten zu testen. Dies geschieht, um festzustellen, ob Sie genügend Geduld und Engagement besitzen, die wilde Jagd zum Zentrum des Problems durchzustehen und dort zu verharren, und ob Sie wissen, wie Sie mit dem Problem und seinen Spätfolgen umzugehen haben, nachdem Sie die Energiezyste aufgestöbert haben und ihre Entspannung beginnt. Kurz gesagt, das Nichtbewußtsein des Patienten testet Ihre Absichten.

2.2 Die SomatoEmotionale Entspannung

Es ist äußerst schwierig, die SomatoEmotionale Entspannung an einem x-beliebigen Tag zu beschreiben. Mit jedem Tag, an dem ich mich mit diesem Phänomen beschäftige, ändert es sich. Was ich gestern geschrieben habe, ist heute schon überholt. Bei jeder SomatoEmotionalen Entspannung lerne ich wieder etwas Neues. Es gibt jedoch zwei Analogien oder Modelle für den Prozeß der SomatoEmotionalen Entspannung, die sich in meiner Vorstellung festgesetzt haben. Ich möchte Sie an diesen Modellen teilhaben lassen in der Hoffnung, daß Sie dadurch Ihr eigenes Verständnis für die SomatoEmotionale Entspannung besser entwickeln werden und wachsen lassen können.

2.3 Das Modell des Baumes

In dem ersten dieser beiden Modelle sehe ich den Prozeß der Entspannung einer Energiezyste als den Stamm eines Baumes, dessen Wurzeln das CranioSacrale System sind. Die Wurzeln sind fest verhaftet in der Erde, so wie das CranioSacrale System fest verwurzelt ist in den Strukturen und Funktionen der Knochen des Schädels, des Kreuzbeines und des Steißbeines, der Suturen, des Membransystems der Hirnhäute, insbesondere der Dura mater, des Kammersystems des Gehirns, des Plexus choroideus, der Arachnoidea und der venösen Sinus (Hirnblutleiter), des Systems der Cerebrospinalen Flüssigkeit, sowie den Mechanismen des halbgeschlossenen, hydraulischen Druckmodells. Als Informationen liefernde Knotenpunkte in diesem System können wir die Techniken ansehen, die zur diagnostischen ganzheitlichen Bewertung des Körpers verwendet werden und zur Diagnose und Behandlung der sensibilisierten Segmente.

Die Wurzeln des CranioSacralen Systems kommen zusammen und bilden den Baumstamm, die SomatoEmotionale Entspannung. Dieser Stamm ist wie ein zweigleisiges Leitungssystem: er leitet Wasser und Nährstoffe von den Wurzeln zu den Zweigen und Blättern und Energie (wie z.B. den Zucker in der Photosynthese) von den Blättern in das Wurzelsystem. Die Hauptzweige, die von dem Stamm der SomatoEmotionalen Entspannung abzweigen, sind therapeutische Bilder, das therapeutische Gespräch, die Integration von Geist und Körper und von Körper und Geist, Selbsterkenntnis, Selbstklärung, Channeling, geistiges Wachstum, außerkörperliche Erlebnisse, Erlebnisse aus früheren Leben usw.

Energiezysten können in diesem Modell als Bestandteile des Stammes angesehen werden. Wenn sie ihre natürliche Entwicklung nimmt, wird die Entspannung einer Energiezyste und mit ihr der gesamte Patient/Therapeut-Komplex früher oder später zu den höchsten Zweigen des Baumes führen. Das Produkt dieser höchsten Zweige und ihrer Blätter wird über den Stamm des Baumes, die SomatoEmotionale Entspannung, zurückgeleitet in das Wurzelsystem der CranioSacralen Therapie.

In diesem Modell ist die Rückkoppelung zwischen dem Wurzelsystem, der CranioSacralen Therapie, dem Stamm, der SomatoEmotionalen Entspannung, und den Zweigen und Blättern eindeutig und unwiderlegbar. (Eine lange Liste der Zweige, zu denen der Stamm der SomatoEmotionalen Entspannung führt, ist in Abbildung II-2 zu finden.) Ohne das Wurzelsystem der CranioSacralen Therapie würde der Stamm der SomatoEmotionalen Entspannung nicht existieren. Es ist der Stamm, die SomatoEmotionale Entspannung, der uns zu den besten Weisen der Heilung und Sensibilisierung geleitet hat, die wir als Zweige unterschiedlicher Größe und Gestalt sehen.

2.4 Das Gehirn als Generator

In der zweiten Analogie (oder dem zweiten Modell), die mir nicht aus dem Kopf geht, ist unser Gehirn der Generator einer Vielzahl von sehr unterschiedlichen, spezifischen Energien, auf die unterschiedliche Teile des Körpers durch Mitschwingen reagieren. Diese mitschwingenden Körperteile umfassen alles, von den Organen bis zu den Ionen. Alle Arten von Gewebe, Flüssigkeiten, Molekülen und dergleichen sind eingeschlossen. Wenn die außerhalb des Gehirns liegenden Körperteile zu reagieren beginnen und mitschwingen, jedes auf seine spezifische, individuelle Art von Energie, schicken sie Rückmeldungen an das Gehirn, um ihm mitzuteilen, daß seine Botschaft angekommen ist und verarbeitet wird.

Diese Botschaften des Gehirns können an die weißen Blutkörperchen gerichtet sein, um sie zu aktivieren, weil bakterielle Fremdlinge in den Körper eingedrungen sind. Es könnte sein, daß das Gehirn die Leber benachrichtigt, die Gallenproduktion zu erhöhen, um ein fettlösliches Toxin zu beseitigen. Oder es könnte eine Nachricht sein, die Blutgefäße um einen Schlangenbiß herum zusammenzuziehen, damit sich das Gift langsamer verteilt.

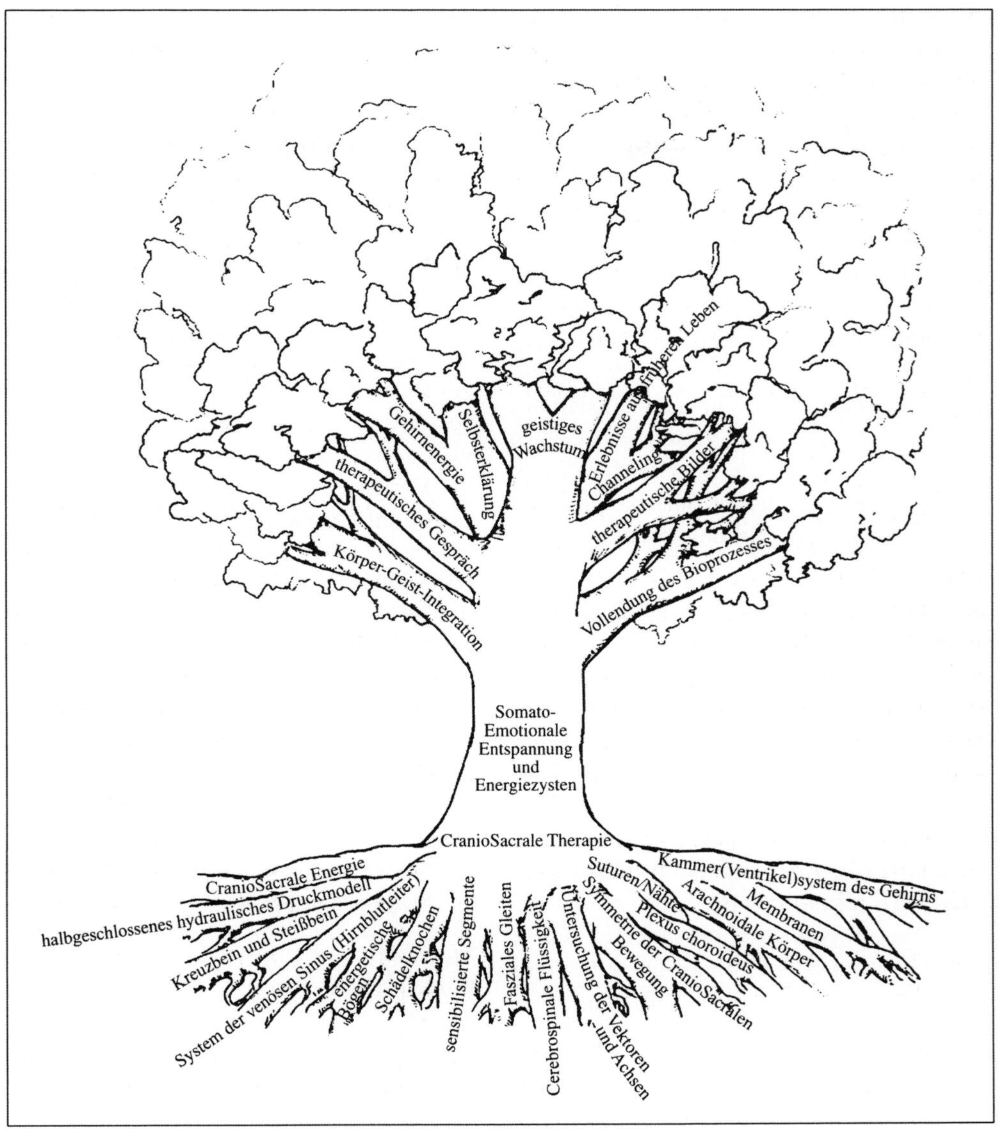

Abb. II-2: Das Modell des Baumes verdeutlicht die wichtige verbindende Funktion der SomatoEmotionalen Entspannung im Hinblick auf die anderen therapeutischen Techniken, die ein CranioSacraler Therapeut anwendet.

Wir wissen, daß Nerven und Hormone Informationen zu Endorganen und von ihnen fort leiten. Aber viele Dinge, die tagtäglich passieren, sind nur schwer mit dem Konzept der Botschaften von ausschließlich Nerven und im Blut befindlichen Stoffen zu erklären. Warum sollte die Vorstellung falsch sein, daß das Gehirn spezifische Energien erzeugen kann und erzeugt, auf die spezifische Körperteile durch spezifisches Mitschwingen reagieren? Dies könnte die Anwendung von heilenden Energien erklären, sowohl von autonomen als auch externen Quellen. Es könnte auch erklären, wie Sie als Therapeut die Selbstheilungsmechanismen eines Patienten/Klienten aktivieren können.

Wenn dieses zutrifft, stellen Sie sich für einen Augenblick den Arbeitsaufwand vor, den die CranioSacrale Therapie bewältigt, um die Funktionsfähigkeit des Gehirns zu fördern und das innere Milieu, in dem das Gehirn arbeitet, zu verbessern. Von diesem Gesichtspunkt aus ist es völlig verständlich, daß die CranioSacrale Therapie dem Patienten/Klienten in seinem Kampf gegen alles Mögliche wesentlich helfen kann, von der Grippe bis zum Krebs, von der Hyperkinese bis zur endogenen Depression. Warum nicht? Die CranioSacrale Therapie belebt und vitalisiert das Gehirn. Diese Belebung versetzt das Gehirn in die Lage, präzisere, spezifisch richtige und kräftige energetische Botschaften in einer besseren und wirkungsvolleren Weise auszusenden.

Die außerhalb des Gehirns befindlichen Bestandteile des Körpers, die diese energetischen Botschaften vom Gehirn empfangen und mit ihnen mitschwingen, können in ihrer Funktion gestört sein - und zwar in sehr geringen bis zu sehr extremen Ausmaßen. Diese Fehlfunktion kann ausgelöst sein durch irgend etwas, das die Bestandteile des Körpers in ihrer Fähigkeit behindert mitzuschwingen, oder den Eingang der Botschaft zu bestätigen. Energiezysten sind mögliche Ursachen dieser Störungen. Sie können überall in diesem Rückkoppelungsprozeß auftreten.

Eine energetische Nachricht auf dem Wege zwischen Gehirn und anderen Bestandteilen des Körpers kann verzerrt oder sogar unkenntlich gemacht werden durch ihr Auftreffen auf eine Energiezyste. Eine Verzerrung der energetischen Botschaft kann dazu führen, daß sie nicht empfangen wird von dem Körperteil, für das sie bestimmt war, oder daß der Körperteil auf eine unkorrekte Nachricht reagiert. Diese Reaktion könnte bedeuten, daß der Körperteil etwas tut, was der Harmonie der Funktion des gesamten Körpers zuwiderläuft. Dies könnte zu selbstzerstörerischen Prozessen beitragen, wie wir sie von der Leukämie und anderen autoimmunen Krankheitsbildern kennen.

Eine Energiezyste kann auch in dem außerhalb des Gehirns befindlichen Körperteil auftreten, das auf die Nachricht des Gehirns reagieren und mitschwingen soll. Hier könnte die Energiezyste dazu führen, daß der Bestandteil des Körpers nicht richtig oder gar nicht reagiert und mitschwingt. Oder sie könnte die Fähigkeit des Körperteils beeinträchtigen, die Nachricht an das Gehirn zurückzugeben, daß die ursprüngliche Botschaft erhalten worden ist. In diesem Fall würde das Gehirn, das nicht wahrnimmt, daß der Körperteil bereits die ursprüngliche Botschaft umsetzt, weiterhin dieselbe Botschaft aussenden. Die mitschwingenden Bestandteile außerhalb des Hirns könnten dann über das gewünschte Maß hinaus reagieren. Dies könnte zu einer Überreaktion führen und zum Verschleiß der betreffenden Organe und ihrer Reaktionsmechanismen. Eine Energiezyste, die die von dem reagierenden Körperteil zurückgesandten energetischen Botschaften stört, verändert oder auslöscht, kann ebenfalls eine Überreaktion verursachen. Und eine Energiezyste im Gehirn selbst kann das gesamte System fehlleiten.

Eine Störung des Systems, wie es in diesem Modell beschrieben ist, kann hervorgerufen werden von einer Energiezyste in Form eines von außen gesetzten Traumas, wie Dr. Karni und ich es uns ursprünglich vorgestellt haben, oder durch vergleichbare, lokal begrenzte Areale erhöhter Entropie (unorganisierter Energie), die wir Energiezysten nennen können und die verursacht werden durch Emotionen, Bakterien, Viren, Toxine, elektromagnetische Verunreinigungen, Strahlung usw. Areale energetischer Unordnung, die durch welchen Mechanismus auch immer entstanden sind, können in der Tat die Empfindlichkeit des fragilen Kreislaufes der energetischen Nachrichten stören, der zwischen dem Gehirn als Generator der Botschaften und dem außerhalb des Gehirns befindlichen Teilen des Körpers als Empfänger besteht.

Die Lösung der Energiezysten und die SomatoEmotionale Entspannung helfen, den Körper und seine direkten Energiefelder von äußeren Energien und Störungen zu befreien, die das System beeinträchtigen können. Die Arbeit mit den energetischen Vektoren und Achsen und die Verbesserung ihrer Ausrichtung und Integration sowie die Arbeit mit den Chakren sind ebenfalls wichtige therapeutische Ansätze in diesem Modell. Ich betrachte dieses Modell als einen weiteren Zweig in dem Modell des Baumes mit der SomatoEmotionalen Entspannung als Stamm.[5, 6]

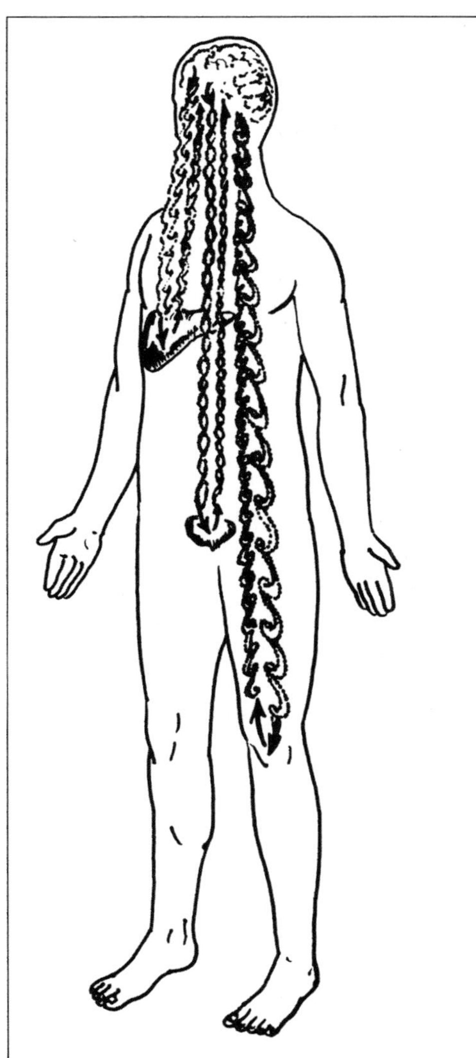

Abb. II-3: Signale werden vom Gehirn an außerhalb des Gehirns liegende Teile des Körpers ausgesandt. Der Empfang der Signale wird von den betreffenden Teilen des Körpers bestätigt. Diese Kommunikation findet mittels Energiewellen statt, zusätzlich zur Kommunikation mittels der Nerven und der molekularen Kommunikation. Siehe Text.

2.5 Wie die SomatoEmotionale Entspannung ausgelöst wird

Je länger ich mich mit der therapeutischen Sensibilisierung beschäftige, desto mehr erkenne ich die Kraft und Bedeutung der Intention oder Absicht. Die Intention ist der Vorsatz, das zu unterstützen, was auch immer die innere Weisheit eines Patienten/Klienten[7] zu diesem Zeitpunkt zu tun gedenkt. Ich bediene mich sehr häufig der Intention. So geht meine erste Absicht dahin, den Patienten wissen zu lassen, daß alles, was immer er auch tun möchte, für mich okay ist. Dies wird ohne Worte durch meine erste Berührung vermittelt. Wir können dabei über viele Dinge reden. Unsere Stimmen sagen eine Sache und unsere Berührung sagt etwas

[5] Nachdem ich dies geschrieben hatte, habe ich das Buch „The Dark Side of the Brain“ von Harry Oldfield und Roger Coghill gelesen, in dem eine ähnliche Theorie beschrieben wird. Es lohnt sich, dieses Buch zu lesen. Es ist erschienen im Verlag Element Books Ltd., Großbritannien.

[6] Der Physiker und Forscher Neil Mohon verglich das hier beschriebene Modell mit dem remote control system, das bei Modellschiffen und auch von der NASA zur Überwachung der Raumfahrt verwandt wird.

[7] Die Konzepte der Intention, Berührung und inneren Weisheit werden ausführlich in Kapitel 5 diskutiert.

völlig anderes. Während die Integration innerhalb des Patienten zwischen der bewußten und der nicht bewußten Wahrnehmung fortschreitet, können wir sehr vorsichtig und mit großem Einfühlungsvermögen damit beginnen, in Worten auszudrücken, was unsere Berührung seit Beginn der Sitzung vermittelt hat.

Praktisch bedeutet dies, daß ich bei meiner ersten Berührung des Patienten/Klienten lautlos zu ihm oder ihr sage: „Wenn Sie die CranioSacrale Therapie machen wollen, werden wir dies tun. Zeigen Sie mir, wo wir beginnen wollen. Wenn Sie ein drückendes Problem mit einer Energiezyste haben, okay. Dann beschäftigen wir uns damit. Zeigen Sie mir, wo Sie mich haben möchten. Wenn Sie die SomatoEmotionale Entspannung möchten, fangen Sie einfach an, ich werde dabei sein. Beginnen Sie und stellen Sie sich vor, was immer Sie möchten. Bitte lassen Sie mich teilhaben an dem, was Sie sich vorstellen. Berichten Sie über die Bilder, die Sie sehen. Vielleicht kann ich Ihnen helfen, besser zu verstehen, was diese Bilder Ihnen zu sagen versuchen. Wir werden miteinander darüber reden, wann immer Sie möchten. Sagen Sie mir nur, wann Sie soweit sind. Was immer Sie auch denken, es ist der beste Weg, zu einer Lösung zu gelangen, und das ist für mich okay. Fangen wir an." - Und so weiter.

Es ist wundervoll, wie der Körper des Patienten dann auf die angebotene Hilfe reagiert. Sie brauchen kein Wort zu sagen, bis der Körper Ihnen sagt, daß Sie reden sollen. Aber ich wiederhole, Geplauder über andere Dinge lenkt die Aufmerksamkeit wundervoll ab und hilft dem Körper die geistigen Abwehrmechanismen zu überwinden.

Seit mindestens drei Jahren habe ich Patienten in eine sitzende oder stehende Position gebracht, um den Prozeß der SomatoEmotionalen Entspannung auszulösen. Ich berühre den Patienten mit stummen Erklärungen über meine Absicht. Sein Körper übermittelt die Botschaft der Berührung an sein Nichtbewußtsein, seine höhere Intelligenz oder sein höheres Ich, wie immer Sie das auch nennen mögen. Wenn sie mit ernsthafter, wohlgemeinter Absicht und ohne Drohung ausgeführt wird, stellt die Berührung ein Band des Vertrauens her zwischen Ihnen und dem Nichtbewußtsein des Patienten (vielleicht auch dem Bewußtsein, aber mir kommt es am Anfang nicht so sehr auf bewußte Wahrnehmung an). Sobald das Vertrauen hergestellt ist und die Absicht verstanden wird, können Sie ein- oder zweimal geprüft werden. Manchmal entwickeln sich wilde Jagden, um zu testen, ob Sie wirklich bereit sind zu folgen. Ein anderes Mal tritt plötzlich eine Konfrontation auf, um zu prüfen, inwieweit Sie sich in diesen Prozeß einbringen, den Sie mit dem Patienten gemeinsam durchmachen wollen. Manchmal erhalten Sie gemischte Botschaften, die Ihre Fähigkeit prüfen, geduldig zu folgen und sich anzupassen, oder die Botschaft, daß dies wirklich einen gewollten Konflikt in dem Patienten darstellt. Ihre Bereitschaft, Ihr eigenes Ich unterzuordnen, kann auf viele Weisen getestet werden. Wenn Sie die Prüfung nicht bestehen, ist jedoch noch nicht alles verloren. Der Prozeß wird nur ein wenig, schlimmstenfalls bis zu seinem Beginn zurückgedreht.

Wenn eine stehende oder sitzende Position für die SomatoEmotionale Entspannung wünschenswert erscheint, werden Sie dies daran spüren, daß diese Information durch Ihre Hände in Ihr Bewußtsein dringt, nachdem das Vertrauen hergestellt ist. Zweifeln Sie nicht an der Botschaft. Wenn der CranioSacrale Rhythmus stoppt und der Patient auf dem Kopf stehen möchte, so unterstützen Sie ihn. Vertrauen Sie dem, was Ihre Hände Ihnen sagen. Wenn Sie sich in Ihrem Geist eine bestimmte Endposition vorstellen, so ist diese wahrscheinlich richtig. Aber warten Sie ab, bis der Körper des Patienten Sie dorthin bringt. Denken Sie daran, nichts ist zu ausgefallen, und warten Sie, daß der Körper des Patienten Sie dorthin führt.

Es gibt einige Ausnahmen. Wenn Sie eine Endposition deutlich und ausdauernd vor Augen haben, und der Patient nicht in der Lage zu sein scheint, dorthin zu gelangen, so können Sie ihn dorthin führen. Das Bild, das Sie sehen, ist Ihnen wahrscheinlich von dem Nichtbewußtsein des Patienten mitgeteilt worden. Wenn Sie Ihr persönliches psychologisches Päckchen außen vor gelassen haben, kann die gespürte Botschaft Ihnen gegebenenfalls sagen, daß Sie die Führung übernehmen müssen, um die Hindernisse zu überwinden.

Ein gutes Beispiel für diese Situation, in der ich den Patienten über eine deutliche Blockade in eine ungewöhnliche, die Fähigkeit meines Vertrauens herausfordernde Lage bringen mußte, entstand während eines Kurses für Fortgeschrittene in der CranioSacralen Therapie. Es handelte sich um eine 40 Jahre alte Therapeutin, die denselben Prozeß der SomatoEmotionalen Entspannung immer wieder wiederholt hatte. Ich griff ein, um den Zyklus der Wiederholungen zu unterbrechen. Als diese Herausforderung in ihr System einbrach, erkannte ich, daß die Patientin immer wieder ihren Geburtsvorgang durchleben mußte. Der Zyklus der Wiederholungen war offensichtlich das Symbol für ihre Bewegungen im Raum, bevor sie in das Produkt der Empfängnis in dem Uterus ihrer Mutter eintrat. Irgend etwas hielt sie davon ab, in den Embryo bzw. Fötus einzutreten, als dieser sich bereits in die Gebärmutterschleimhaut eingenistet hatte. Wir halfen ihr, in den Embryo bzw. Fötus einzutreten. Da wurde ihre große Angst vor der Geburt deutlich. Die Art ihrer Geburt war offensichtlich von Frustrationen begleitet. Ich begann klar zu erkennen, daß ich der Gebärmutterhals im Körper ihrer Mutter symbolisieren sollte. Die Patientin konnte nicht dorthin gelangen. Sie war steckengeblieben. Das Bild wurde für mich immer deutlicher, bis ich schließlich auf das Bild reagierte, das vor meinem geistigen Auge stand. Wenn das Bild falsch sein sollte, hätten wir nur Zeit vergeudet und müßten wieder von vorn beginnen. Wenn das Bild richtig sein sollte, könnten wir vielleicht über dieses „Steckengeblieben-Sein“ hinaus gelangen. Ich setzte um, was ich vor meinem geistigen Auge sah.

Mit der Hilfe aller anderen anwesenden Therapeuten legte ich die Patientin auf meine Schulter, während ich selbst auf dem Behandlungstisch stand. Ich formte mit meinen Händen einen Gebärmutterhals. Wir hielten die Patientin kopfüber mit dem Becken auf meiner Schulter und den Beinen und Füßen an der Decke. Ich habe mich wirklich darauf konzentriert, Gebärmutterhals zu sein. Ihr Kopf bewegte sich jetzt durch den Ring, den ich mit den Daumen und Zeigefingern bildete. Als ihr Kopf durch diesen Ring hindurch „geboren“ wurde, mußte ich - als Gebärmutterhals - meine Hände weiter öffnen. Ich bildete den Gebärmutterhals mit meinen Armen. Erst glitt ihre Schulter hindurch, dann kam ihr Arm, dann die andere Schulter und der andere Arm. Ich ließ meine Arme in der Position, die den Gebärmutterhals darstellte. Die vier anderen teilnehmenden Therapeuten unterstützten und hielten ihren Körper von oben und halfen ihm durch den von meinen Armen gebildeten Gebärmutterhals hindurch, bis ihr ganzer Körper geboren war und wir sie in der Luft hängend an den Füßen hielten. Der Vorgang dauerte über 15 Minuten lang. Wir mußten langsam und vorsichtig vorgehen. Es war schwere körperliche Arbeit. Wir wollten das nicht wiederholen müssen, nur weil wir vielleicht ein Detail aus Müdigkeit und Ungeduld übersehen hatten.

Ihre „Führer“ (siehe Kapitel 7) schienen bei uns gewesen zu sein. Wir schienen dem Prozeß korrekt gefolgt zu sein, so wie er sich für uns darstellte. Die Patientin war nach Beendigung der Sitzung völlig verändert. Sie ist heute viel glücklicher und freier. (Sie schickte mir eine Karte zum Muttertag und dankte mir dafür, ein so guter Gebärmutterhals gewesen zu sein.)

In diesem Fall mußte ich entscheiden, wann ich in den blockierten Zyklus der Wiederholungen eingreifen wollte. Ich mußte mich auf meine Intuition verlassen, selbst wenn sie mich in die lächerliche Situation brachte, ein Gebärmutterhals zu sein.

Wenn Sie wiederholt ein Bild oder einen Eindruck vermittelt bekommen, kann ein Zeitpunkt kommen, an dem Sie die Situation ergreifen und auf dieses Bild reagieren müssen, um über das Hindernis hinaus zu gelangen. Stellen Sie sicher, daß Sie sich bewußt sind, daß Sie die Führung übernommen haben. Stellen Sie sicher, daß Sie Ihr eigenes Päckchen außen vor gelassen haben, und daß das, was Sie tun, zu dem Patienten gehört und nicht zu Ihnen oder irgend jemand anderem im Raum. Fahren Sie in Ihrer Richtung fort, aber seien Sie immer für die Erkenntnis offen, daß es sich so anfühlen könnte, als sei die Richtung falsch. Haben Sie keine Angst davor, einem falschen Prozeß bis zu einem sinnvollen Endpunkt zu folgen. Akzeptieren Sie die Vorstellung, daß Sie sich geirrt haben könnten und noch einmal von vorne beginnen müssen. Lassen Sie sich von Ihrem eigenen Ego nicht davon abbringen, Ihren Fehler einzugestehen. Ich glaube, es ist wichtig, daß Sie dem Fehler bis zu einem sanften Endpunkt folgen. Hören Sie nicht plötzlich auf und sagen so unpassende Worte wie: „Mist, das war falsch, wir müssen noch einmal von vorn anfangen.“ Gehen Sie mit dem Patienten sanft um und sagen Sie so etwas wie: „Nun, das war ein Teil. Wir wollen noch einmal anfangen, vielleicht haben wir etwas übersehen.“

2.6 Die SomatoEmotionale Entspannung wird gemeinsam von mehreren Therapeuten ausgelöst

Bis vor wenigen Jahren glaubte ich, ein einzelner kompetenter Therapeut könnte die SomatoEmotionale Entspannung ebenso gut auslösen wie eine Gruppe von Therapeuten, es würde nur ein wenig länger dauern, bis das Ergebnis erreicht ist. Ich gab zu, daß es in einigen wenigen Fällen (wie dem Fall, in dem ich den Gebärmutterhals „darstellen“ mußte) unmöglich sein würde, frühere Erlebnisse wieder durchzuspielen ohne die Muskelkraft assistierender Therapeuten oder ihre besondere Empfänglichkeit für Botschaften und ihre Bereitschaft, diesen Botschaften zu folgen. Ich habe auch die Meinung vertreten, die intensive Vorstellung von Bildern, ihre Visualisierung, würde ausreichen, eine Entspannung herbeizuführen, wenn es physisch unmöglich ist, ein Erlebnis nachzustellen.

Rückblickend glaube ich, daß ich mühsam versucht habe, die SomatoEmotionale Entspannung ausschließlich zu beschränken auf jene einzelnen Therapeuten, die wirklich daran interessiert sind, sie zu lernen und anzuwenden. Ich bin auch immer noch davon überzeugt, daß die SomatoEmotionale Entspannung in den meisten Fällen von einem erfahrenen, sein „Ich“ unterordnenden Therapeuten ohne Assistenz durchgeführt werden kann. Es dauert nur länger und erfordert mehr Geduld und Improvisationsfähigkeit, die sich jedoch weitgehend mit der Zeit und fortschreitender Erfahrung mit der SomatoEmotionalen Entspannung entwickelt.

Trotzdem habe ich in den Kursen für Fortgeschrittene in der CranioSacralen Therapie und in dem *Brain and Spinal Cord Dysfunction Center* festgestellt, daß es Fälle gibt, in denen die tiefe emotionale Entspannung von einem Therapeuten allein nicht so gut erreicht werden kann wie von einer gut zusammenarbeitenden Gruppe von Therapeuten, die zusätzliche Energiequellen darstellen und zusätzlich ihre Hände und ihr Gehirn in die Arbeit einbringen. In der fortgeschrittenen oder erweiterten CranioSacralen Therapie konzentrieren wir uns nun mehr und mehr auf die Entwicklung der besonderen Fähigkeiten eines therapeutischen Assistenten und auf seine Bedeutung.

Als Assistent bilden Sie eine Erweiterung des Therapeuten, der die Sitzung leitet und im Sinne des Nichtbewußten des Patienten durchführt. Sie werden eine zusätzliche Empfangsstation für den leitenden Therapeuten. Sie liefern zusätzliche Wahrnehmungen und Empfindungen an den Therapeuten. Auch Sie „bringen sich ein“ oder „werden eins“ mit dem Patienten, damit Sie dessen Botschaften besser an den leitenden Therapeuten weitergeben können. Manchmal werden Ihnen Erkenntnisse zuteil in ihrem Bewußtsein, die Sie dem leitenden Therapeuten mitteilen, auf die Sie aber nicht selbst reagieren, ohne die Instruktionen des leitenden Therapeuten erhalten zu haben. Dieses Verhältnis zwischen leitendem und assistierendem Therapeuten verbessert die Energie des leitenden Therapeuten sowie seine Wahrnehmungsfähigkeit und seine intuitiven und intellektuellen Fähigkeiten. Der Grad der Verbesserung hängt ab von den Fähigkeiten und der Sensibilität der assistierenden Therapeuten.

Bei einer erfahrenen Gruppe von Therapeuten, die in Harmonie unter der Leitung eines offenen Therapeuten arbeiten, ist die Verschmelzung mit dem Patienten, das Sich-auf-den-Patienten-Einstellen sehr viel besser als bei einem einzelnen Therapeuten. Ich glaube nicht, daß ein einzelner Therapeut eine derartig tiefgehende Arbeit leisten kann, auch nicht über einen längeren Zeitraum hinweg. Und daher muß ich meine ursprüngliche Meinung revidieren. Ich rate Ihnen, an einem Nachmittag oder Abend pro Woche besonders schwierige Patienten in einer Gruppe von Therapeuten zu behandeln.

2.7 Vollendung des biologischen Prozesses

Im Laufe der Zeit und mit zunehmender Erfahrung hat sich ein sehr faszinierendes Konzept herausgebildet. Es scheint, daß wir in dem Verlauf der SomatoEmotionalen Entspannung wiederholt aufgefordert werden, den gynäkologischen Geburtsvorgang sowohl aus der Sicht des Kindes, als auch aus der Sicht der Mutter zu Ende zu bringen. Es passiert ebenfalls sehr häufig, daß der Vorgang der SomatoEmotionalen Entspannung den Übergang des Todes oder einen anderen Übergangsprozeß zu Ende führt.

Vielleicht gebrauche ich den Begriff „zu Ende führen“ falsch. Der Geburtsvorgang und die Übergangsprozesse, die ich meine, sind praktisch zu Ende gebracht worden, aber sie sind in qualitativer Hinsicht zu keinem für den Bioinstinkt zufriedenstellenden Ende gekommen, oder zu keinem zufriedenstellenden Ende für ein morphogenetisches Feld, ein Chromosom, ein Gen, die DNS oder was auch immer. Damit meine ich, daß ein natürlich geplanter oder vorbestimmter Ablauf irgendwie gestört worden ist.

Ich habe dies zuerst deutlich bei Patienten erlebt, die mit einem Kaiserschnitt auf die Welt gekommen sind. Bei diesen Patienten ist eine deutlich erhöhte Anzahl von Fehlfunktionen im CranioSacralen System anzutreffen, die, wenn sie nicht korrigiert werden, ein Leben lang bestehen bleiben.[8] Ich habe diese Befunde auf den plötzlichen Wechsel des

[8] Siehe Anhang I „The Relationship of CranioSacral Examination Findings in Grade School Children with Developmental Problems“ in „CranioSacral Therapy“ oder Anhang I „Zusammenhänge zwischen CranioSakralen Untersuchungsbefunden und Entwicklungsproblemen bei Grundschulkindern“ in „Lehrbuch der CranioSakralen Therapie“.

Fruchtwasserdruckes zurückgeführt, der bei der Inzision in den Uterus auftritt, wenn das Fruchtwasser nicht vorher abgegangen ist (wie es bei den meisten Kaiserschnitt-Geburten der Fall ist). Das Baby erlebt einen sehr schnellen Druckabfall von dem höheren intrauterinen Fruchtwasserdruck zu den niedrigeren extrauterinen Druck. Ich habe erlebt, wie das Fruchtwasser aus der Uterusinzision einige Zentimeter hoch in die Luft gespritzt ist. Das ist mit einem Taucher vergleichbar, der plötzlich und sehr schnell aus großer Tiefe an die Wasseroberfläche kommt. Es ist vorstellbar, daß die zarten Membranen eines so empfindlichen Bestandteils wie des CranioSacralen Systems bei diesem plötzlichen Druckabfall gedehnt oder leicht gezerrt werden. Die Anpassung an den schnellen Druckabfall ist eine große Aufgabe für das Neugeborene, nicht nur für die das halbgeschlossene CranioSacrale System umschließenden Membranen, sondern auch für alle anderen Bestandteile des Systems. Nur weil die Neugeborenen so anpassungsfähig sind, wird nicht mehr Schaden angerichtet.

Dies scheint mir eine gute Erklärung zu sein für die Tatsache, daß in Menschen, die durch Kaiserschnitt entbunden wurden, Fehlfunktionen des CranioSacralen Systems wesentlich häufiger anzutreffen sind als bei anderen Personen, wie in dem oben erwähnten Forschungsbericht beschrieben. Diese Erklärung fand ich 1978, als wir die Daten dafür zusammentrugen. Einige Jahre später wurde mir deutlich, daß mit Kaiserschnitt geborene Babys nicht nur einem plötzlichen Druckabfall ausgesetzt sind, sondern um ihre erste gesamtheitliche Körperbehandlung gebracht werden. Dies wurde mir durch viele Patienten deutlich, die den vaginalen Geburtsprozeß mit Hilfe der SomatoEmotionalen Entspannung immer wieder nacherlebten, und dadurch, wie sie sich durch den Prozeß wühlten. Sie erfuhren Entspannung des Schädeldaches, des Halses, des Brustkorbes, der Kreuzregion und des Beckens. Ursachen für Schmerzen wurden aufgezeigt und verschwanden dann oft. Der Kopf wird durch den Geburtskanal durchgeschoben und die Knochen zusammengepreßt und dann kann der Schädel sich langsam weiten, wenn der Kopf erscheint. In einer normalen Geburt passiert dies alles in einer bestimmten Zeit, wenn der Arzt oder die Hebamme nicht zu sehr drängen, den Vorgang zum Abschluß zu bringen.

(All dies wurde mir sehr deutlich, als ich meine eigene Geburt wieder durchlebte. Ich werde niemals das Gefühl vergessen, als der Doktor mich herausziehen wollte. Er zog, wann immer er den Kopf mit den Fingern zu fassen bekam oder den Mund oder das Kinn. Es war mir klar, daß ich geboren werden sollte, aber ich wollte langsam geboren werden, besonders in bestimmten Phasen des Prozesses, denn ich konnte fühlen, daß sich mein Körper genau anpaßte an den Druck im Geburtskanal, an die Windungen, an die Bewegungen usw. Ich schrie still zu dem wohlmeinenden Doktor: „Bitte laß mich hier, bis es fertig ist. Dann laß mich herausgepreßt werden, so wie es sein soll, nicht herausgezogen, wie Du meinst.“ In meiner Behandlung konnte ich mit der Hilfe meines eigenen Therapeuten den Teil meiner Geburt so modifizieren, daß er meinen eigenen Bedürfnissen und Erwartungen entsprach. Diese Modifizierung hat meinem Körper wirklich geholfen.)

Jedenfalls, ein durch Kaiserschnitt geborenes Kind wird betrogen um seinen Weg durch den Geburtskanal, und diesen Weg sehe ich heute als einen sehr wichtigen Teil der Vorbereitung auf das Leben außerhalb des Uterus an. Ich glaubte nun, die ganze Antwort auf die Frage nach dem Grund für das erhöhte Auftreten von CranioSacralen Dysfunktionen bei durch Kaiserschnitt auf die Welt gekommenen Kindern gefunden zu haben. Doch ich hatte mich wieder einmal getäuscht.

In den Jahren seither ist mir deutlich geworden, daß mit dem Beginn der Schwangerschaft der Ablauf der Geburt sowohl für die Mutter als auch für das Kind programmiert wird. Der Fötus wird die verschiedenen Stadien der Entwicklung durchmachen aufgrund der Richtung des Instinktes, der Gene, der Energiefelder oder irgendwelcher anderen, uns unbekannten Bezugssysteme. Er wird dann aus dem Uterus herausgepreßt durch einen speziell dafür gestalteten Geburtskanal auf einer therapeutischen Reise zur Vorbereitung auf das Leben außerhalb der Gebärmutter. Wenn irgend etwas wie ein Kaiserschnitt oder eine Zangengeburt diesen von der Natur geplanten Prozeß unterbricht oder verzerrt, scheint eine Art zurückgehaltener biologischer Frustation einzutreten, die sich auf unterschiedliche Weise manifestieren kann, meist in Funktionsstörungen oder chronischen Schmerzen. Wenn bei der SomatoEmotionalen Entspannung die Geburt so zu Ende geführt wird, wie es von der Natur vorgesehen war, verschwindet das Gefühl biologischer Frustation oder das Gefühl der Unvollkommenheit des Geburtsprozesses und die allgemeinen Funktionen des Patienten verbessern sich deutlich. Schmerzen verschwinden, der Zwang zu bestimmten Verhaltensweisen hört auf, usw.

Das gleiche gilt für die Mutter. Wenn eine Schwangerschaft beginnt, so ist das, als würde ein programmierter Prozeß in Bewegung gesetzt. Dieser Prozeß ist nur abgeschlossen, wenn eine vaginale Geburt stattfindet und eine Bindung zwischen Mutter und Kind aufgebaut worden ist. Wenn der natürliche Prozeß durch Kaiserschnitt, Vollnarkose, Zangengeburt und/oder mangelhafte Bindung zwischen Mutter und Kind unterbrochen wird, ist der biologische Prozeß unvollständig, welcher durch die Einnistung des befruchteten Eis in Gang gesetzt worden ist. Diese Unvollständigkeit kann sich wiederum auf viele Weisen manifestieren. Eine Art der Manifestation, die für uns deutlich geworden ist, ist das Unvermögen einer neuen Empfängnis. Andere Manifestationen sind endrokrine Probleme, nervöse Beschwerden, Verhaltensstörungen oder Schmerzen. Wenn dieses biologische Programm durch SomatoEmotionale Entspannung zur Vollendung gebracht wird, korrigieren sich viele dieser Fehlfunktionen und Symptome ganz von allein.

So wie die verschiedenen Phasen des Geburtsvorganges von der Natur für Mutter und Kind programmiert werden, so scheint auch der Prozeß des Sterbens programmiert zu sein. Dieses Konzept beruht auf zwei Kategorien von allgemeinen Erfahrungen. Die erste Kategorie betrifft die Vielzahl der Fälle von SomatoEmotionaler Entspannung, die die Erfahrung früherer Leben betreffen und in denen der Patient rückarbeitend seinen Tod erneut zu durchleben scheint, und zwar auf eine für ihn akzeptablere Weise. Ich bin sicher, daß die meisten von Ihnen in Ihrer Arbeit mit der SomatoEmotionalen Entspannung auf Patienten getroffen sind, die ein früheres Leben gelebt und Frustationen mit dem betreffenden Tod erfahren haben. Sie tragen aus diesen Erfahrungen eine Reihe von Symptomen in ihr jetziges Leben mit hinein. Diese Symptome verschwinden spontan, sowie die Frustation, die Wut, das Schuldgefühl oder die Angst aus diesem vergangenen Leben oder Tod gelöst worden sind. Es ist, als sei der Todesverlauf des vergangenen Lebens unvollständig. Früher war ich der Meinung, es sei nur wesentlich, die zerstörerischen Emotionen oder das Gefühl der Frustation zu lösen, mit dem sie gestorben sind. Jetzt aber habe ich eine etwas andere Vorstellung. Die Lösung liegt nicht nur in der Frage der Vergebung, sondern erfordert eine qualitativ richtige Vollendung des Vorgangs des Sterbens. Das Sterben ist programmiert als die qualitativ richtige Vollendung eines Lebens.

Der Tod ist Teil des Lebens und die Natur sagt, er muß richtig zu Ende geführt werden.

Ein Bestandteil des Prozesses der Vollendung besteht wahrscheinlich darin, Revue passieren zu lassen, was wir mit dem Leben angefangen haben, eine Bestandsaufnahme zu machen, diese Bestandsaufnahme auszuwerten und festzustellen, was wir gelernt haben, und den Tod zu akzeptieren als das Ende eines weiteren Kapitels unserer Existenz. Sobald dies geschehen ist, scheint keine Notwendigkeit mehr zu bestehen, das Gefühl des Unvollendeten noch länger mit uns herumzutragen.

In die zweite Kategorie fallen die Erfahrungen mit Menschen hier und jetzt, die vor dem Tode verharren. Sie scheinen sich festgefahren zu haben. Jeder kann sehen, daß die betreffende Person stirbt, aber sie braucht dafür so lange, so viel Widerstand, Schmerzen und Leiden. Sobald sie dann mit ihrem Leben abgeschlossen hat, geht es voran und der Prozeß kann zu seinem richtigen Ende gebracht werden. Ich bin sicher, sollte eine Person sterben, bevor sie dazu bereit ist, so wird diese Person eine biologische Unvollkommenheit in ihr nächstes Leben oder die Ewigkeit mitnehmen. Diese Unvollkommenheit kann sie so lange frustrieren, bis das Leben zum richtigen Abschluß gebracht worden ist durch einen richtigen Ablauf des Todesprozesses.

Ich lernte diese Zusammenhänge zum ersten Mal begreifen, als ich 1963-1964 als Arzt im Praktikum arbeitete. In der Nachtschicht betreute ich einen Patienten, der gerade von einer Bauchoperation kam. Es handelte sich um einen Polen im Alter von Mitte Vierzig. Er hatte Bauchspeicheldrüsenkrebs, der sich im gesamten Unterleib ausgebreitet hatte. Die Operation war nur ein Versuch gewesen. Als die Chirurgen sahen, wie weit fortgeschritten der Krebs bereits war, beschlossen sie, den Bauchschnitt einfach wieder zuzunähen. Sie waren nicht in der Lage, die inneren Blutungen zu stoppen.

Weder der Patient noch seine Familie war darauf vorbereitet, daß er sterben würde. Mir wurde aufgetragen, ihn so lange am Leben zu erhalten wie möglich, seine Frau und seine Familie zu benachrichtigen, die nicht im Krankenhaus waren, und einen Priester für die Sterbesakramente zu holen. Der Patient erhielt Bluttransfusionen in jeden Arm und in jedes Bein.

In persönlicher und physiologischer Hinsicht stellte dieser Patient eine besondere Erfahrung für mich dar. Es war offensichtlich, daß er jeden Augenblick sterben konnte. Während ich ihn beobachtete, fiel sein Blutdruck ab. Er verlor das Bewußtsein. Ich gab im Aramin, ein Kreislaufmittel, und er gelangte wieder zu Bewußtsein. Er lächelte und sagte: „Ich wäre fast gestorben, nicht wahr?" Ich wollte es eigentlich nicht, aber trotzdem sagte ich: „Ja."

Wie konnte ich diesen Mann belügen? Er fragte mich, ob er wieder gesund werden würde. Ich sagte ihm, daß er voller Krebs sei, daß er innere Blutungen hätte. Ich sagte ihm, daß ich nicht wüßte, wie er gesund werden könnte, aber ... daß ich die ganze Nacht bei ihm bleiben würde und daß ich alles tun würde, was er wollte.

Er wollte sich von seiner Frau verabschieden, die zu Hause war, und bat um einen katholischen Priester für die Sterbesakramente. Er wurde wieder bewußtlos, weil sein Blutdruck wieder absackte. Ich gab ihm wieder eine Dosis Aramin. Er kam wieder zu sich, lächelte und sagte, das sei gute Arbeit gewesen. Ich war niemals vorher so gelobt worden.

Ich rief schnell bei ihm zu Hause an. (Das Telefon war nur wenige Meter von seiner Zimmertür entfernt.) Sein Bruder war am Telefon. Ich erklärte ihm, worum es sich handelte. Er sagte, er sei in einer Stunde im Krankenhaus zusammen mit der Ehefrau, die kein Englisch sprach.

Dann rief mich die Schwester zurück ins Krankenzimmer. Der Patient hatte wieder das Bewußtsein verloren und sein Blutdruck war extrem niedrig. Das Aramin hatte zweimal gewirkt, also versuchte ich es ein drittes Mal. Er kam wieder zu sich. Ich werde niemals vergessen, wie er mir in die Augen blickte und sagte: „Diesmal bin ich wirklich fast gestorben.“ Ich sagte ihm, daß seine Frau und sein Bruder unterwegs seien zum Krankenhaus und daß ich nun den Priester holen würde. Ich bat ihn durchzuhalten, bis wir dies alles geregelt hätten. Inzwischen war es 23 Uhr. Es war Winter in Detroit und Schnee lag in der Luft. Ich rief in drei Gemeinden an, bis ich einen Priester fand, der kommen konnte.

Ich kehrte zum Krankenzimmer zurück und er verlor wieder das Bewußtsein. Noch mehr Aramin holte ihn wieder zurück. Der Priester kam vor seiner Frau und seinem Bruder. Der Geistliche erteilte ihm die Absolution, und ich sah die Erleichterung auf dem Gesicht des Patienten. Der Priester ging gerade fort, als seine Frau und sein Bruder eintrafen. Ich gab dem Kranken noch etwas mehr Aramin, damit er mit seiner Frau und seinem Bruder reden konnte und verließ das Zimmer. Wenige Minuten später kam der Bruder heraus und fragte, was er tun könnte, sein Bruder sei wieder bewußtlos. Ich ging in das Zimmer zurück mit der Absicht, ihn diesmal sterben zu lassen.

Seine Frau flehte mich an. Ich gab ihm noch mehr Aramin. Er kam wieder zu sich und sagte: „Danke. Ich brauche noch ein bißchen mehr Zeit, wenn Sie das bewerkstelligen können, damit sich meine Frau besser fühlt.“ Ich kam mir vor wie in einer anderen Dimension und verließ das Zimmer völlig irritiert über meine Bedeutung und die Situation, in der ich mich befand. Die Frau kam kurz danach heraus und schaute mich wieder flehentlich an. Ich ging hinein und gab ihm wieder Aramin. Er kam noch einmal zu sich, aber diesmal sagte er: „Ich kann jetzt gehen, Sie brauchen mich nicht mehr zurückzuholen.“ Ich tat es auch nicht, und 45 Minuten später verließ er uns für immer.

Über dieses Erlebnis habe ich eine ganze Weile nachgedacht. Er wußte, wann er seinen Prozeß zum richtigen Abschluß gebracht hatte. Er war nicht vorgewarnt gewesen, daß dieses seine letzte Nacht in diesem Leben sein würde. Er brauchte einige wenige Stunden, um alles in Ordnung zu bringen, eine Lösung zu erreichen und dem Prozeß seiner Vollendung entgegenzugehen. Heute bin ich davon überzeugt, daß sein Tod zu früh gewesen wäre, wenn er gestorben wäre, bevor er die Absolution erhalten und sich von seiner Frau und seinem Bruder verabschiedet hätte. Obwohl es sich hierbei nur um wenige Stunden gehandelt hätte, wäre der Prozeß des Sterbens unvollständig gewesen. Er wäre frustriert und ärgerlich gestorben - und hätte diese destruktiven Gefühle vielleicht in sein nächstes Leben mitgenommen.

Ein Teil unserer Arbeit als Therapeuten besteht darin, den Patienten auf einen schönen, sauberen Übergang in das nächste Leben vorzubereiten. Ich bin wirklich davon überzeugt, daß diese wenigen Stunden, um die sein Leben verlängert worden ist, für den Patienten von größter Wichtigkeit gewesen sind.

Andererseits kann es sich um ein physiologisches Steckenbleiben handeln, wenn der Prozeß des Sterbens gestört ist. Eine Kollegin, zu der ich enge Beziehungen habe, beschrieb einmal in einem Brief ein Erlebnis, das dies sehr gut beleuchtet. Eine Patientin von ihr lag im Krankenhaus und starb an Lungenkrebs. Sie starb sehr mühsam und in großer Verzweiflung. Meine Kollegin erzählte, sie habe einfach das Schädeldach der Patientin berührt. Das Schädeldach sei deutlich extendiert gewesen und so steckengeblieben. Meine Kollegin übertrieb dann die Extension und löste eine Entspannung aus. Das Schädeldach führte dann eine große Flexionsbewegung durch. Die Patientin lächelte, machte einen tiefen, erleichterten Atemzug und starb mit einem Lächeln auf ihrem Gesicht. Wahrscheinlich war der physiologische Prozeß ihres Sterbens steckengeblieben.

2.8 P.S. zur Vollendung des biologischen Prozesses

Es gibt wahrscheinlich viele Übergänge, die wir erleben und die manchmal irgendwie blockiert sind und die nichts mit dem Tod zu tun haben. Die SomatoEmotionale Entspannung kann diese Prozesse zu der von der Natur beabsichtigten Vollendung bringen. Wenn wir natürliche Prozesse so zum Abschluß bringen, wie es vorgesehen ist, werden wir - so glaube ich - frei und konstruktiv sein.

Nachdem ich diesen Abschnitt über die Vollendung des biologischen Prozesses geschrieben habe, kommt mir noch ein anderer Vorgang als Beispiel für dieses Phänomen in den Sinn. Es ist der Prozeß der Mutterschaft. Heute, in der Zeit von Geburtenkontrolle und Abtreibung, befaßt man sich überall mit den Fragen von Karriere, Beruf, biologischen Rhythmen und Mutterschaft. Ich schlage Ihnen vor sich vorzustellen, daß mit dem ersten Menstruationszyklus und dem ersten Eisprung ein biologischer Prozeß angestoßen wird, der nur dann zum vollendeten Abschluß gelangt, wenn Schwangerschaft, Geburt und eine mütterliche Bindung stattgefunden haben. Wenn von einer Frau keine Kinder geboren werden, ist der Prozeß der Reproduktion gestört und unvollendet und kann zu einer Vielzahl von Krankheitssymptomen führen.

In einem Kurs für CranioSacrale Therapie für Fortgeschrittene hatten wir 1990 zwei Teilnehmerinnen, die unter dem Zwiespalt zwischen Mutterschaft und Karriere litten. In beiden Fällen gelang es uns als Therapeuten, eine SomatoEmotionale Entspannung herbeizuführen und mittels therapeutischer Bilder und dem therapeutischen Gespräch den Prozeß der Mutterschaft zumindest in ihrer Phantasie zu einem guten Ende zu bringen.

In beiden Fällen schienen diese Erfahrungen für die Vollendung des Prozesses ausreichend zu sein, der mit der ersten Menstruation in Gang gesetzt, aber nicht abgeschlossen worden war, nicht einmal als sie sich dem magischen Alter von 40 Jahren näherten. Die bildhafte Vorstellung und Verarbeitung von Empfängnis, Schwangerschaft, Geburt und mütterlicher Bindung schien den Zwiespalt zu lösen, der zwischen Mutterschaft und dem beruflichen Fortkommen und der Karriere bestand.

„Mögen doch die Wunder niemals aufhören", pflegte meine Mutter zu sagen.

2.9 Einige neue Erfahrungen

Im Jahre 1989 habe ich zwei bedeutende Dinge gelernt. Ich werde sie Ihnen erzählen und Sie können daraus machen, was Sie möchten. Ich weiß, daß diese Erfahrungen noch nicht abgeschlossen sind, aber ich würde mich nicht wohl fühlen, wenn ich sie erst erzählen würde, nachdem ich mehr über diese Dinge weiß. Beide Vorfälle ereigneten sich während meiner Arbeit am *Brain and Spinal Cord Dysfunction Center* mit Patienten, die dort für eine zweiwöchige Intensivbehandlung waren.

1. Fall

Ein ungefähr 30 Jahre alter Patient war das Opfer eines Autobahn-Heckenschützen in Los Angeles geworden. Die Kugel war hinter seinem linken Ohr eingetreten, hatte den

Schädel seitlich und unterhalb des Kleinhirns durchdrungen, war aus dem Hinterhauptsbein in den hinteren Halsbereich eingedrungen und hatte den Atlaswirbel und den Axiswirbel der Halswirbelsäule teilweise zerstört. Der Patient konnte nicht sprechen und saß im Rollstuhl. Wir bemühten uns, eine Energiezyste aus seinem Kopf und seinem Hals zu lösen. Dann kam ich auf die Idee, daß wir das Gefühl der Wut und den Irrsinn des Schützen in unsere Behandlung mit einbeziehen müßten, um eine Entspannung herbeizuführen.

Ich bat einfach darum, daß die Gefühle und die Energie des Schützen aus der Wunde herauskommen mögen. Ich stellte diese Forderung mit lauter Stimme. Wir haben in dieser Sitzung mit mehreren Personen zusammengearbeitet. Wir haben alle die Wut und den Irrsinn gefühlt, als er langsam aus der Energiezyste durch den Processus mastoideus hinter dem linken Ohr hindurch freigesetzt wurde. In meinem Geiste hörte ich den Schützen immer wieder schreien: „Du Scheißkerl, du Scheißkerl.“

Der Zustand des Patienten hat sich seit jener Sitzung gebessert. Er hat Anstalten gemacht zu sprechen und beginnt, ein wenig mehr Kontrolle über seine Beine zu bekommen.

2. Fall

Die zweite Begebenheit betraf zwei junge Mädchen, die zusammen im Auto saßen, als es von einem anderen Auto angefahren wurde. Unserer Intuition folgend legten wir die beiden Mädchen auf zwei parallel nebeneinander stehende Behandlungstische. Ich stellte mich dazwischen, die Fahrerin war zu meiner Linken, die Mitfahrerin zu meiner Rechten.

Beide Mädchen hatten kaum Erinnerungen an den Unfall. Wir konnten den Unfall gemeinsam noch einmal durchleben und die Kräfte lösen, die in das Auto eingedrungen waren, mit dem sie gefahren waren. Während wir dies taten, trat viel Wut hervor, die vorher geleugnet worden war, und wir sprachen über die Fahrerin des anderen Autos. Eine der Patientinnen war an den Rollstuhl gefesselt, die andere hatte einen partiellen Ausfall des dritten und des fünften Hirnnerven.

Die Sitzung war ausgesprochen erfolgreich. Wir konnten ein wenig Mitgefühl dafür erwecken, wie sich die Fahrerin des anderen Autos fühlen mußte. Zuvor hatten wir intensiv mit beiden Patientinnen gearbeitet und waren nicht in der Lage gewesen, ein nochmaliges Durchleben des Unfalls zu bewirken, an die unterdrückte Wut heranzukommen und sie dazu zu bewegen, sich die Schuldgefühle der Fahrerin des anderen Autos über den Schaden und das Leid vorzustellen, die der Unfall angerichtet hatte.

Das Mädchen im Rollstuhl kann seit der oben beschriebenen Sitzung ihr gesamtes Gewicht auf dem rechten Bein tragen. Beide Mädchen sind nun bereit, die Fahrerin des anderen Wagens zu treffen und mit ihr über den Unfall zu sprechen.

Das ist SomatoEmotionale Entspannung, so wie ich sie heute verstehe.

3 Vektoren/Achsen, ihre Integration und richtige Ausrichtung

Die Technik, die wir heute „Arbeiten mit Vektoren/Achsen, ihre Integration und richtige Ausrichtung" nennen, habe ich intuitiv und auf nichtbewußte Weise seit über 15 Jahren angewandt. Ich kann nicht sagen, wann ich damit begonnen habe, weil ich mir nicht bewußt war, daß ich sie anwandte. Ich schätze, es war Anfang der siebziger Jahre.

In einem der Kurse für Fortgeschrittene der CranioSacralen Therapie vor einigen Jahren fragte mich plötzlich einer der Studenten, Adam, was genau ich denn da tun würde. Ich vermied es, eine genaue Antwort zu geben. Er beharrte auf seiner Frage und wiederholte sie. Mir wurde klar, daß ich nicht wußte, was ich tat, noch warum ich es tat.

Was immer es war, es geschah einfach. Meine Hände und der Rest meines Körpers taten das, was sich anfühlte, als sei es für den Patienten das Richtige. Unter Zuhilfenahme der Extremitäten führte ich sachte Bewegungen aus. Ich zog und drehte vorsichtig, beugte zur Seite, drückte und wartete und so weiter. Die passiven Bewegungen, die ich mit dem Körper des Patienten ausführte, waren meist sehr geringfügig. Manchmal allerdings konnte ich auch die Knöchel um einige Zentimeter bewegen, um eine Wirkung im Rumpf zu erzielen. Wenn ich die richtige Position erreichte, fühlte es sich jedesmal so an, als käme alles an seinen richtigen Platz. Nach diesem Gefühl schien sich alles zu stabilisieren und mit dieser Position zu verschmelzen. Damit war die Behandlung gewöhnlich zu Ende.

Adam wiederholte seine Frage und der Rest der Gruppe versammelte sich um uns herum. Ich versuchte, eine Antwort zu formulieren, und stand dabei am Fußende eines ausgestreckt auf dem Rücken liegenden Patienten. Ich sah plötzlich leuchtende, sehr aktive, energetische Linien in seinem Körper, nicht auf seinem Körper. Sie ähnelten den Strichmännchen, die Kinder (und manchmal auch Erwachsene) malen. Die Linien leuchteten so stark und waren so voller Energie, daß sie aussahen wie die Wunderkerzen, die wir zu Silvester abbrennen, allerdings mit dem Unterschied, daß die Wunderkerzen nur an einem Punkt oder einer Stelle Funken sprühen. In dem Körper des Patienten waren es Linien, die funkelten. Seitdem sehe ich diese Funken sprühenden Linien in ungewöhnlichen Situationen häufig auch außerhalb eines Patienten.

Bei diesem ersten Mal allerdings schienen die Funken sprühenden Linien innerhalb des Körpers zu sein. Eine Linie führte vom oberen Rand des Schambeins geradeaus durch die Mitte des Körpers zum Kopf, mit der Ausnahme, daß die Linie knapp unterhalb des Zwechfells unterbrochen war. Daneben gab es zwei horizontale Linien. Eine führte von der einen Schulter zur anderen, und die andere von einer Hüfte zur anderen Hüfte. Diese beiden horizontalen Linien trafen sich mit der zentralen vertikalen Linie, die unterhalb des Zwerchfells unterbrochen war. An den Enden der Horizontalen waren Scharniere, die Winkel bildeten mit weiteren vertikalen zentralen Linien, die von der Schulter zur Hand in jedem Arm und von der Hüfte zum Fuß in jedem Bein verliefen. Bei diesem Patienten (bei dem ich die Funken sprühenden Linien zum ersten Mal wahrnahm) schien das Scharnier in der rechten Schulter irgendwie gestört zu sein. Die Linie im rechten Arm war an ihrem Ende nicht mit der von Schulter zu Schulter reichenden Horizontalen oder Querachse verbunden. Und die Querachse durch die Hüften war um 10 Grad abgewinkelt: Das rechte Ende war höher und das linke Ende niedriger, aber an den Scharnieren waren die leuchtenden vertikalen Linien in den Beinen mit der transversalen Linie verbunden. Obwohl die Linien auf ungleich lange Beine hinweisen könnten, waren die Beine von der Lage der Knöchel her gesehen gleich lang.

Ich wies Adam und den Rest der versammelten Gruppe auf diese funkelnden Linien hin. Adam fragte sofort, was diese Linien bedeuten würden, denn er konnte sie auch sehen. Ich hörte mich ohne Zögern antworten, daß diese Linien „Vektoren" seien. Vektoren von was, das wußte ich nicht. Diese Vektoren schienen hoch energetisch zu sein. Es schien auch, als müßten die Unterbrechungen am Zwerchfell und an dem Schulterscharnier irgendwie beseitigt werden. Und als müßte der transversal verlaufende Vektor von der einen zur anderen Hüfte aus seiner diagonalen Lage in die symmetrische Horizontale zurückverlagert werden.

Wie Sie sich sicher vorstellen können, lautete die nächste Frage der Studenten: „Und was machen wir mit diesen Vektoren?" Ich antwortete ohne zu zögern, daß wir die Kontinuität einfach wieder herstellen würden, wo sie unterbrochen sei, und die Linien wie erforderlich begradigen, ausbalancieren und zurückverlagern würden. An diesem Punkt stellte ich fest, daß ich dies bereits nichtbewußt und intuitiv viele Jahre lang getan hatte.

Um den Kursteilnehmern zu zeigen, wie ich das Vektoren-System des Patienten wieder integrieren und richtig ausrichten würde, ließ ich meine Hände tun, was sie seit einiger Zeit intuitiv getan hatten. Das war der Augenblick der Wahrheit. War es mir vergönnt zu „sehen", was ich die ganze Zeit getan hatte, oder handelte es sich um zwei unabhängige Systeme, die ich wahrnahm, das eine mit den Händen und das andere mit den Augen? Würden die Bewegungen meiner Hände die Unterbrechungen im Vektoren-System beseitigen, das ich zum ersten Mal sah?

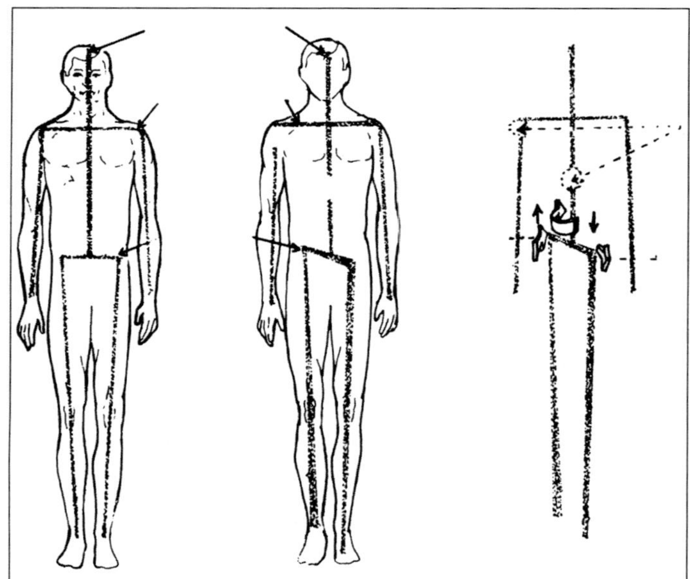

Abb. III-1: In den beiden linken Figuren wird die ideale Situation der Vektoren und Achsen verglichen mit dem Zustand, wie wir ihn in dem Patienten sahen, bei dem wir die Vektoren und Achsen zum ersten Mal wahrnahmen. Zum besseren Verständnis sind in der rechten Figur die Linien ohne den Körper gezeigt.

Ich dachte, welch ein Glück, daß dieser Kurs nur aus 10 Teilnehmern bestand. Einer davon war der Patient auf dem Behandlungstisch. Wir waren inzwischen alle vertraut miteinander, so daß ich mich nicht vor einem ablehnenden Publikum lächerlich machen würde, wenn das, was ich intuitiv tat, nicht erfolgreich sein sollte. Ich vertraute darauf, daß meine Hände mir sagten, was zu tun sei. Wir sahen, wie die Vektoren wieder miteinander verbunden wurden, wo sie voneinander getrennt waren. Als Gruppe konnten wir es geradezu kinetisch spüren, als die getrennten Enden wieder zusammen gefügt wurden, und wir konnten fühlen, wie sie zu einem einzigen Vektor wieder zusammenschmolzen. Dagegen war es kinetisch nicht so eindeutig zu spüren, als der diagonal stehende, von Hüfte zu Hüfte verlaufende Vektor bewegt wurde. Aber wir konnten sehen, wie es passierte. Als die ausgewogene Position erreicht wurde, entstand ein Gefühl, als sei nun alles an seinem richtigen Platz. Die meisten Studenten spürten und fühlten dieses Phänomen. Es war aufregend, die Wirkung meiner Tätigkeit auch wirklich zu sehen. Ich werde nun versuchen, Ihnen zu beschreiben, was ich tat.

Zunächst versuchte ich die Beziehung des horizontalen Hüft-Vektors zu dem vertikalen Zentral-Vektor zu korrigieren. Diese Entscheidung war intuitiv. Ich bin sicher, es wäre ebenso erfolgreich gewesen, wenn ich den rechten Arm und die rechte Schulter als erstes wieder miteinander integriert und richtig ausgerichtet hätte. Die richtige Einstellung vom horizontalen Hüft-Vektor zum vertikalen Zentral-Vektor erreichte ich einfach dadurch, daß ich am rechten Bein zog und gleichzeitig sehr sanft auf das linke Bein drückte. Dabei konzentrierte ich meine Aufmerksamkeit auf die Hüften. Ich benutzte die Beine als lange Hebel, um sie zu bewegen. Meine Hände hatten nur an den Füßen Kontakt mit dem Körper des Patienten. In jeder Hand hielt ich eine Ferse. Ich hob die Füße und die Beine bis zu den Oberschenkeln gerade so weit an, daß die Reibung des Körpers auf der Tischoberfläche verringert wurde. Als der Vektor horizontal richtig ausgerichtet zu sein schien, nahm ich eine abnorme Rotation um die vertikale Achse wahr. Das rechte seitliche Ende des horizontalen Vektors war weiter hinten und das linke seitliche Ende weiter vorn. (Ich möchte betonen, daß die fehlerhafte Ausrichtung der Vektoren in keinerlei Beziehung zu einer körperlichen Fehlhaltung stand, aber daß wir uns des physischen Körpers bedienen können, um die Vektoren zu bewegen, wenn wir langsam und vorsichtig vorgehen. Es ist, als bestünde eine magnetische Anziehung zwischen dem physischen Körper und den Vektoren, wenn das System richtig mit Energie versorgt wird.) Auf jeden Fall drehte ich das Becken ein wenig gegen den Uhrzeigersinn von meinem Ausgangspunkt an den Füßen aus, bis das Gefühl auftrat, daß alles an seinem richtigen Platz sei, und zwar trat dieses Gefühl bei mir auf und den restlichen Teilnehmern des Kurses, die den Patienten *nicht* berührten.

Sobald ich dieses Gefühl wahrnahm, schien es angebracht, einige Sekunden abzuwarten (vielleicht 10 Sekunden), bis der Vektor in der richtigen Position einzurasten schien und sich wohl fühlte. (Ich habe festgestellt, daß die Vektor-Kontinuität wieder verlorengehen kann, wenn der Körper zu schnell bewegt wird, nachdem die Vektoren richtig ausgerichtet worden sind, oder daß die Vektoren sich wieder verdrehen, wenn die betreffenden Körperteile zu schnell zurückgelagert werden.)

Als nächstes habe ich den Vektor des rechten Armes wieder mit der Schulter verbunden. Zunächst habe ich den Arm gerade ausgestreckt, bis der Arm-Vektor auf einer horizontalen Linie mit dem Schulter-Vektor lag. Dann habe ich den Arm nach seitwärts gedrückt, bis ich sehen konnte, daß die beiden Enden der getrennten Vektoren wieder zusammentrafen. An diesem Punkt übernahmen der kinetische Sinn und die Intuition die Führung. Ich spürte, wie die beiden Enden zusammenkamen. Ich fühlte, daß so etwas wie ein „Einhaken“ notwendig sein würde, so wie der Arm einer Puppe gedreht und eingehakt werden muß, um ihn an der Puppe zu befestigen. Zunächst drehte ich ungefähr um 90 Grad gegen den Uhrzeigersinn (von lateral nach medial), so als ob der Mechanismus richtig ausgerichtet werden müßte.

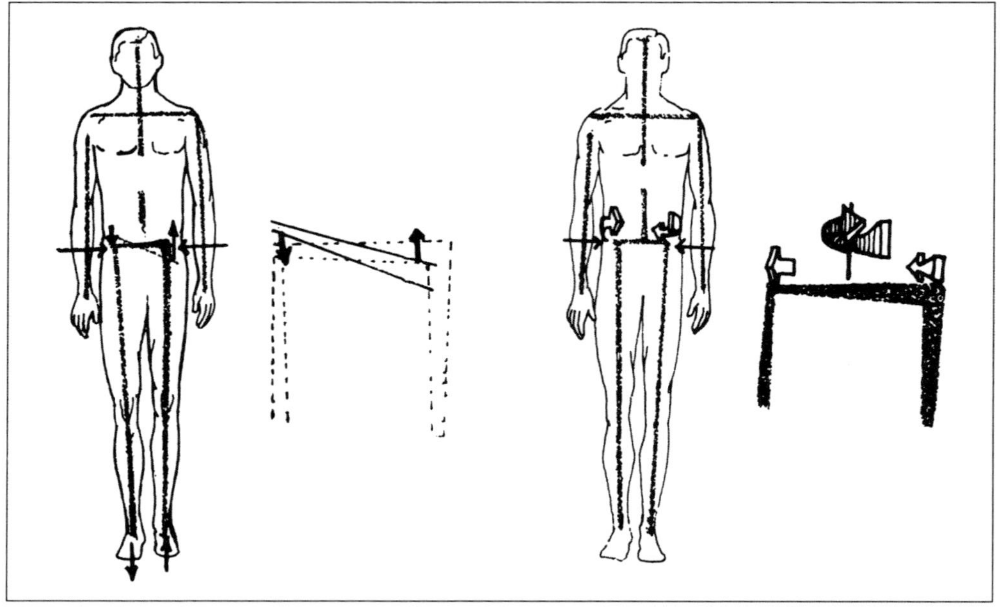

Abb. III-2: Die Abbildung zeigt, wie der transversale Hüft-Vektor in seiner Beziehung zu dem vertikalen Zentral-Vektor korrigiert worden ist. Siehe Text.

Dann drehte ich langsam um 60 Grad im Uhrzeigersinn, bis ich fühlte, daß der Arm an seiner richtigen Stelle war. Die Studenten nahmen dieses Gefühl, daß alles am richtigen Platz sei, ebenfalls wahr. Ich wartete wieder, diesmal für ungefähr 30 Sekunden, bis mir die Verbindung der Vektoren stabil zu sein schien. Dieses Gefühl der Stabilität war wie ein Seufzer der Erleichterung, als die zwei Vektoren miteinander verschmolzen. (Merkwürdigerweise schien jeder im Raum zu wissen, wann dieser Verschmelzungsprozeß abgeschlossen war, obwohl keiner außer mir den Patienten berührte.)

Als nächstes habe ich eine Hand unter das Kreuzbein gelegt und die andere unter den unteren Brustkorbbereich. Ich drückte die untere Wirbelsäule in den Brustkorbbereich, bis ich sehen und fühlen konnte, daß die Unterbrechung des Vektors unterhalb des Zwerchfells beseitigt und die Kontinuität wieder hergestellt war. Wir haben es gespürt, als die Enden sich berührten. Wir warteten für einige Sekunden, bis alles stabil zu sein schien, dann nahm ich meine Hände weg. Die erneute Untersuchung der leuchtenden, Funken sprühenden Linien des Vektoren-Systems des Patienten ergab jetzt ein vollständig integriertes, hoch energetisches System von Vektoren.

Ich muß gestehen, dieser erste Versuch, die kleinen abschließenden Handlungen zu verstehen, mit den Augen zu erkennen, zu erklären und zu lehren, war für uns alle ziemlich überraschend. Nach dieser ersten Demonstration blieben uns noch zwei weitere Tage für den Kurs. Wir probierten und spielten weiter mit den leuchtenden Linien, den Konzepten und Techniken herum. Es waren zwei Tage, an denen uns die Augen geöffnet wurden. Hier waren wir und sahen alle das vorher Unsichtbare und fühlten das vorher Nichtfühlbare. Angesichts dieser Umstände ist es bemerkenswert, daß wir einen

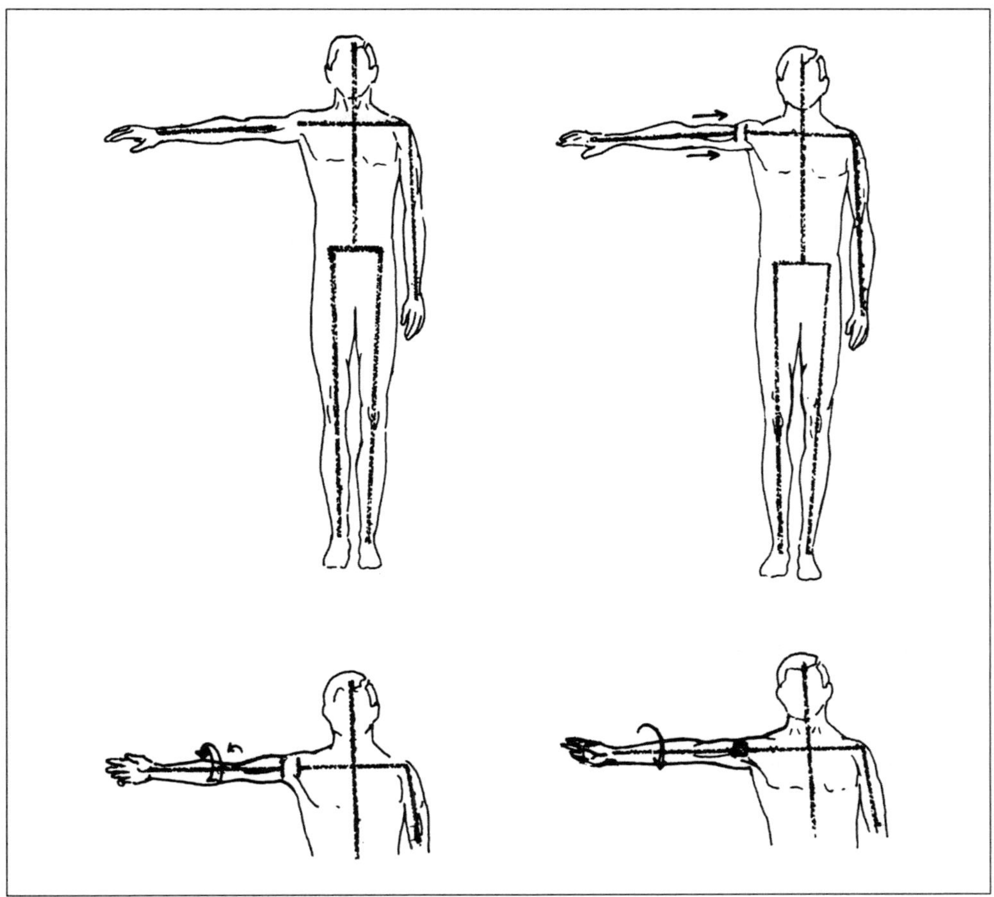

Abb. III-3: Die Abbildung zeigt die einzelnen Schritte, wie die Verbindung zwischen dem Vektor des rechten Armes und dem seitlichen Ende des transversalen Schulter-Vektors wiederhergestellt wird und die Vektoren oder Achsen wieder richtig ausgerichtet werden. Siehe Text.

hohen Grad an Einigkeit erzielten über das, was wir fühlten. Ich bin nicht sicher, was ich von dieser plötzlichen Einsicht, von der Erweiterung meiner visuellen und kinetischen Fähigkeiten und ihrer Integration in mein Bewußtsein hinein halten soll. Seit jenem ersten Erlebnis habe ich dieses Thema mit zum Gegenstand der Kurse für SomatoEmotionale Entspannung gemacht. In diesen Kursen bringen wir ungefähr 40 Teilnehmern zu ein und derselben Zeit bei, die leuchtenden Linien zu „sehen“. Die meisten lernen das innerhalb eines Nachmittags. Ich weiß auch, daß die Ergebnisse wiederholbar sind. (Ich weiß, wir sollten eine Doppelblindstudie und einen Zuverlässigkeitsvergleich zwischen den verschiedenen Prüfern ausführen, aber bisher ist dafür nie Zeit gewesen. Die Einblicke waren zu aufregend und entwickelten sich so schnell weiter, daß es nicht möglich schien, gerade jetzt eine Forschungsarbeit über die Reproduzierbarkeit der Phänomene zu beginnen.) Außerdem weiß ich, daß die Patienten sich der positiven Wirkungen der Integration und richtigen Ausrichtung der Vektoren und Achsen bewußt sind, wenn sie sie einmal erfahren haben. Ihre Kommentare dazu sprechen immer von „einem besseren Körpergefühl und einem besseren Körperbewußtsein".

Zusätzlich zu dem Begriff „Vektor" habe ich das Wort „Achse" eingeführt und bereits in dem Vorangegangen benutzt. Der Begriff „Vektor" impliziert das Vorhandensein einer gerichteten Kraft. Doch das trifft nicht immer zu. Ich möchte nicht den Eindruck erwecken, ich sei der Meinung, daß eine Kraft in einer bestimmten Richtung immer Bestandteil dieser Linien sei. Andererseits scheint bei einigen Menschen die energetische Kraft gerichtet zu sein. Aus Gründen der Klarheit habe ich daher begonnen, die Begriffe „Vektor" und „Achse" zusammen zu benutzen für die mit dem Auge sichtbaren leuchtenden Linien, die wir in dem Patienten wie aufgemalt sehen. Viele Therapeuten sehen diese Linien auf ihre individuelle Art. Einige sehen sie als blaue Linien, einige als goldene oder gelbe Linien usw. Ich kann Ihnen nur sagen, wie ich sie sehe.

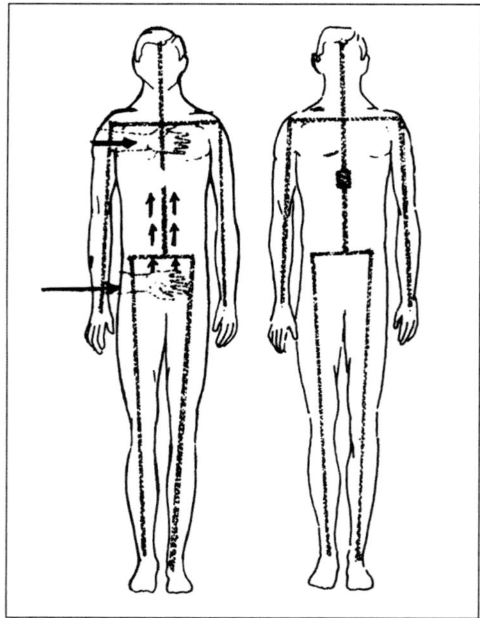

Abb. III-4: Die Technik zur Beseitigung der Unterbrechung des zentralen Vektors/der zentralen Achse unterhalb des Zwerchfells. Siehe Text.

In einem Kurs im Jahre 1990, den wir gemeinsam leiteten, sagte Dr. Marty Rossman, seinen Beobachtungen nach seien die ersten Erfahrungen, die man machte, wenn man in ein neues Konzept oder einen neuen Behandlungsansatz eingeführt werde, immer die eindrucksvollsten. Danach würden sich die Dinge ein wenig beruhigen. Dies traf genau zu auf eine meiner ersten Erfahrungen mit der neuen Technik der Integration und richtigen Ausrichtung der Vektoren und Achsen. Kurz nachdem uns die Technik bewußt geworden war, wurde uns ein Ballettänzer aus einer führenden Ballett-Compagnie zur Untersuchung und Behandlung überwiesen.

Er hatte mit seiner Balletttruppe seit ungefähr sechs Jahren getanzt und meistens in einer führenden Rolle, obwohl er an einem gutartigen Tumor des Rückenmarks gelitten hatte. Der Tumor war in der Mitte der Brustwirbelsäule etwa auf der Höhe des achten Thorakalsegmentes des Rückenmarks lokalisiert gewesen. Vor sechs Monaten war der Tumor erfolgreich entfernt worden. Der postoperative Heilungsprozeß war komplikationslos verlaufen. Bereits kurz nach der Operation hatte er mit der krankengymnastischen Behandlung begonnen.

Als er sich bei uns vorstellte, ging er am Stock. Sein Gang war steif und unsicher. Er schwang seine Beine ein wenig seitwärts beim Gehen. Er behauptete, er habe große Mühe, mit seinen Beinen das zu tun, was er tun wollte.

Als Tänzer sei er gewohnt, daß sein Körper genau das täte, was er wollte. Er habe auch immer ganz genau gewußt, wo seine einzelnen Körperteile seien. Er hatte das Bewußtsein und das Gefühl für seinen Körper und seine Bewegungen (die Propriozeption) teilweise verloren. Natürlich waren seine Erwartungen an die Wahrnehmung seines Körpers und dessen Leistung sehr viel höher als bei durchschnittlichen Menschen.

Er kam zu uns zu einer zweiwöchigen Behandlung. Er hatte insgesamt acht Sitzungen mit mir. Mein erster wichtiger Befund war die mangelnde Beweglichkeit des Duraschlauches in Längsrichtung. Im mittleren und unteren Bereich des Brustkorbs bestanden große Restriktionen. Ich glaube, sicher sagen zu können, daß diese Restriktionen wahrscheinlich auf postoperative Adhäsionen, membranöse Kohäsion und nicht resorbierte Ödeme im Gewebe zurückzuführen waren. Die ersten zweieinhalb Sitzungen befaßte ich mich ausschließlich mit der Mobilisierung des Duraschlauches. Ich arbeitete von beiden Seiten, von occipital und von sacral aus. Wir brauchten einige Zeit, um das occipitale und das sacrale Ende zu mobilisieren. Ich habe mehrfach die CV-4 Technik angewandt, um die Flüssigkeit den Duraschlauch hinunter zu zwingen. Ich wandte die V-Spreiz Technik von vorn nach hinten an zur Mobilisierung des Duraschlauches durch den Brustkorb hindurch sowie am cranialen Ende und im Kreuz- und Steißbeinbereich von oben nach unten und von unten nach oben.

(Es dauert einige Zeit, bis die Energie durch die gesamte Länge des Duraschlauches hindurch geleitet wird, aber dieser Aufwand lohnt sich. Schicken Sie die V-Spreiz-Energie von einem Ende zum anderen und fahren Sie damit fort, bis Sie fühlen, daß Sie in Ihrer anderen Hand ankommt. Wenn Sie das tun, dann sollten Sie es auch richtig tun. Lassen Sie sich Zeit und stellen Sie sicher, daß Sie es korrekt und vollständig machen. Dann werden Sie den therapeutischen Puls spüren, die Wärme und schließlich das Gefühl der Entspannung in ihrer Empfängerhand.)

Nachdem der Duraschlauch mobilisiert worden war, stellte der Patient sofort eine Verbesserung seiner motorischen Koordination fest. Seine Beine gehorchten seinen Befehlen, denen sie eine Zeitlang nicht gehorcht hatten, seine Knie ließen sich leichter beugen und zwar so, wie er es wollte. Am Ende der ersten Woche war seine motorische Koordination seiner Meinung nach deutlich verbessert, aber seine Propriozeption entsprach noch immer nicht seinen Erwartungen. Wenn er sprang, wußte er nicht, wann seine Füße auf den Boden aufkommen und ob sie in der richtigen Stellung sein würden.

Ich versuchte es mit meiner neuen Technik der Integration und richtigen Ausrichtung der Vektoren oder Achsen. Mein Erlebnis mit den leuchtenden Linien lag ungefähr drei Wochen zurück. Diesmal sah ich eine sehr auffällige Unterbrechung seines vertikalen Zentral-Vektors. Der Abstand zwischen den beiden Enden betrug ungefähr 15 cm. Er reichte von der Mitte des Sternums bis zum Epigastrium. Ich versuchte, Energie von seinem Kopf aus den Vektor/die Achse entlang nach unten zu schicken und von seinem Becken aufwärts, schließlich von den Füßen nach oben. Ich konnte sehen, wie sich die funkelnde Energie an den losen Enden aufbaute, aber die Enden kamen nicht dichter zusammen. Ich beschloß, manuell zu versuchen, die Enden zusammenzubringen und die Kontinuität des zentralen Vektors wieder herzustellen.

Mein Glaube, auf diese Weise zum Erfolg zu gelangen, erschien auch mir damals etwas „gewagt". Aber was hatte ich zu verlieren? Ich wußte, daß ich nichts verletzen konnte, also versuchte ich es. Es dauerte einige Minuten, bis etwas passierte, dann begannen die losen Enden, sich aufeinanderzuzubewegen und die Lücke zu schließen. Nach einer kurzen Weile trafen die Enden zusammen, aber sie schienen nicht miteinander zu verschmelzen. Ich begab mich wieder an den Kopf des Patienten und übte einen sachten Druck nach caudal aus, bis ich das mir inzwischen vertraute Gefühl wahrnahm, daß die Dinge nun am rechten Platz seien. Diesem Gefühl folgte die Wahrnehmung, daß die beiden Enden nun miteinander verschmolzen. Dann trat das Gefühl der Entspannung auf, als ob ein Widerstand beiseite geräumt worden war. Nun ging ich zu den Füßen und zog behutsam daran. Der vertikale zentrale Vektor blieb zusammenhängend. Das Vektoren/Achsen-System des Patienten schien mir normal und intakt und besonders zu funkeln. Ich forderte den Patienten auf, sich zu bewegen. Er fragte nicht, was ich getan hatte, und ich hatte nicht die Absicht, ihn freiwillig aufzuklären.

Am nächsten Tag berichtete er mir, daß er zum ersten Mal seit dem Beginn seiner Probleme mit dem Tumor genau spüren würde, wo seine Füße seien, wenn er in die Luft springen und wenn er wieder auf dem Boden aufkommen würde. Er wußte genau, wann sie den Boden berühren würden, und er konnte die Stellung seiner Füße und Beine beim Aufkommen auf dem Boden genau kontrollieren. Wir freuten uns beide und waren erstaunt, wie schnell sein Körperbewußtsein nach der Sitzung wieder zurückgekehrt war, in der die Vektoren/Achsen integriert und richtig ausgerichtet worden waren. Es war, als wäre dieses Bewußtsein niemals abhanden gekommen. Die restlichen Sitzungen befaßte ich mich mit seinem CranioSacralen System, versuchte, die Beweglichkeit des Duraschlauches weiter zu verbessern, und überprüfte immer wieder sein Vektoren/Achsen-System. Tatsächlich blieb mir wenig zu tun übrig. Ich suchte trotzdem weiter, aber fand nichts mehr. Sein CranioSacrales System und sein Vektoren-System blieben intakt und arbeiteten vorzüglich.

Im Herbst 1988 kehrte er zu seiner Balletttruppe zurück. Er hatte sich eigentlich damit abgefunden gehabt, daß seine Karriere als Tänzer zu Ende war. Er hatte nur noch als Ballettlehrer und Choreograph tätig sein wollen. Doch die neue „verrückte" Technik der Integration und richtigen Ausrichtung der Vektoren oder Achsen zusammen mit der „verrückten" Technik der Mobilisierung des Duraschlauches hatte ihm noch einmal eine Chance für seine Karriere als Ballettänzer gegeben.

Seit meiner ersten bewußten Wahrnehmung des Vektoren/Achsen-Systems habe ich von vielen anderen, denen ich diese Technik vorgeführt habe, Berichte über ihre Erfahrungen mit dieser Technik erhalten. Die klinischen Erfolge scheinen sehr gut zu sein. Die Techniken sind von vielen Therapeuten sehr schnell übernommen worden. Dieses Konzept scheint die Vorzüge der gesamten CranioSacralen Therapie widerzuspiegeln: es beinhaltet keine Risiken und erfordert geringen zeitlichen Aufwand, aber zwischen Therapeut und Patient muß ein zeitlicher Gleichklang bestehen. Es ist eine Technik mit „open end". So wie die CranioSacrale Therapie einen zwingt, seine Wahrnehmungen, Fähigkeiten, Haltungen und Philosophien immer weiter zu entwickeln, so daß neue Einsichten und Blickweisen entstehen, so ist es auch mit der Technik der Integration und richtigen Ausrichtung der Vektoren/Achsen. Wendet man diese Technik an, entwickelt und erweitert sie die Sinneswahrnehmungen. Ein unbekanntes Universum eröffnet sich und wartet darauf, erforscht und durchschritten zu werden.

Nun möchte ich über einige klinische Beobachtungen berichten, die ich persönlich gemacht habe oder über die mir berichtet wurde, seitdem wir die Technik der Integration und richtigen Ausrichtung der Vektoren/Achsen in unser Lehrprogramm aufgenommen haben. Manchmal überschreiten die Vektoren/Achsen die Grenzen des Körpers. In diesen Fällen gebrauche ich den physischen Körper wie einen Magneten, um den verlagerten Vektor einzufangen. Nachdem der Vektor/die Achse in den physischen Körper zurückgeholt worden ist und sich dort stabilisiert hat, wird der Körper benutzt, um den Vektor/die Achse in seine/ihre richtige Position und Ausrichtung zu bringen und um

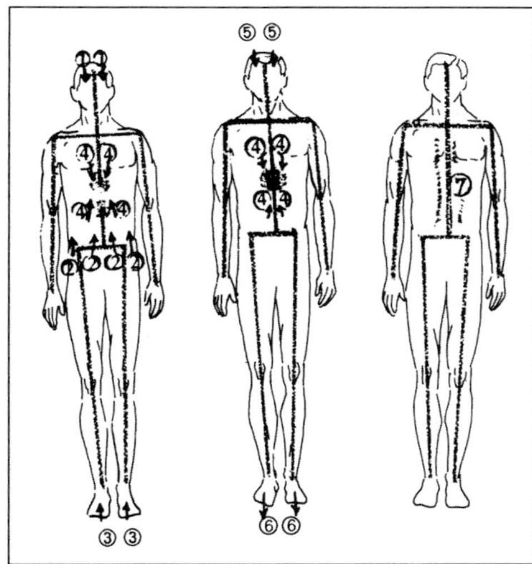

Abb. III-5: Die Schritte zur Wiederherstellung der Kontinuität des vertikalen zentralen Vektors/der vertikalen zentralen Achse nach der chirurgischen Entfernung eines Rückenmarktumors. Siehe Text.
1. Versuch, mittels Druck vom Kopf auf den Rumpf eine Annäherung der beiden losen Enden des Vektors/der Achse zu erreichen – erfolglos.
2. Ähnlicher Versuch vom Becken her – erfolglos.
3. Ähnlicher Versuch von den Füßen her – erfolglos.
4. Erfolgreiche lokale Behandlung an der Stelle des unterbrochenen Vektors: die losen Enden haben sich einander angenähert.
5. Druck vom Kopf in den Körper hinein ist hilfreich.
6. Trotz Ziehens an den Füßen bleibt die Kontinuität des Vektors/der Achse bestehen.
7. Intaktes Vektoren/Achsen-System.

Lücken in dem Vektor/der Achse zu schließen.

Es dauert eine gewisse Zeit, bis der Vektor/die Achse mit seiner/ihrer Position im physischem Körper wieder verschmolzen ist, bevor Sie versuchen können, den Körper als Vehikel zur richtigen Ausrichtung des Vektors/der Achse zu benutzen.

Wenn der physische Körper zu schnell bewegt wird, kann der Vektor/die Achse wieder verloren gehen, d.h. die magnetische Anziehungskraft zwischen physischem Körper und Vektor/Achse wird außer Kraft gesetzt. Wenn das passiert, so ist das nicht weiter schlimm. Sie müssen nur wieder von vorn beginnen, den Vektor/die Achse wieder einfangen und es noch einmal versuchen.

Die Kontinuität der Vektoren/Achsen wird dauerhaft und definitiv unterbrochen durch Energiezysten, somatische Funktionsstörungen, physikalische Traumen, emotionale Störungen usw. Wenn Sie die Vektoren/Achsen integrieren und richtig ausrichten, aber das zugrundeliegende Problem nicht lösen, werden die Vektoren/Achsen wieder sehr schnell in ihre alten Positionen zurückfallen und die Unterbrechungen wieder auftreten. Manchmal habe ich dieses Zurückfallen in das alte abnorme Muster nach nur wenigen Sekunden erlebt. Dieses Phänomen hat eine positive und eine negative Seite. Die positive Seite besteht darin, daß Sie nun herausfinden können, ob es ein tieferliegendes physisches oder emotionales Problem gibt, das bisher unentdeckt und ungelöst war und das zur Unterbrechung der Kontinuität oder zur falschen Ausrichtung des Vektors geführt hatte.

Mit einigem Einfühlungsvermögen können Sie auf die Art und Bedeutung des zugrunde-

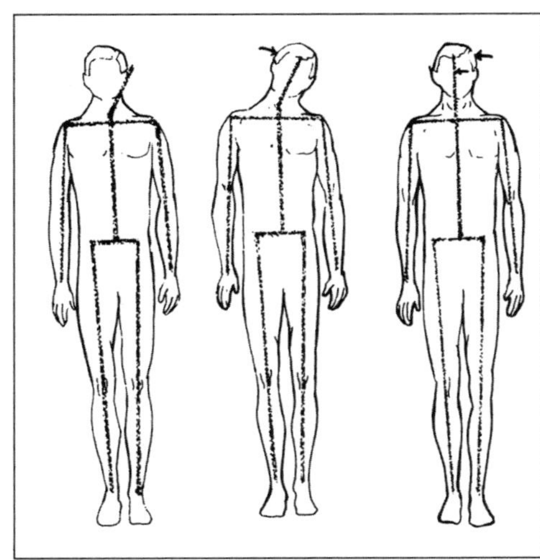

Abb. III-6: Kopf und Hals werden dazu benutzt, einen Vektor/eine Achse, die sich aus dem Körper heraus verlagert hat, wieder einzufangen und in die normale Position zu bringen. Siehe Text.

liegenden Problems schließen, wenn Sie sehen, wo und wie stark die Vektoren/Achsen unterbrochen oder falsch ausgerichtet sind und wie schnell sie in die falschen Positionen zurückfallen.

Die abwehrenden Reaktionen einiger bestimmter Körperteile können Sie darauf hinweisen, daß der Patient meint, an irgendeinem Vergehen schuldig zu sein oder den Ansprüchen und Erwartungen an ihn nicht gerecht worden zu sein. Dann kann Widerstand gegen eine Heilung bestehen. Auch nicht erkannte Energiezysten, somatische Funktionsstörungen oder andere emotionale Gründe können zu dem wiederholten Auftreten von Unterbrechungen im Vektoren-System führen.

In einem Kurs für SomatoEmotionale Entspannung habe ich einmal einen unterhalb der Taille unterbrochenen vertikalen Vektor erfolgreich wieder zusammengefügt. Die Patientin war eine der Kursteilnehmerinnen. Doch wenige Sekunden, nachdem der Vektor wieder zusammengefügt war, konnten einige Kursteilnehmer und ich beobachten, wie die Lücke im Vektor wieder entstand.

Ich habe den Vektor wieder zusammengefügt und prompt wurde er wieder unterbrochen. Dreimal wiederholte sich dieser Vorgang, bis ich endlich verstand. Nach dem dritten Zusammenfügen und Trennen bewirkte der Prozeß der SomatoEmotionalen Entspannung, daß die Patientin eine ungewollte Schwangerschaft und deren Abtreibung wieder durchlebte. Dann erlebte sie einen natürlichen Geburtsvorgang, als wäre die Schwangerschaft zu ihrem natürlichen Ende gelangt. Der Vorgang, daß die natürliche Geburt zu Ende geführt wird, scheint ein instinktives Bedürfnis des Menschen zu sein. (Wahrscheinlich trifft dies auch auf Tiere zu, doch das ist außerhalb meines Erfahrungsbereiches.) Sie stellte sich auch dem Gefühl der Schuld, ihr Baby durch die Abtreibung getötet zu haben, und löste dieses Schuldgefühl. Sie stellte sich ihrer Sexualität und akzeptierte sie, obwohl es ihr sexuelles Verlangen war, das sie in die schwierige Situation gebracht hatte. Sie wurde konfrontiert mit ihrem eigenen Geschlechtstrieb, den sie seit dem Erlebnis der ungewollten Schwangerschaft und der Abtreibung versucht hatte, zu unterdrücken und zu verleugnen.

Ihr Versuch, ihre Sexualität und die Art ihrer Libido zu verleugnen, hatte zur Unterbrechung des zentralen vertikalen Vektors zwischen Taille und Schambein geführt. Bevor wir den Vektor für immer wieder zusammenfügen konnten, mußte sie sich selbst vergeben und ihre Sexualität als einen natürlichen Teil ihrer selbst akzeptieren und annehmen. Nach einigen Gesprächen und Verhandlungen ließ sie es zu, daß ihr Becken und seine Organe wieder ein integrierter Bestandteil ihrer gesamten Persönlichkeit wurden. Sie vergab sich selbst. Die Kontinuität des Vektors konnte nun wieder hergestellt werden und blieb auf Dauer intakt.

Seit dieser Erfahrung habe ich es immer wieder erlebt, daß Teile des Körpers aus emotionalen Gründen abgelehnt werden und sich diese Ablehnung in Unterbrechungen oder einer falschen Ausrichtung der Vektoren/Achsen manifestiert. Ein sehr interessantes Beispiel hierfür bot ein junger Mann, der über Schmerzen im rechten Arm und in der rechten Schulter klagte. Er konnte sich an keinen bestimmten Vorfall oder Unfall erinnern, der die Schmerzen verursacht haben könnte. Er war vor ungefähr acht Monaten einfach mit diesen Schmerzen aufgewacht. Er hatte schon verschiedene Behandlungen versucht, aber alles war erfolglos gewesen. Seine Schmerzen schienen ständig zuzunehmen. Sie stellten kein wirklich akutes Problem dar, aber hinderten ihn daran, einen Ball zu werfen. Der Patient war als Schüler sehr erfolgreich im Football gewesen. Er hatte als Quarterback in der Mannschaft seiner

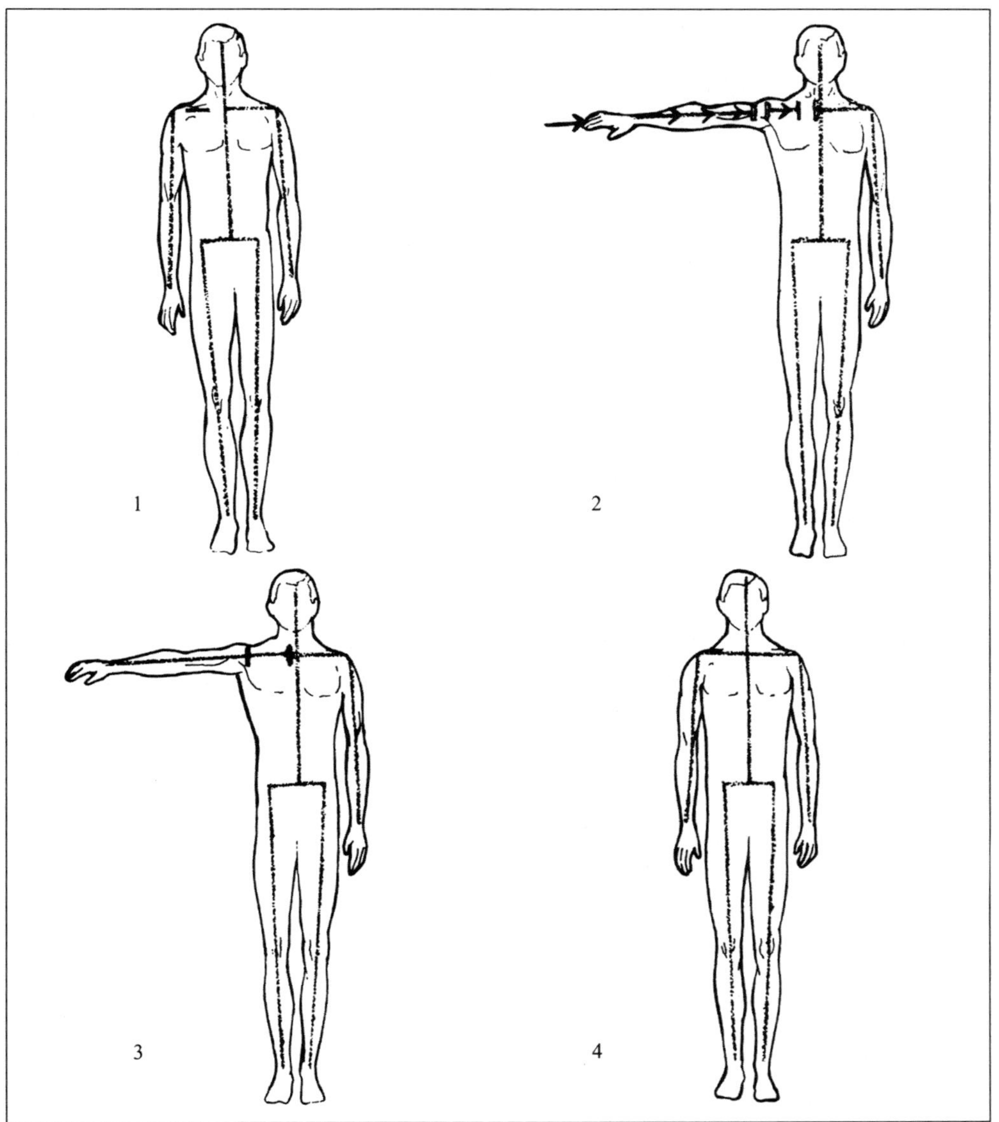

Abb. III-7: 1. Lücken in dem horizontalen Vektor von Schulter zu Schulter: der horizontale Vektor ist an der rechten Schulter nicht mit dem Vektor des Armes verbunden und schließt auch nicht an den zentralen vertikalen Vektor an.
2. Position, in der die Lücken geschlossen wurden.
3. Die Lücken schließen sich.
4. Der normale Zustand ist wieder hergestellt.

Schule gespielt und wollte nun sehr gern mit seinem 12jährigen Sohn trainieren, damit dieser später ebenfalls für seine Schule spielen könnte.

In der ersten Sitzung wurde eine vorwiegend physische Energiezyste gelöst und entspannt. Nach der ersten Behandlung stellte ich fest, daß der Vektor des rechten Armes nicht mit dem transversalen Schulter-Vektor verbunden war. Auch war der rechte Teil des horizontalen Schulter-Vektors nicht mit dem vertikalen zentralen Vektor verbunden (siehe Abbildung III-7).

Ich habe den Arm horizontal ausgestreckt und ihn nach medial gedrückt, um die beiden Lücken gleichzeitig zu schließen. Ich hatte Erfolg und die Verbindung hielt drei Minuten lang. Dann bildeten sich die beiden Lücken wieder. In der nächsten Sitzung wurde im Verlauf der SomatoEmotionalen Entspannung deutlich, daß er seinen rechten Arm wegen eines miserablen Wurfes in einem sehr wichtigen Spiel ablehnte. Der Ball wurde abgefangen und das Spiel war verloren.

Das war das letzte Spiel gewesen, an dem er als Schüler teilgenommen hatte. Er ging nicht zum College, und also war es auch das Ende seiner Karriere als Quarterback gewesen. Er war sehr wütend auf seinen rechten Arm und seine rechte Schulter. Sie hatten eine schlechte Leistung geliefert zu einem für ihn sehr wichtigen Zeitpunkt in seinem Leben. Nun kam sein Sohn bald auf die Oberschule, und wann immer er seinen Sohn trainieren wollte, damit er ein guter Spieler würde, wurden die Symptome in seiner abgelehnten Schulter und seinem Arm stärker.

Durch Gespräche und Verhandlungen mit seinem Arm und seiner Schulter wurde eine freundschaftliche Beziehung aufgebaut. Er vergab seinem Arm und seiner Schulter und akzeptierte sie. Ich verband die Vektoren wieder miteinander, wo sie getrennt gewesen waren (siehe Abbildung III-7). Diesmal hielten die Verbindungen. Die Funktionsfähigkeit seines Armes und seiner Schulter sind wieder normal. (Ich hoffe, der Sohn wird nicht einen so großen sportlichen Ehrgeiz entwickeln wie sein Vater.)

Vor kurzem ist mir klar geworden, daß der intuitive Behandlungsansatz, den ich bei Skoliose-Patienten anwende, ebenfalls etwas zu tun hat mit dem System der Vektoren/Achsen. Die Wirkung muß allerdings noch bewiesen werden. Vielleicht wird dieser Beweis nie erbracht, trotzdem möchte ich Ihnen meine Gedanken mitteilen.

Bevor ich mich in diesem Zusammenhang mit den Vektoren/Achsen befasse, möchte ich Ihnen erzählen, wie ich Skoliose-Patienten betrachte und behandle. Ich benutze die Bogentechnik, um spezifische aktive Läsionen im Rumpf aufzufinden. Ich suche nach der Läsion, die der Schlüssel für die Krümmung der Wirbelsäule ist. Meine Vorstellung ist, daß die Botschaft zur Kontraktion im Ruhezustand von kleinen Muskeln zwischen oder an den Wirbeln zu den großen Muskeln weitergegeben wird. Die kleinen Muskeln sind überbelastet und signalisieren den großen Muskelgruppen, sich stark zu kontrahieren. Das heißt, die Propriozeptoren der kleinen Muskeln könnten unrichtige Informationen an die großen Muskeln aussenden, die wiederum für die gesamte Körperhaltung zuständig sind.

(Vor einigen Jahren hatte ich Zugang zu einem Wärmemeßgerät und konnte die Körper der Patienten zusätzlich zu einer sehr gründlichen Untersuchung mit der Bogentechnik thermographisch untersuchen. Die Ergebnisse der Bogentechnik und die der Wärmemessungen waren in 70 Prozent der akuten Läsionen identisch. Wie Sie sich vielleicht vorstellen können, wurden die tiefen aktiven Läsionen mit der Bogentechnik aufgespürt, während sie bei der Wärmemessung wegen der Dicke der Gewebe zwischen akuter Läsion und Meßgerät nicht entdeckt werden konnten. Die Übereinstimmungen der Befunde war jedoch sehr groß in paravertebralen Regionen und im Brustkorb.)

Ich suche nach diesen überbeanspruchten kleinen Muskeln und versuche, sie bei der Behandlung von Skoliose-Patienten zu entspannen. Zu einer gewissen Zeit habe ich diese kleinen Muskeln lokal betäubt, um meine Hypothese zu bestätigen. Obwohl die Wirkung der Injektionen in die paravertebralen, intervertebralen und interkostalen Muskeln auf die akuten Läsionen nur vorübergehend war, schien sie positiv zu sein für die Krümmung der Wirbelsäule.

Ich habe diesen Behandlungsansatz verbunden mit der Herstellung des Gleichgewichts im CranioSacralen System. Zunächst konzentriere ich mich auf den Duraschlauch und seine knöchernen Aufhängungen am Hinterhaupt, dem zweiten und dritten Halswirbel, am Kreuzbeinsegment innerhalb des Wirbelkanals und am Steißbein. Zusätzlich muß man alle Verbindungen des Duraschlauches mit den intervertebralen Foramina berücksichtigen. Um ein Gleichgewicht ohne unmäßigen Streß für den Duraschlauch zu erreichen, müssen natürlich alle abnormen Spannungen in dem gesamten intracraniellen Membransystem erkannt und gelöst werden. Das setzt voraus, daß das Schädeldach, die Schädelbasis, der harte Gaumen, der Unterkiefer, das Kiefergelenk, das Zungenbein und seine Muskulatur funktionsfähig gemacht werden.

Nachdem Sie dies erreicht haben, müssen Sie die Wirbelsäule, das Becken und die Extremitäten mobilisieren und ins Gleichgewicht bringen. (Jetzt gelangen wir zu dem Teil der Behandlung, der sich mit den Vektoren/Achsen befaßt.) Ich habe im wesentlichen alle Faktoren beseitigt, die Distorsionen und Unterbrechungen der Vektoren hervorrufen können. Am Ende jeder Sitzung richte ich die Vektoren richtig aus und füge sie zusammen. Ich benutze das Vektoren/Achsen-System als Indikator für fortbestehende Funktionsstörungen, Energiezysten und Emotionen, die weiterhin die richtige Anordnung und Kontinuität der Vektoren/Achsen stören.

Dies ist eine Art der Anwendung der Vektoren-Technik. Ich glaube aber auch fest daran, daß ein gerader zentraler vertikaler Vektor dann die bewegliche Wirbelsäule veranlassen würde, gerade zu werden (wenn auch nur langsam), wenn es möglich ist, ihn, den zentralen Vektor, anhaltend zu begradigen und gleichzeitig die Mobilität des Duraschlauches sicherzustellen. Daher muß der Skoliose-Patient ein- oder zweimal wöchentlich behandelt werden, denn es ist wichtig, daß der zentrale vertikale Vektor für eine möglichst lange Zeit in jeder Woche so gerade wie möglich gehalten wird.

Ich habe diese Methode erst einige Male bei Patienten mit Skoliose bewußt angewandt, seitdem ich diese Theorie entwickelt habe. Ich kann daher nicht von einer großen klinischen Erfahrung berichten. Selbst wenn mir diese Theorie vorher bewußt gewesen wäre, bleibt die Frage: Wie kann ich wissen, welcher Prozentsatz des therapeutischen Erfolges der Arbeit mit den Vektoren zuzurechnen ist, wenn ich so viele andere therapeutische Techniken gleichzeitig anwende? Jenen, die vielleicht erstaunt sind, sage ich, daß ich natürlich auch die Beinlänge untersuche, aber daß ich dem keine so große Bedeutung beimesse wie viele andere Spezialisten für Wirbelsäulenkrümmung. Ich möchte den Studenten beibringen, wie sich eine gerade Wirbelsäule anfühlt, so daß diese Wahrnehmung einer geraden Wirbelsäule in ihr Nichtbewußtsein eindringt. Ich suche auch nach möglichen emotionalen Gründen für die Wirbelsäulenkrümmung. Wenn derartige emotionale Gründe vorliegen, können sie zu einer rezidivierenden Krümmung der vertikalen funkelnden Linie, dem Vektor, führen.

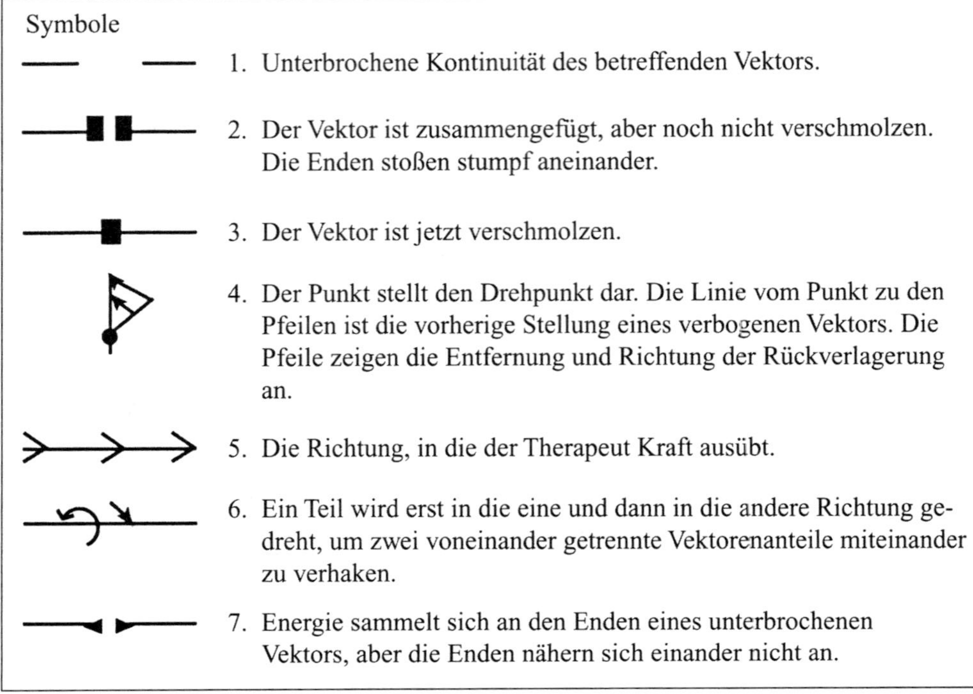

Symbole

1. Unterbrochene Kontinuität des betreffenden Vektors.
2. Der Vektor ist zusammengefügt, aber noch nicht verschmolzen. Die Enden stoßen stumpf aneinander.
3. Der Vektor ist jetzt verschmolzen.
4. Der Punkt stellt den Drehpunkt dar. Die Linie vom Punkt zu den Pfeilen ist die vorherige Stellung eines verbogenen Vektors. Die Pfeile zeigen die Entfernung und Richtung der Rückverlagerung an.
5. Die Richtung, in die der Therapeut Kraft ausübt.
6. Ein Teil wird erst in die eine und dann in die andere Richtung gedreht, um zwei voneinander getrennte Vektorenanteile miteinander zu verhaken.
7. Energie sammelt sich an den Enden eines unterbrochenen Vektors, aber die Enden nähern sich einander nicht an.

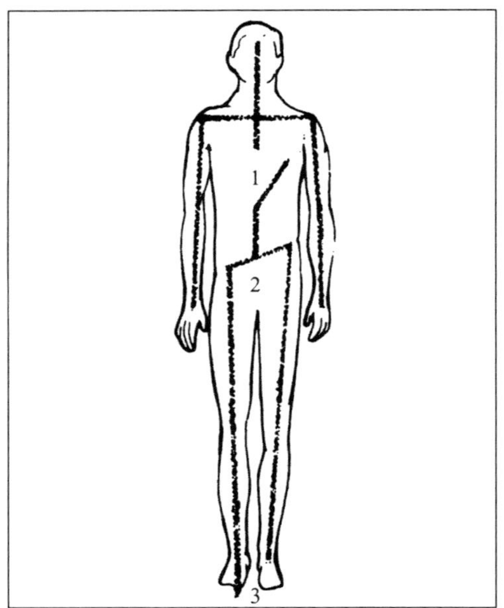

Abb. III-8: 1. Der zentrale vertikale Vektor ist unterbrochen und abgeknickt.
2. Der horizontale Vektor von Hüfte zu Hüfte ist falsch ausgerichtet zu dem zentralen vertikalen Vektor.
3. Der Vektor des rechten Beines reicht über den Fuß des physischen Körpers hinaus.

3.1 Übungen zur Integration und richtigen Ausrichtung der Vektoren/Achsen

Hier nun einige Beispiele für gekrümmte und unterbrochene Vektoren/Achsen und wie ich sie integrieren und ausrichten würde. Wir benötigen einige Symbole, die die dreidimensionalen Beziehungen und die verschiedenen dynamischen Abläufe darstellen.

Fallbeispiel 1

Stellen Sie sich vor, Sie sehen ein System von Vektoren/Achsen in dem Körper eines Patienten wie in Abbildung III-8. Was würden Sie tun?

Ich meine, es gibt zwei Möglichkeiten, die Behandlung zu beginnen. Erstens können Sie versuchen, zunächst den zentralen vertikalen Vektor von oben her zu korrigieren. Der Vorteil wäre, Sie hätten dann einen integrierten

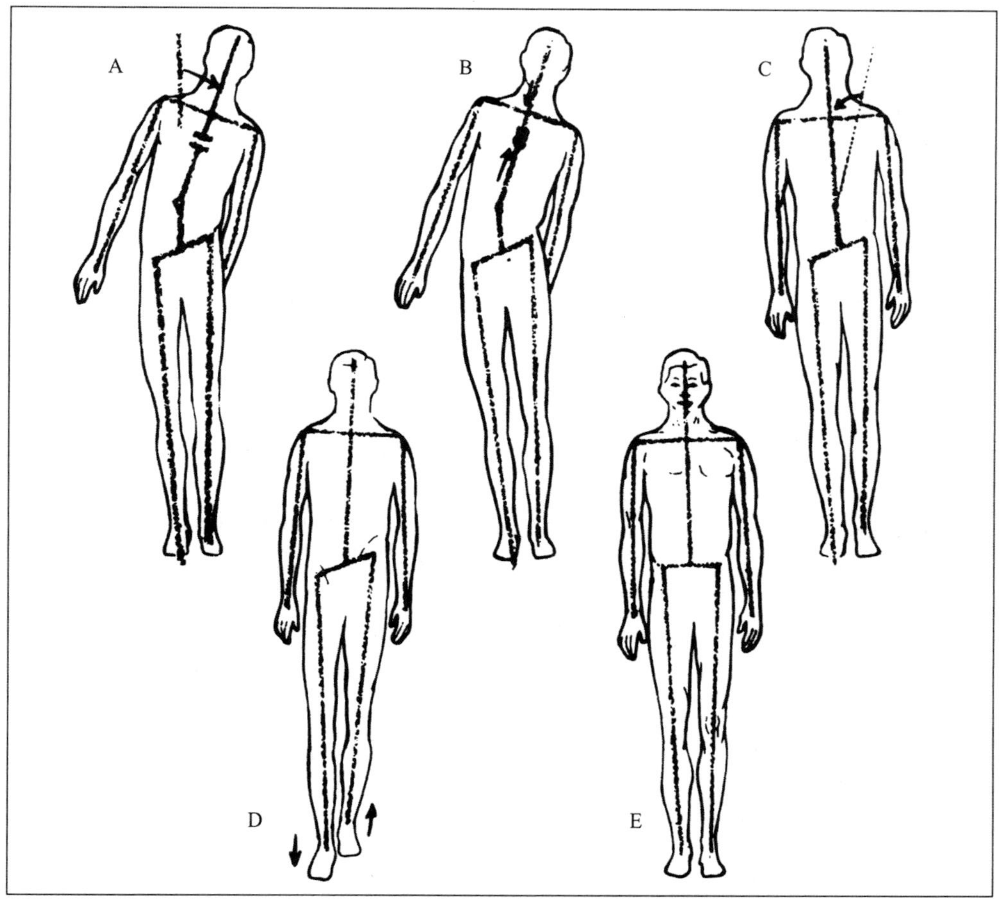

Abb. III-9: Korrektur des Systems der Vektoren/Achsen: Option 1, Fallbeispiel 1. Siehe Text.

und richtig ausgerichteten zentralen vertikalen Vektor, mit dem Sie den transversalen Vektor von Hüfte zu Hüfte in die richtige Stellung bringen könnten. Die richtige Ausrichtung des unteren transversalen Vektors wäre dann einfacher durchzuführen (Abb. III-9).

Die zweite Alternative wäre, zunächst den transversalen Hüft-Vektor zu korrigieren und gleichzeitig den Knick im unteren Teil des zentralen vertikalen Vektors zu begradigen. Schließen Sie dann die Lücke in dem mittleren Teil des zentralen Vektors in einem zweiten Schritt (Abb. III-10).

Wir wollen die einzelnen Schritte betrachten, die notwendig sind, um das System der Vektoren zu integrieren und richtig auszurichten, wenn wir uns für diese letzte Alternative entscheiden.

Bewegen Sie den gesamten unteren Teil des physischen Körpers, bis die Kurve in dem unteren Vektor begradigt ist. Gleichzeitig drücken Sie das rechte Bein nach oben und ziehen das linke Bein nach unten, um den richtigen Winkel des Hüft-Vektors zum unteren Teil des zentralen vertikalen Vektors zu erzielen wie in Figur B, Abbildung III-10. Vorher müssen Sie am rechten Bein ziehen

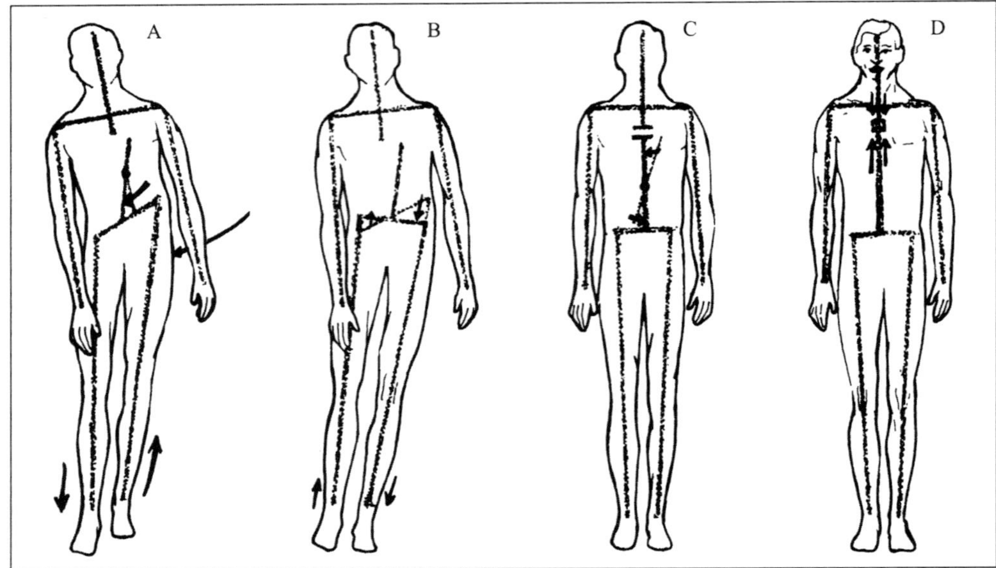

Abb. III-10: Korrektur des Systems der Vektoren/Achsen: Option 2, Fallbeispiel 1.

und auf das linke Bein Druck ausüben, um den Vektor in die richtige Position im physischen Körper zu bringen wie in Figur A. Dann ziehen Sie am anderen Bein und drücken auf das erstere, um den Vektor nach Verschmelzung in seiner neuen Position im physischen Körper zu bewegen wie in Figur B.

Zur Rückverlagerung des unteren Teils des Körpers verwenden Sie das System der Vektoren und den Körper. Benutzen Sie den Schnittpunkt von Mittellinie mit zentralem Vektor als Drehpunkt, um die getrennten Teile des zentralen vertikalen Vektors zusammenzufügen wie in Figur C. Warten Sie ab, bis die Verschmelzung vollzogen ist wie in Figur D.

Ich ziehe eigentlich keine der beiden Optionen der anderen vor. Die zweite ist vielleicht ein wenig komplizierter, weil zwei Dinge zur selben Zeit gemacht werden müssen, aber sie bringt auch mehr Spaß. Wenn Sie beim ersten Versuch nicht gleich Erfolg haben, so versuchen Sie es noch einmal. Sie zerstören dabei nichts und können die Versuche unzählige Male wiederholen.

Fallbeispiel 2

Dies scheint ein einfacher Fall zu sein (siehe Abbildung III-11), und das stimmt auch. Aber ein kleiner Trick ist notwendig, damit die Behandlung erfolgreich ist. Sobald der Arm und die Schulter auf einer gemeinsamen Geraden liegen, muß die Schulter „eingeschraubt“ werden, so wie Sie die Gliedmaßen bei einer Puppe einschrauben. Denken Sie daran, die Schulter und die Hüften funktionieren wie Scharniere, daher dauert es vielleicht einige Zeit, die richtige Position zu finden.

Fallbeispiel 3

In diesem Beispiel (siehe Abbildung III-12) gibt es drei Probleme, die die Integration und

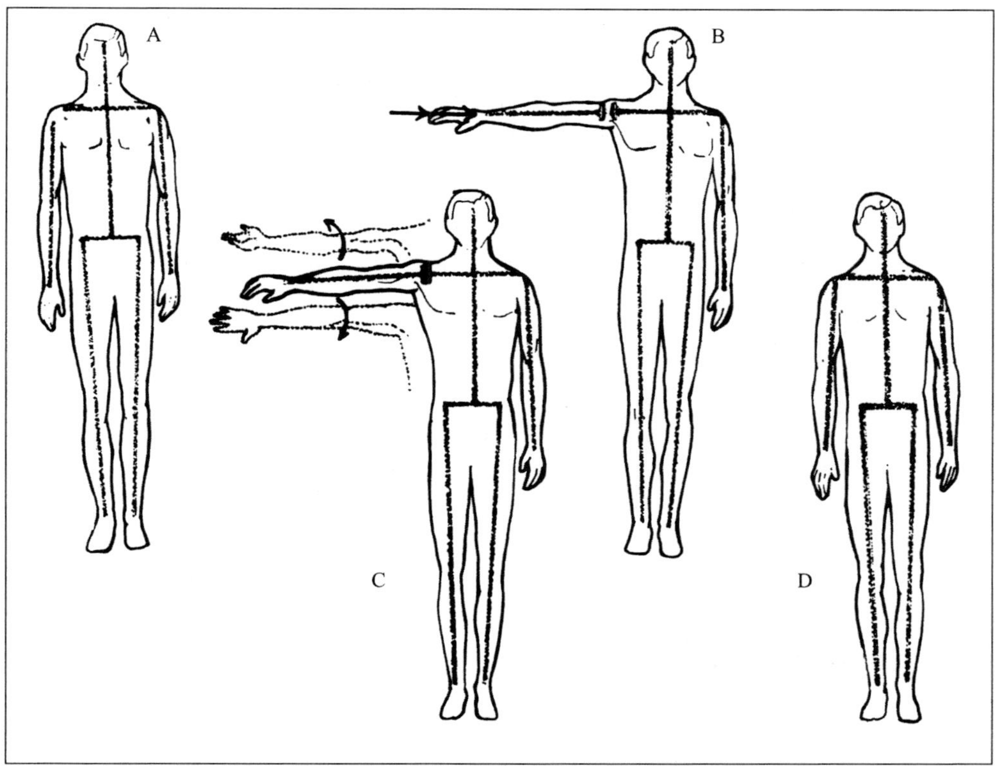

Abb. III-11: Fallbeispiel 2. Korrektur des Systems der Vektoren/Achsen bei Unterbrechung des Vektors an der rechten Schulter. Siehe Text.

richtige Ausrichtung der Vektoren/Achsen erforderlich machen. Erst einmal ist der zentrale vertikale Vektor oberhalb seines Schnittpunktes mit dem Schulter-Vektor scharf abgeknickt. Zweitens ist der transversale Schulter-Vektor rechts von dem zentralen vertikalen Vektor unterbrochen. Und drittens ist der Vektor im rechten Bein am Knie unterbrochen und reicht über den Fuß aus dem physischen Körper hinaus. Siehe Figur A.

Ich würde mit dem zentralen vertikalen Vektor beginnen, denn an ihm muß der rechte Teil des transversalen Schulter-Vektors befestigt werden. Bewegen Sie zunächst den physischen Hals- und Körperbereich nach links. Knicken Sie den physischen Körper vorsichtig ab an dem scharfen Knick in dem Vektor. Ich schlage vor, einen Finger direkt unterhalb des Winkels dieses Knickes zu plazieren. Der Drehpunkt muß ganz genau stimmen. Warten Sie ab, bis der Vektor sich eingewöhnt hat in dem physischen Kopf- und Halsbereich wie in Figur B.

Wenn Sie spüren, daß der Eingewöhnungsprozeß abgeschlossen ist, bringen Sie den physischen Hals- und Kopfbereich vorsichtig und langsam in seine neutrale Position zurück. Wenn der Vektor in seiner richtigen Position ist, werden Sie das Gefühl bekommen, alles sei wieder an seinem richtigen Platz. Warten Sie ab, bis dieser Vorgang wirklich zum Abschluß gelangt ist. Siehe Figur C.

Als nächstes werden wir den rechten Teil des Schulter-Vektors wieder mit dem zentralen

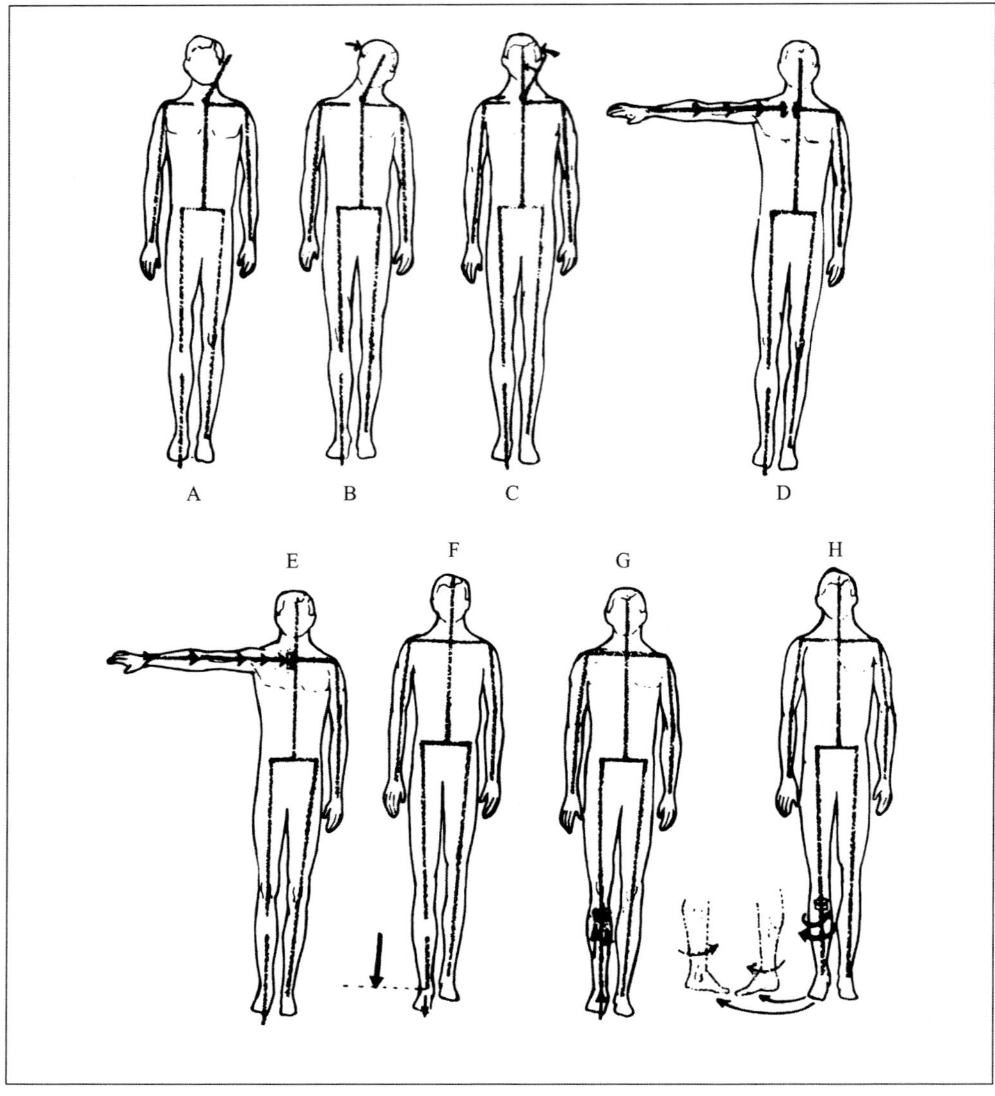

Abb. III-12: Fallbeispiel 3. Drei Probleme, die die Integration und richtige Ausrichtung der Vektoren/Achsen erforderlich machen. Siehe Text.

vertikalen Vektor und dem linken Teil des Vektors verbinden. Halten Sie den Arm ausgestreckt in der Horizontalen und schieben Sie ihn hinein, bis der Vektor richtig angrenzt. Sie müssen den Arm- und Schulterbereich vielleicht ein wenig nach vorn oder unten bewegen, bis die richtige Position erreicht ist. Denken Sie daran, daß Sie in drei Dimensionen arbeiten. Siehe Figur D.

Nachdem die Enden richtig zusammen gefügt sind, warten Sie, bis der Verschmelzungsprozeß abgeschlossen ist, dann lassen Sie den Arm wieder langsam und vorsichtig an die Seite des Patienten herunter. Siehe Figur F.

Als nächstes beschäftigen wir uns mit dem am rechten Knie unterbrochenen Vektor. Erst einmal ziehen Sie am physischen Bein nach unten, um den nach distal verlagerten Anteil des Vektors im physischen Körper an die richtige Stelle zurückzubringen (siehe Figur F). Nun drücken Sie das Bein herein, um die Enden zusammenzufügen. Warten Sie, bis die Verschmelzung abgeschlossen ist (siehe Figur G). Manchmal ist eine Drehung des Unterschenkels erforderlich, damit der Vektor richtig verschmilzt (siehe Figur H).

Fallbeispiel 4

Dieser Patient (siehe Abbildung III-13) hat ein Problem mit dem zentralen vertikalen Vektor und dem Schulter-Vektor. Der zentrale vertikale Vektor ist knapp unter seinem Schnittpunkt mit dem Schulter-Vektor unterbrochen. Der obere Teil des zentralen vertikalen Vektors ist von vorn gesehen im Uhrzeigersinn gedreht. Der Drehpunkt, an dem der diagonal stehende Vektor die Mittellinie schneidet, liegt in der unteren Halsregion. Das untere Ende des diagonal verschobenen Vektors hat den horizontalen Schulter-Vektor im Patienten nach rechts verschoben. Wenn Sie die Drehung des zentralen vertikalen Vektors aufheben, also den Vektor zurückdrehen, müssen Sie den Drehpunkt in der unteren Halsregion beibehalten, bzw. den Vektor an diesem Drehpunkt drehen. Plazieren Sie einen Finger an dem Drehpunkt an der unteren Halswirbelsäule. Bewegen Sie den physischen Komplex von Kopf und Hals um diesen Drehpunkt herum, um den zentralen vertikalen Vektor wieder einzufangen. Warten Sie ab, bis der Vektor sich eingewöhnt hat in dieser Position. Bewegen Sie auch die Schultern und die Arme, um den Vektor in diese Teile des physischen Körpers zurückzuführen (siehe Figur B.)

Nehmen Sie nun den physischen Kopf- und Halsbereich, um den zentralen vertikalen Vektor im Gegenuhrzeigersinn zu drehen. Damit gleichzeitig bewegen Sie die Arme und Schulter, um den horizontalen Schulter-Vektor in seine normale Position zu bringen. Führen Sie die Vektoren in die richtige verti-

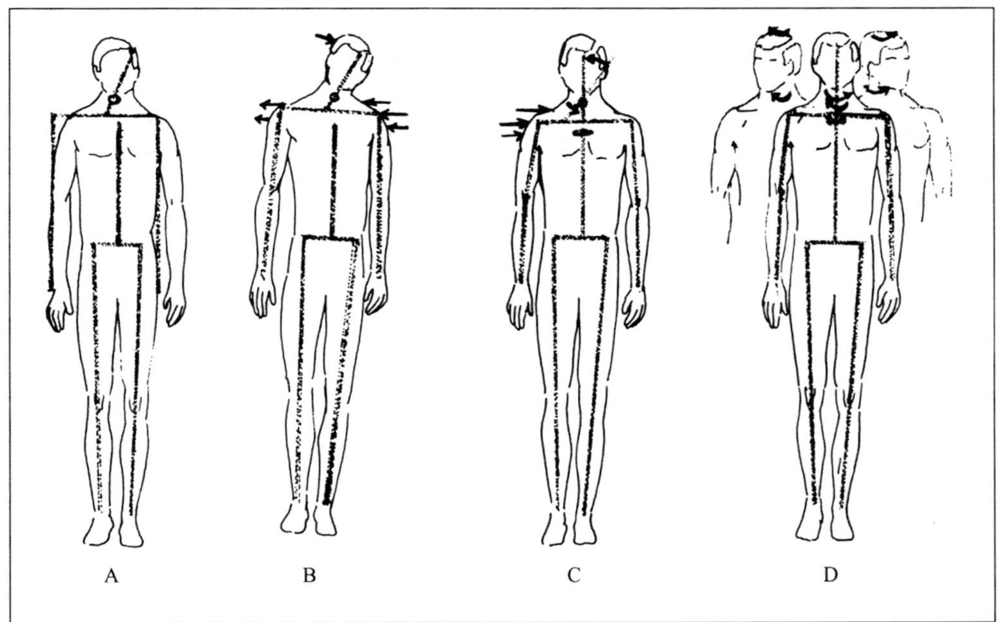

Abb. III-13: Fallbeispiel 4. Im Text sind die einzelnen Probleme und die Schritte zu ihrer Lösung beschrieben.

kale Position, damit sich der untere Teil des zentralen vertikalen Vektors der richtigen Stelle annähern und angefügt werden kann. Warten Sie ab, bis die vorher getrennten Enden miteinander verschmolzen sind. Wahrscheinlich müssen Sie die Drehung des Kopf- und Halsbereiches mehrmals ausprobieren, bis Sie das richtige Ergebnis erreichen (siehe Abbildung III-13, Figur D.)

Fallbeispiel 5

Bei diesem Patienten (siehe Abbildung III-14) ist der horizontale Vektor von Schulter zu Schulter nach rechts verlagert. Alle anderen Vektoren scheinen richtig integriert und ausgerichtet zu sein (siehe Figur A).

Dieses Problem wird dadurch gelöst, daß der Körper mit dem Schulter-Vektor und den betreffenden Arm-Vektoren so weit zur rechten Seite des Patienten bewegt wird, bis die Vektoren in der richtigen Stellung sind und der Körper dann in die neutrale Stellung zurückgeführt werden kann. Sie können zu diesem Zweck mit dem physischen Körper arbeiten oder nur mit den energetischen Linien. Beides ist möglich. Kontrollieren Sie genau die Wirkung dessen, was Sie tun, um eine Unterbrechung oder Krümmung des zentralen Vektors während der Verschiebung des horizontalen Vektors zu vermeiden. Dieselbe Technik kann auch zur Korrektur eines verschobenen Hüft-Vektors angewandt werden.

Fallbeispiel 6

Bei diesem Patienten (siehe Abbildung III-15) sehen wir einen zentralen vertikalen Vektor, der unterbrochen ist und dessen lose Enden sich überlagern. Zusätzlich geht dieses Problem häufig einher mit einer seitlichen Verschiebung der Enden oder einer Verschiebung nach vorn oder hinten. Die Enden können auch noch verdreht sein. Sie müssen sehr genau untersuchen und sehr vorsichtig ertasten, um welches Problem es sich jeweils handelt und wie es gelöst werden kann (siehe Figur A, Abbildung III-15).

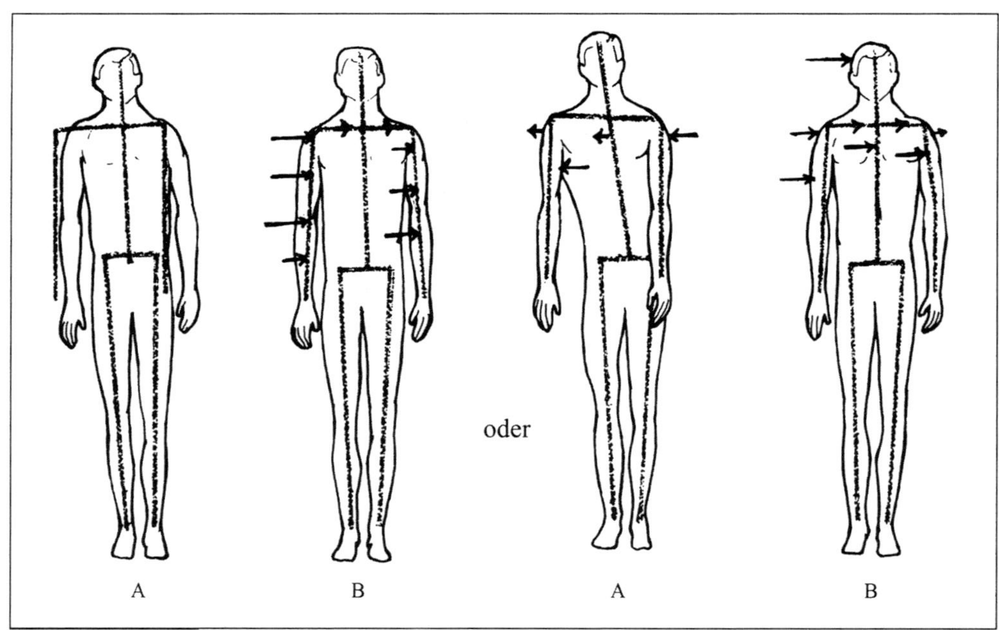

Abb. III-14: Fallbeispiel 5. Das Problem und die Schritte zu seiner Lösung sind im Text beschrieben.

Zur Korrektur kann entweder am Ober- oder am Unterkörper gezogen werden, um das Überlappen der beiden Enden des unterbrochenen zentralen vertikalen Vektors zu beseitigen. In Figur B ist der Zug am oberen Teil des Körpers nach cranial dargestellt. Für diesen Zug müssen beide Hände mit den Handflächen nach oben unter den liegenden Patienten geschoben werden. Der Kopf des Patienten ruht auf Ihren Unterarmen. So kann der gesamte Oberkörper gut geführt und nach cranial bewegt werden.

Als nächstes bewegen Sie den gesamten Oberkörper des Patienten nach links und stellen dabei sicher, daß sich das Vektoren-System des Oberkörpers mit dem physischen Oberkörper mitbewegt. Dabei sollten Sie fühlen können, ob eine Verlagerung nach vorn oder hinten oder eine Drehung vorliegt. Wenn ja, korrigieren Sie diese mit Bewegungen des physischen Körpers, während der Zug am Körper aufrechterhalten bleibt. Suchen Sie nun die richtige Stelle für die Zusammenfügung der Enden (siehe Figur C).

Warten Sie die Verschmelzung ab. Wenn sie nicht stattfindet, haben Sie eine geringfügige Verlagerung nach hinten oder vorn oder eine Drehung übersehen. Vielleicht müssen Sie ein wenig probieren, bis Sie das Gefühl haben, daß es sich richtig anfühlt. Ich finde es schwierig, diese geringen Verlagerungen mit dem Auge zu erkennen, daher verlasse ich mich mehr auf meine Intuition und darauf, wie sich etwas entwickelt.

Die auf den vorangegangenen Seiten beschriebenen Fallbeispiele geben einen kleinen Eindruck wieder von häufig auftretenden Unterbrechungen und Fehlstellungen im Vektoren/Achsen-System, wie ich sie angetroffen habe. Es gibt viele Möglichkeiten, wie ein Vektoren/Achsen-System fehlgestaltet sein kann. Jeder Patient entwickelt sein eigenes Muster. Versuchen Sie nicht, einen Patienten in ein Ihnen vorher begegnetes Muster einzuordnen. Behandeln Sie jeden Patienten so, als sei er für Sie neu und anders als alle vorherigen. Es ist Ihr Ziel, das Muster eines jeden einzelnen Patienten zu verstehen.

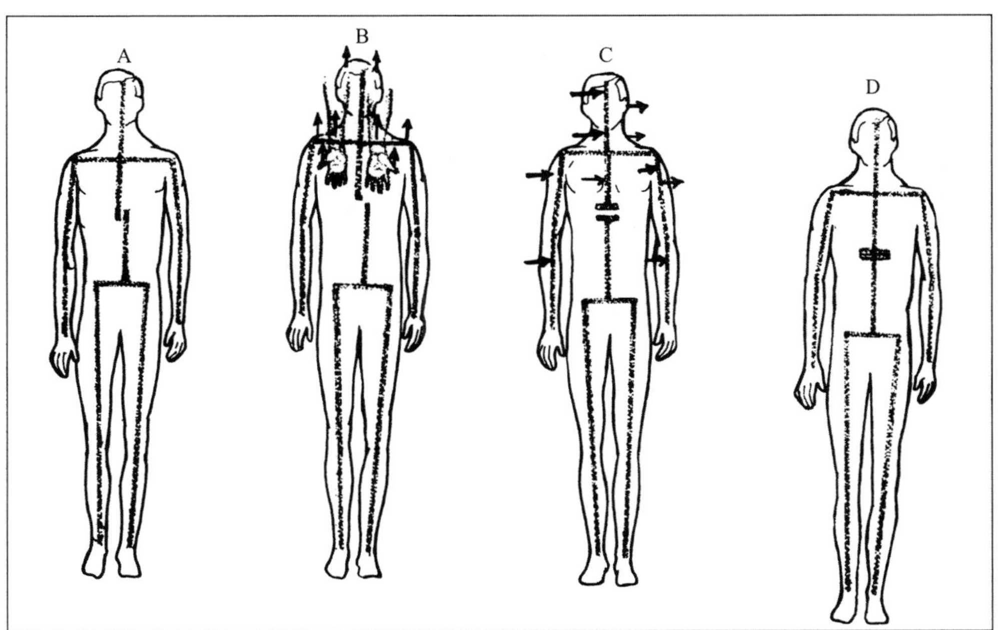

Abb. III-15: Fallbeispiel 6. Im Text ist das Problem und die Schritte zu seiner Lösung beschrieben.

3.2 Regeln für die Integration und Ausrichtung der Vektoren/Achsen

In den in den Abbildungen dargestellten Lösungen habe ich versucht, mit normalem Menschenverstand die Unterbrechungen und Fehlstellungen zu beseitigen. Es gibt einige einfache Grundregeln, die für die gesamte Arbeit auf diesem Gebiet zutreffen:

- Emotionaler Widerstand kann ein Vektoren-System ebenso schnell wieder unterbrechen, wie Sie es zusammengefügt haben, oder dieser Widerstand hindert Sie sogar daran, eine vorübergehende Integration zu erreichen.
- Der physische Körper kann wie ein Magnet benutzt werden, um einzelne Teile des Vektoren-Systems zu bewegen.
- Sie fühlen, wenn die Vektoren richtig ausgerichtet und zusammengefügt sind. Auch andere fühlen das, die den betreffenden Körper nicht berühren, aber in der Nähe sind.
- Warten Sie ab, bis die Eingewöhnung und Verschmelzung stattgefunden hat. Auch dieses werden Sie fühlen. Wenn Sie dieses Gefühl einmal erlebt haben, werden Sie es nicht wieder vergessen. Es ist daher einfacher diese Technik in der Gegenwart eines Therapeuten zu erlernen, der mit dieser Arbeit vertraut ist und Sie Schritt für Schritt führen kann.

Diese Technik bringt wirklich Spaß und führt zu erstaunlichen therapeutischen Ergebnissen. Genießen Sie.

4 Mund, Gesichtsschädel und Hals: erweitert und überarbeitet

4.1 Der harte Gaumen

Die Zeit ist vorangeschritten, viele Erfahrungen sind gesammelt worden und das Verständnis ist gewachsen. Wir verstehen jetzt besser, welche Wirkungen die Arbeit an bestimmten knöchernen Strukturen und Weichteilen des Mundes, des Schädels oder des Halses für die Entspannung des gesamten Körpers hat.

1. In dem Buch „CranioSacral Therapy" (Bd. 1 „Lehrbuch der Kraniosakraltherapie") werden hauptsächlich die knöchernen Strukturen des harten Gaumens sowie die Entspannung und die Herstellung eines Gleichgewichts zwischen den Schläfenbeinen und dem Unterkiefer beschrieben.
2. Es werden in diesem Buch einige Arbeitstechniken für die Mm. temporales, pterygoidei und masseter dargestellt.
3. In dem Buch „CranioSacral Therapy II, Beyond the Dura" wird der Horizont erweitert und sehr viel mehr Information geliefert über das gesamte Kausystem, seine Weichteile und seine Verknüpfungen mit dem Nervensystem.
4. In dem vorliegenden Buch möchte ich beschreiben, welche Bedeutung diese Region des Körpers für die Auflösung von Energiezysten, die SomatoEmotionale Entspannung, die therapeutischen Bilder und das therapeutische Gespräch hat.

Bevor Sie mit der Arbeit im Mund, an dem Gesichtsschädel und am Hals beginnen, müssen Sie alle Techniken des 10-Schritte-Protokolls für das CranioSacrale System durchgeführt haben. Sie sollten Ihr besonderes Augenmerk richten auf die Thoraxapertur, die hintere Schädelbasis, die Schläfenbeine und das gesamte intracranielle Membransystem. Sie haben vielleicht keine vollständige Entspannung dieser Teile des Systems erreicht, aber Sie sollten wenigstens eine teilweise Entspannung herbeigeführt haben und sich bewußt geworden sein, wo die verbleibenden Restriktionen lokalisiert sind, und (ich hoffe) welche ihre Ursachen sind.

Nach Beendigung des 10-Schritte-Protokolls schlage ich die Anwendung der Arbeitstechniken am harten Gaumen in der Reihenfolge vor, wie sie in den Kursen für CranioSacrale Therapie II gelehrt werden. Die betreffenden Kursunterlagen führen diese Techniken auch auf. Daher werde ich sie hier nur kurz wiederholen.

Sie beginnen mit der Feststellung der beidseitigen Bewegung des Oberkiefers in der Flexions- und der Extensionsphase der CranioSacralen Bewegung. Denken Sie daran, der harte Gaumen weitet sich während der CranioSacralen Flexion und zieht sich zusammen in der Extension. Überprüfen Sie, ob die Bewegung synchron ist mit der des Keilbeins, und ob sie leicht stattfindet. Meist werden Sie eine gewisse Asymmetrie und Restriktion feststellen. Sie können normalerweise die vorübergehenden Dysfunktionen beseitigen, indem Sie einfach die Bewegung des Oberkiefers unterstützen und mit der Bewegung des Keilbeins koordinieren.

Wenn auf der einen oder anderen Seite des Oberkiefers eine echte Restriktion fortbesteht, sollten Sie zunächst Entspannungstechniken in indirekter Richtung, weg von dieser Barriere, versuchen anzuwenden. Wenn erforderlich, sollten Sie danach dem Widerstand mit direkter Technik zu Leibe

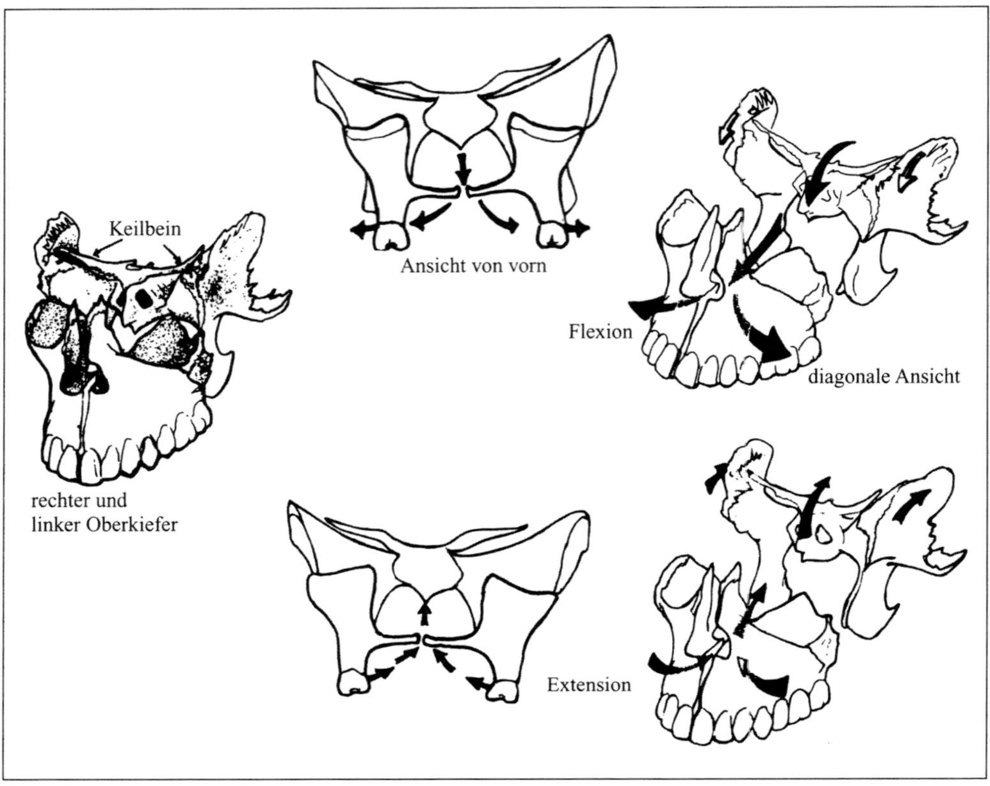

Abb. IV-1: Die Richtungen der Bewegung des Oberkiefers während der Flexions- und Extensionsphasen des CranioSacralen Systems.

rücken. Versuchen Sie, was Sie erreichen können. Haben Sie Geduld. Ich glaube, Sie werden keine volle Symmetrie und keine synchrone Bewegung erzielen, bevor Sie nicht auch die restlichen Techniken für den harten Gaumen durchgeführt haben.

Als nächstes untersuchen Sie die Torsion des Oberkiefers nach rechts und nach links. Denken Sie daran, daß eine Torsion von Oberkiefer und hartem Gaumen eine unphysiologische Bewegung ist. Sie untersuchen den harten Gaumen auf seine Fähigkeit, diese von Ihnen induzierte unphysiologische Bewegung zu akzeptieren und auf sie einzugehen. Denken Sie daran, daß Sie bei diesem Test den gesamten harten Gaumen in eine Torsion bringen und deshalb das Keilbein gegen diese abnorme Bewegung, der Sie das gesamte System unterwerfen, stabilisieren müssen. Wenn Sie das Keilbein nicht stabilisieren, könnten Sie ein falsches Bewegungsmuster der gesamten Schädelbasis herbeiführen. Da eine Torsion des harten Gaumens um seine vertikale Achse herum erfolgt, könnte das Keilbein ebenfalls ein Dysfunktionsmuster in vertikaler Richtung aufzeigen; dies könnte entweder eine Seitneigung oder eine laterale Verspannung, je nach Reaktion des Hinterhauptbeines sein.

Sie müssen auch daran denken, daß es 10 oder 20 Sekunden lang dauert, bis der harte Gaumen auf Ihre forcierte Drehung reagiert. Wenden Sie *nicht* mehr Kraft an, sondern warten Sie. Bitte warten Sie einfach ab. Gebrauchen Sie nur soviel Kraft, wie notwendig ist, um 15 Gramm (drei Pfennig-Stücke) zu heben. Verursachen Sie *nicht* fälschlicherweise eine Dysfunktion des harten Gaumens, nur weil Sie ungeduldig sind. Wenn der harte Gaumen auf die von Ihnen forcierte Drehung (um eine vertikale Achse herum) nach rechts oder links reagiert, vergleichen Sie die Bewegungen nach rechts und nach links auf ihr Ausmaß und auf ihre Leichtigkeit hin. Wenn eine Asymmetrie besteht, führen Sie die Korrektur zunächst indirekt herbei und dann, wenn die Asymmetrie fortbesteht, direkt gegen den Widerstand.

Dieselben Regeln gelten für die Korrekturen am Schädeldach mittels des harten Gaumens. Wenden Sie wenig Kraft für einen längeren Zeitraum an. Dann werden Sie keine ungewollten Dysfunktionen auslösen. Wenn Sie die Geduld verlieren und zuviel Kraft anwenden, können Probleme auftreten. Passen Sie auf, wenn der Körper sich vorsichtig zusammenzuziehen und sich gegen die von Ihnen forcierten Bewegungen zu schützen beginnt. Wenden Sie nicht so viel Kraft an, daß der Patient seine Verteidigungsmaßnahmen

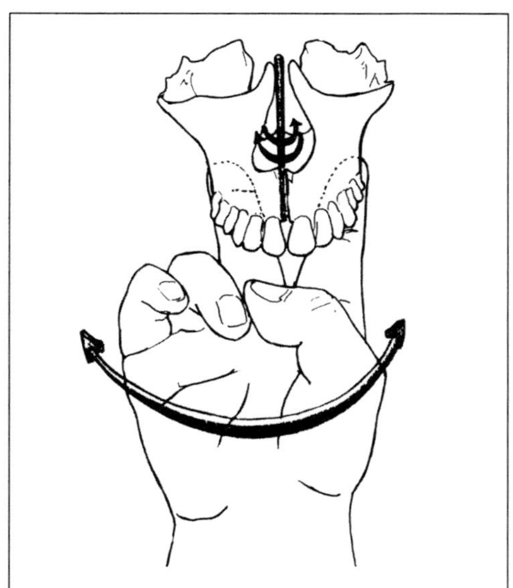

Abb. IV-2: Die Position der Finger im Mund. Die Pfeile zeigen die Richtung an, in der auf den Oberkiefer (durch die Zähne hindurch) Kraft ausgeübt wird, um die Torsion nach rechts und nach links zu untersuchen.

aktiviert. Dies ist eine Schwelle, vor der Sie zurückweichen sollten. Arbeiten Sie mit einem Kraftaufwand, der nicht die Abwehrmechanismen des Patienten in Gang setzt. Wenn ein Torsionsmuster mit den beschriebenen Techniken nicht zu korrigieren ist, könnte eine einseitige Verkeilung zwischen dem Processus pterygoideus des Keilbeins und dem Oberkiefer-Gaumen-Komplex vorliegen. Diese Situation besteht meist dann, wenn das Keilbein beim Torsionstest dem harten Gaumen nach vorn folgen und sich nicht von dem Oberkiefer-Gaumen-Komplex lösen will.

Wenn Sie feststellen, daß der gesamte Komplex von Keilbein, Gaumen und Oberkiefer sich wie eine nicht trennbare Einheit bewegt, sollten Sie ruhig bleiben und nicht die Geduld verlieren. Prüfen Sie die Beweglichkeit des Kiefergelenks. Wiederholen Sie den Torsionstest mehrere Male. Wenn sich die Strukturen nicht voneinander lösen, warten Sie ab, bis Sie die Techniken zur Dekompression von Keilbein, Gaumen und Oberkiefer durchführen. Denken Sie aber immer daran, daß diese Verkeilung besteht.

Als nächstes werden wir prüfen, ob eine Abscherung zwischen hartem Gaumen und Keilbein besteht. Abscherung bedeutet, daß der harte Gaumen im Verhältnis zum Keilbein horizontal verschoben ist. Um dies zu überprüfen, wird eine Abscherung herbeigeführt. Diese unphysiologische Bewegung wird von Ihnen induziert, wobei das Keilbein stabilisiert werden muß. Mit „stabilisieren" meine ich, das Keilbein muß daran gehindert werden, sich zusammen mit dem harten Gaumen zu bewegen. Warten Sie die Reaktion ab, erst in der einen Richtung, dann in der anderen. Verwenden Sie nicht mehr Kraft als nötig, um 15 Gramm hochzuheben (drei Pfennig-Stücke).

Verlieren Sie nicht die Geduld. Vergleichen Sie, wie weit und wie leicht die Bewegung in

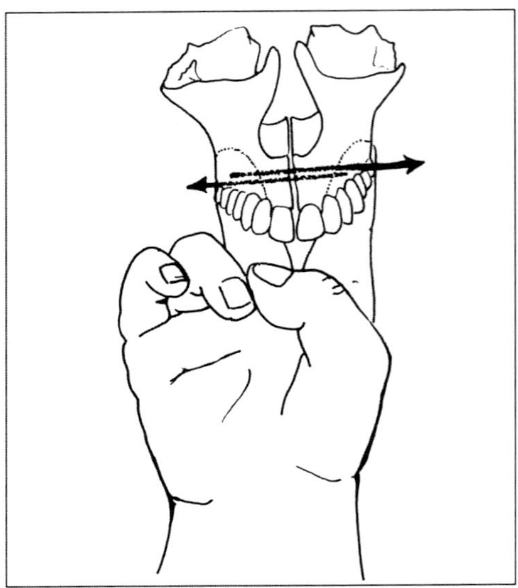

Abb. IV-3: Position der Finger und Richtung, wie der harte Gaumen nach rechts und links bewegt wird, um Abscherung zu überprüfen.

die eine und in die andere Richtung zu führen ist. Wenn Sie eine Asymmetrie zwischen den Seiten feststellen, wenden Sie zunächst die indirekte Methode zur Korrektur an. Danach sollten Sie dem Widerstand direkt zu Leibe rücken. Freuen Sie sich, wenn Sie den Widerstand erfolgreich auflösen und eine Entspannung bewirken. Wenn Sie keinen Erfolg haben sollten, verlieren Sie nicht die Geduld. Wiederholen Sie die Techniken für die Untersuchung und Korrektur einige Male, beginnen Sie dann mit der nächsten Technik.

Als nächstes werden wir eine Dekompression zwischen hartem Gaumen und Keilbein durchführen. Dafür müssen wir wieder das Keilbein mit einer Hand stabilisieren, während wir den harten Gaumen mit der anderen Hand nach vorn bewegen. Liegt der Patient auf dem Rücken, bedeutet „nach vorn“: „nach oben an die Decke“. Diese Technik korrigiert meist die restlichen Restriktionen im harten Gaumen, d.h. Torsion und Abscherung.

Wenn eine einseitige Verkeilung zwischen hartem Gaumen und dem Processus pterygoideus des Keilbeins fortbesteht, bedeutet dies zweierlei: Zum einen daß Sie Geduld bewahren und den Gaumen für lange Zeit weiterhin nach vorn ziehen müssen, und zum anderen daß für den Gaumen wohl ein großes Problem besteht.

Wenn Sie fühlen, daß Sie die Verkeilung von Gaumen und Keilbein gelöst haben, und sich der Gaumen unabhängig vom Keilbein bewegen läßt, wiederholen Sie die Überprüfung von Flexion, Extension, Torsion und Abscherung. Seien Sie dabei ganz genau. Wenn Sie weiterhin eine Dysfunktion feststellen, könnte es sinnvoll sein, an diesem Punkt die V-Spreiz Technik anzuwenden. Bleiben Sie ruhig, auch dann wenn Sie jetzt noch immer keine perfekte Reaktion des Gaumens erreichen. Es kann sein, daß Sie im Gaumen alles erreicht haben, was möglich war. Befassen Sie sich nun mit dem Vomer und den Gaumenbeinen. Doch bevor wir weitergehen, möchte ich noch einiges klarstellen.

1. Bei allen Oberkiefer-Techniken sollten entweder der Zeigefinger und der Mittelfinger oder der Mittelfinger und der Ringfinger einer Hand auf den Kauflächen der oberen Schneidezähne, der Prämolaren oder der Molaren liegen. Trägt der Patient eine Prothese, so muß die Prothese herausgenommen werden und Ihre Finger müssen direkt auf dem Zahnfleisch aufliegen. Wenn das Zahnfleisch feucht und rutschig ist, müssen Sie Verbandsmull um die betreffenden Finger wickeln. Ihre andere Hand sollte im Idealfall die beiden großen Flügel des Keilbeins halten. Wenn Sie mit dem Daumen den einen großen Flügel und mit dem Mittel- oder Ringfinger den anderen Flügel stützen könnten, so wäre das sehr gut. Aber viele von Ihnen werden dafür zu kleine Hände haben. Wenn Sie das also

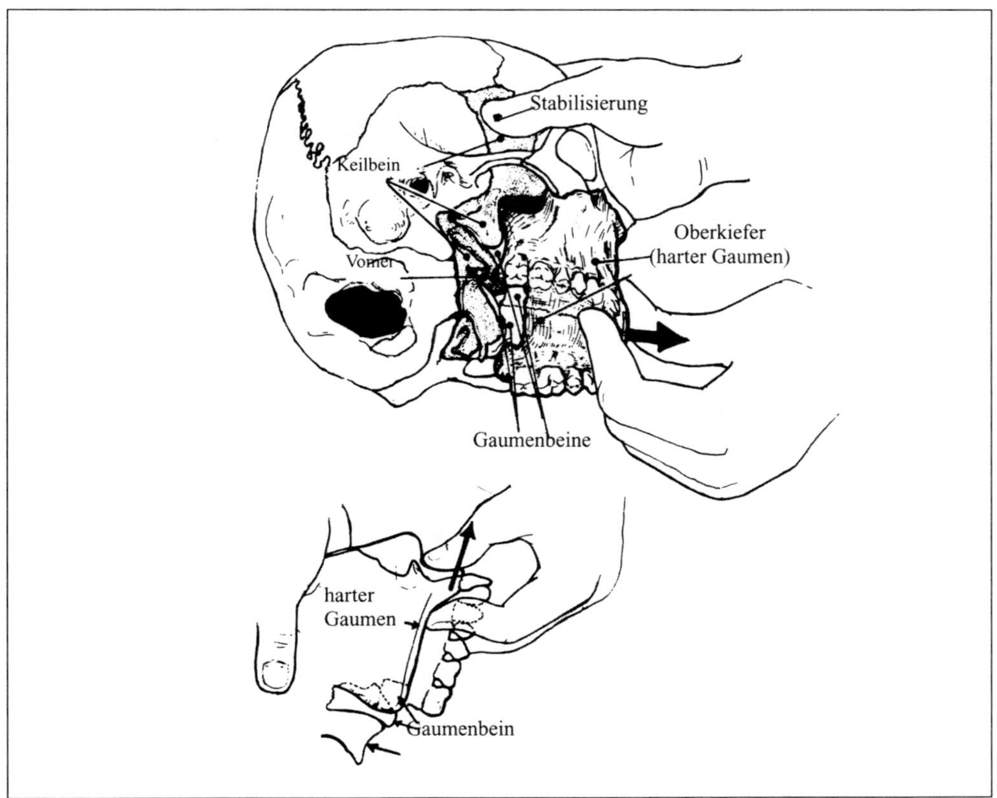

Abb. IV-4: Technik zur Lösung der Verkeilung von hartem Gaumen (Oberkiefer) mit Keilbein. Der Pfeil zeigt an, in welche Richtung der Gaumen bewegt wird. Die Position der Finger kann variieren. Manchmal hilft es, wenn die Finger auf den Kauflächen der hinteren Molaren aufliegen. Die Nähe zum Oberkiefer-, Gaumen- und Keilbeinkomplex ist hilfreich bei dieser Technik. Die Position der Finger ist dieselbe wie für die anderen Techniken zur Untersuchung des Gaumens.

nicht können, legen Sie Ihre andere Hand auf das Stirnbein. Das Stirnbein macht so ziemlich das, was das Keilbein macht. Also können Sie mit dem Stirnbein das Keilbein stabilisieren und durch das Stirnbein fühlen, was das Keilbein tut. Wenn Sie mit einem anderen Therapeuten zusammenarbeiten, so kann der eine von Ihnen den Schädelgriff anwenden und mit dem Keilbein arbeiten, während der andere am harten Gaumen arbeitet.

2. Die Stabilisierung des Keilbeins kann zweierlei bedeuten. Zum einen können Sie das Keilbein innerhalb seines Bewegungsmusters in der Flexion und Extension stabilisieren. Sie unterstützen also seine Bewegung und verhindern so, daß die Bewegung durch das gestört wird, was mit dem Oberkiefer passiert. Oder Sie stabilisieren das Keilbein in seiner neutralen Stellung und halten es dort, Sie verhindern also, daß es sich bewegt. Beide Methoden sind möglich.

3. Die „indirekte Korrektur" bedeutet, daß das betreffende Gewebe sich in die Richtung bewegen darf, in die es sich bewegen möchte und dort gehalten wird. In diesem Fall trifft das auf den Oberkiefer (den harten Gaumen) zu. Zum Beispiel, wenn der harte Gaumen sich nach rechts leichter

dreht als nach links, werden wir den Gaumen sich so weit nach rechts drehen lassen, wie er möchte, und ihn dort in der extremen Torsion nach rechts für einige Sekunden (selten länger als eine halbe Minute) halten. Wenden Sie nicht mehr Energie auf als notwendig. Behalten Sie nur diese Stellung bei. Nach wenigen Sekunden wird sich der Gaumen gewöhnlich noch weiter nach rechts drehen. Das ist die indirekte Entspannung. Wenn dies passiert, wird sich das Keilbein anfühlen, als sei eine Spannung in ihm gelöst worden. Nach dieser indirekten Entspannung folgen Sie dem harten Gaumen in seine neutrale Stellung und beginnen dann die Drehung nach links. Mit einigem Glück wird sich der harte Gaumen nun weiter nach links drehen als bisher. Folgen Sie der Bewegung so weit wie möglich. Schließlich werden Sie einen Widerstand spüren. Halten Sie sacht gegen diesen Widerstand, bis er sich löst. Dies ist die „direkte" Korrektur. Nach der direkten Entspannung bewegen Sie den harten Gaumen so weit nach links wie möglich und führen ihn dann zurück in seine neutrale Stellung.

Warten Sie einige Sekunden und überprüfen Sie noch einmal die Bewegung nach rechts und nach links. Sie sollten zumindest eine fünfzigprozentige Verbesserung feststellen. Wenn nicht, wiederholen Sie die indirekte und die direkte Korrektur, und gehen Sie dann über zu der nächsten Technik. Sie werden später noch einmal auf diese Restriktion zurückkommen und sie noch einmal überprüfen.

4. Ich habe diese Reihenfolge für Untersuchung und Korrektur des harten Gaumens (Oberkiefer, Vomer und Gaumenbeine) gewählt, weil jeder einzelne Schritt den nächsten erleichtert. Die Entspannung von Flexion und Extension macht die Korrektur einer gestörten Torsion leichter. Eine korrigierte Torsion macht die Korrektur der Abscherung leichter und alle drei zusammen scheinen hilfreich zu sein für eine erfolgreiche Dekompression des Komplexes von Keilbein, Gaumen und Oberkiefer.
5. Die unphysiologischen Bewegungen, die wir zum Zwecke der Überprüfung und Korrektur induzieren, sollten in der neutralen Zone des CranioSacralen Rhythmus induziert werden. Dieser Zeitpunkt scheint das hochsensible CranioSacrale System am wenigsten zu beeinträchtigen.

Als nächstes möchte ich einen kurzen Überblick geben über die Techniken für Vomer und Gaumenbeine, bevor wir uns mit den Techniken für die Weichteile und die Energie im Mund, am Gesichtsschädel und am Hals befassen. Der Vomer wird nur indirekt, aber sehr wirkungsvoll durch das Dach der Mundhöhle erreicht.

1. Legen Sie Ihren Finger auf die Mittellinie des Gaumens des Patienten und zwar so weit nach hinten wie möglich, ohne den Würgreflex auszulösen. Nachdem Sie diesen Punkt mit der Kuppe Ihres Fingers gefunden haben, legen Sie die Innenfläche Ihres Fingers entlang der Mittellinie des Gaumens und entlang der Innenseite der mittleren Schneidezähne, so daß Sie so viel Kontakt mit der Mittellinie haben wie möglich.
2. Nun stellen Sie sich sehr intensiv vor, daß Ihr Finger in Verbindung steht mit dem Vomer des Patienten. Wie Sie ja inzwischen wissen, bewirken Vorstellung und Wollen sehr viel. Sie können die Funktion des Vomers untersuchen und Funktionsstörungen des Vomers korrigieren, obwohl die Knochen des Oberkiefers zwischen Ihrem Finger und dem Vomer liegen.
3. Mit der anderen Hand kontrollieren Sie das Keilbein oder das Stirnbein, je nach

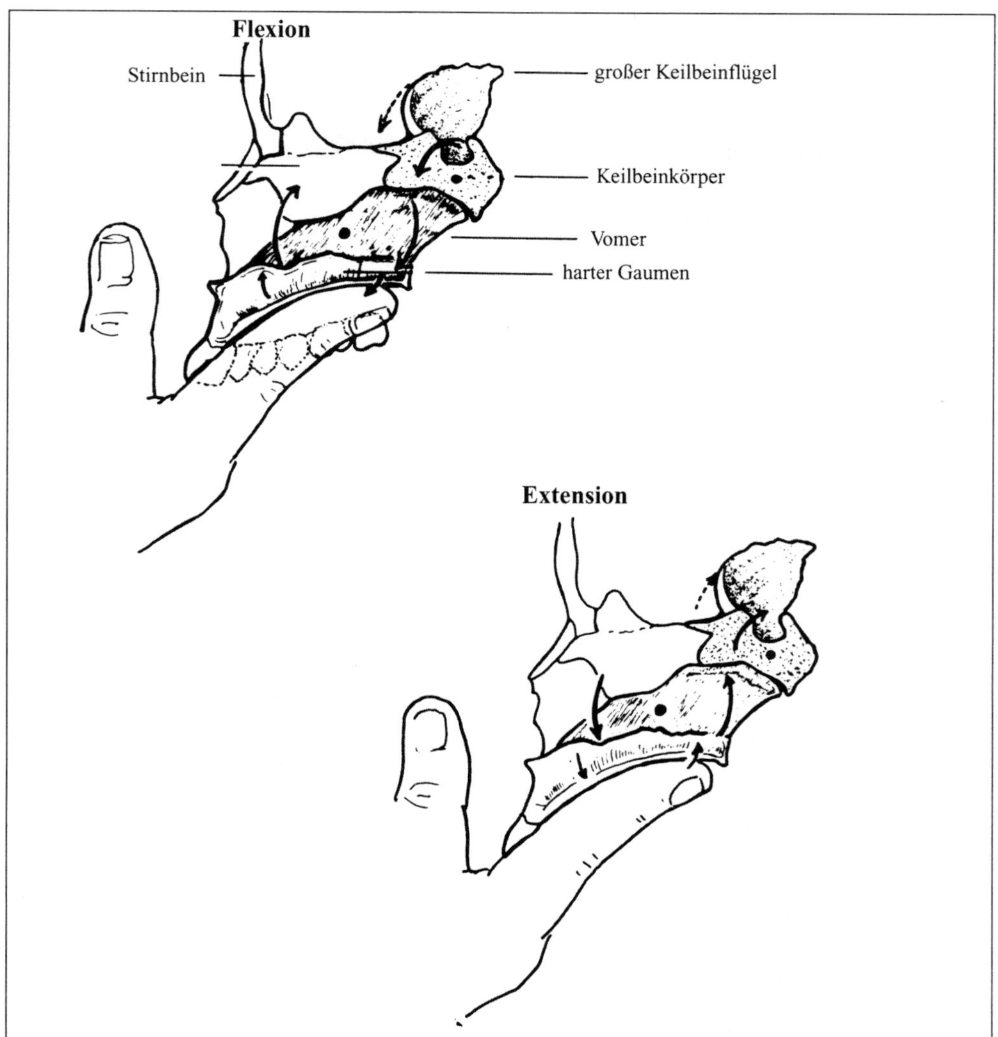

Abb. IV-5: Die hier gezeigte Position der Finger in der Mundhöhle gilt für alle Techniken zur Untersuchung und Behandlung des Vomers mit einer Ausnahme. (Diese Ausnahme ist die Korrektur der Verkeilung von Keilbein und Vomer.) Die Pfeile zeigen die Richtung an, in die sich der Vomer und das Keilbein in der Flexions- und Extensionsphase des CranioSacralen Rhythmus bewegen.

der Größe Ihrer Hand. Ich finde es nach wie vor gut, wenn der Daumen meiner Hand, die am Vomer liegt, irgendwo meine Hand berührt, die am Keilbein (oder Stirnbein) liegt, damit ich ein richtiges Gefühl für die Bewegungen zwischen Vomer und Keilbein erhalte. Wenn zwischen meinen beiden Händen kein Kontakt besteht, fühle ich mich manchmal ein wenig verloren.

4. Zunächst untersuchen wir, ob die Bewegungen von Keilbein und Vomer in der Flexions- und Extensionsphase synchron sind. Wenn der hintere Teil des Vomers nach unten kommt und der vordere sich nach oben bewegt, sollte das Keilbein in der Flexionsphase sein. Ist dies nicht der Fall, bewegen sich Keilbein und Vomer nicht synchron. Um dies zu korrigieren, bringen Sie den Vomer einfach in Gleich-

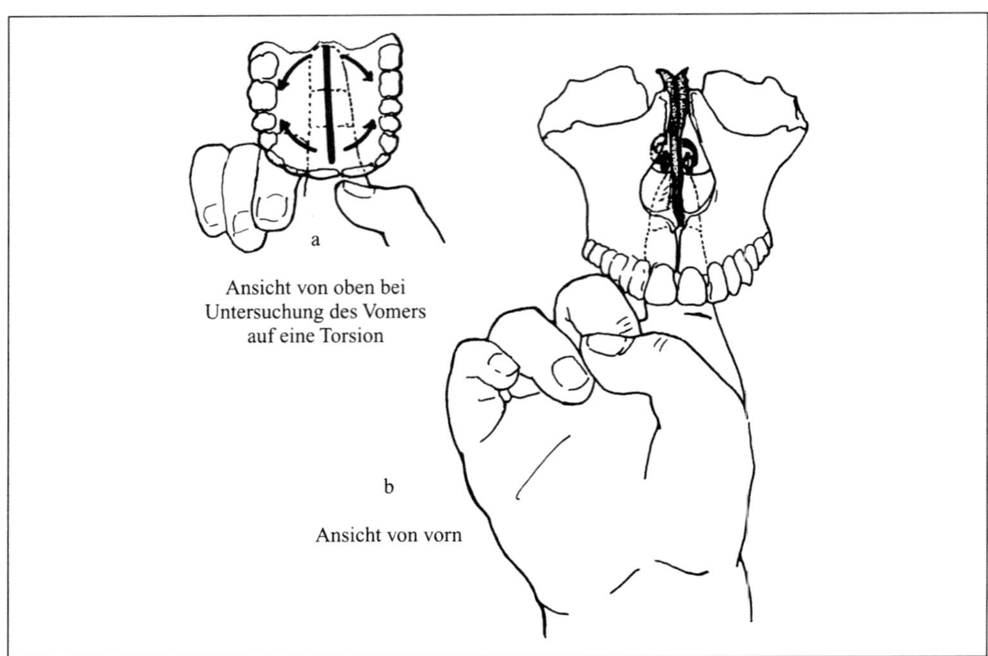

Abb. IV-6: Position des Fingers und Richtung der die Torsion des Vomers induzierenden Kraft: Torsion nach rechts (a), Torsion nach links (b). Beachten Sie den Drehpunkt.

klang mit dem Keilbein, indem Sie die Bewegung des Keilbeins verstärken. Normalerweise halte ich den Vomer einfach fest, bis das Keilbein mit seiner Bewegung aufholt, und helfe dann dem Vomer, sich mit dem Keilbein zu bewegen. Meist ist dies sehr leicht zu erreichen. Der Vomer ist ein sehr zarter Knochen, er leistet wenig Widerstand. Besteht ein großer Widerstand gegen eine Korrektur des gestörten Gleichklangs in der Flexions- und Extensionsphase, dann liegt meist eine schwerwiegende Verkeilung von Keilbein und Vomer vor. In diesem Fall fühlt sich der Vomer an, als sei er ein vom Keilbein abstehender Bootskiel. Dann ist eine Korrektur nicht leicht zu erzielen. Merken Sie sich dieses, bis Sie zur Dekompressionstechnik für Keilbein und Vomer gelangen.

Machen Sie sich keine unnötigen Gedanken. Sie werden darauf zurückkommen. Wenn Sie Torsion und Abscherung überprüfen und korrigieren, werden Sie auch diese Verkeilung lösen.

5. Wenn Sie den Vomer auf eine Torsion hin untersuchen, sollte die Bewegung des Keilbeins unterstützt werden, da die ständige Bewegung zur Mobilisierung des Vomers beiträgt. Wenn Sie die Bewegung des Keilbeins nicht unterstützen möchten, fixieren Sie es in der neutralen Phase, dies ist jedoch nur die zweitbeste Möglichkeit. Drehen Sie nun den Vomer um eine vertikale Achse herum, die Sie sich durch die kreuzförmige Sutur verlaufend vorstellen. Sie liegt am Übergang vom zweiten zum dritten Drittel des Weges entlang der Mittellinie des Gaumens von vorn nach hinten. Induzieren Sie eine Torsion nach rechts und eine nach links. Vergleichen Sie beide Seiten miteinander, wie weit und wie leicht die Torsion auf jeder Seite ist. Denken Sie daran, der Vo-

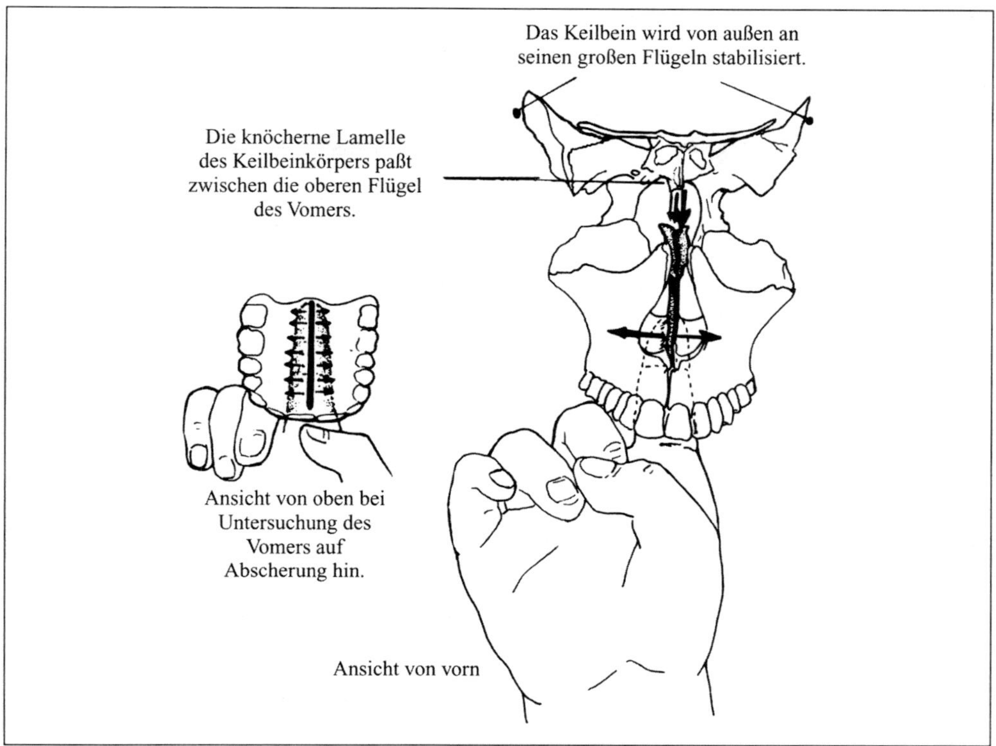

Abb. IV-7: Die Position des Fingers und die Richtung, in der Kraft auf den Vomer ausgeübt wird, um den Vomer auf eine Abscherung hin zu untersuchen.

mer ist ein sehr zarter Knochen. Sie müssen aufpassen und sehr sensibel sein, um eine Restriktion bei Torsion oder Abscherung des Vomers zu entdecken. Sie können eine derartige Restriktion sehr leicht dadurch korrigieren, daß Sie den Prozeß der Untersuchung und Überprüfung mehrere Male wiederholen.

Manchmal wird es notwendig sein, die weiter oben beschriebenen Techniken für eine indirekte und direkte Korrektur anzuwenden, doch dies wird nur auf eine geringe Anzahl der Fälle zutreffen.

6. Bei der Technik zur Untersuchung des Vomers auf eine mögliche Abscherung hin wird der Finger in die gleiche Position im Mund gebracht. Doch jetzt bewegen wir den Vomer direkt seitlich in eine Richtung und dann in die entgegengesetzte Richtung, während das Bewegungsmuster des Keilbeins unterstützt wird oder das Keilbein in der neutralen Position unbeweglich gehalten wird. Vergleichen Sie die Bewegungen in beide Richtungen, ob sie gleich weit reichen und gleich leicht durchzuführen sind. Wenn Sie eine Dysfunktion feststellen, wiederholen Sie das Untersuchungsverfahren einige Male. Damit wird normalerweise eine Korrektur herbeigeführt. Sollte dies nicht der Fall sein, dann sollten Sie die indirekte und die direkte Technik zur Korrektur anwenden.

Ein schwerwiegendes Problem des Vomers liegt meist dann vor, wenn der Vomer mit dem Keilbein verkeilt ist. Denken Sie daran,

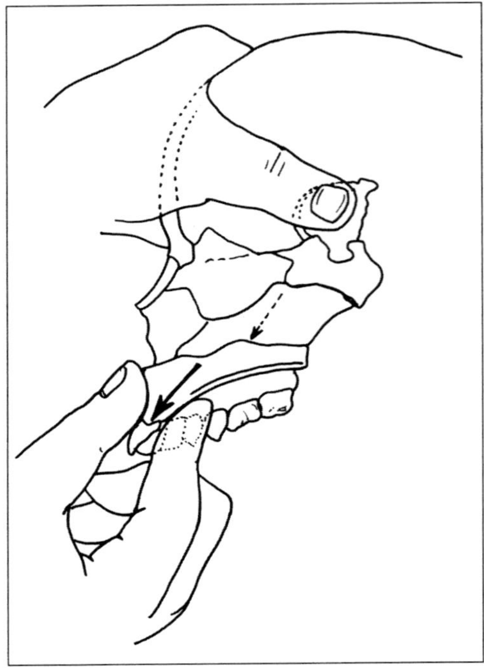

Abb. IV-8: Die Position der Hände und die Richtung der therapeutischen Kraft, um eine Verkeilung zwischen Vomer und Keilbein zu lösen. Der Daumen kann außen einfach unterhalb der Nase oder über der Glabella (Nasenwurzel) liegen.

das Keilbein reicht mit einer Knochenlamelle gut einen halben Zentimeter in die Grube des Vomers. Dieser Fortsatz ist nach vorn und nach unten gerichtet. Eine Verkeilung dieser beiden Knochen ist gewöhnlich auf ein Trauma zurückzuführen. Für eine Lösung dieser Verkeilung bedarf es oft sehr viel Geduld Ihrerseits.

Um den Vomer auf eine Verkeilung mit dem Keilbein hin zu untersuchen, legen wir den Finger auf die Mittellinie des Gaumens. Ich lege meinen Daumen entweder auf die Außenfläche des Zahnfleisches über dem Oberkiefer in der Mittellinie, auf die Haut zwischen Nase und Lippe in der Mittellinie oder auf die Glabella. Verwenden Sie die Position, die für Sie am bequemsten ist. Die andere Hand muß das Keilbein (Stirnbein) kontrollieren. Ziehen Sie dann an dem Vomer nach vorn und leicht nach unten. Nun müssen Sie darauf achten, ob das Keilbein dem Vomer bereitwillig folgt, oder ob das Keilbein nur eine geringe Tendenz zeigt zu folgen, wenn am Vomer gezogen wird. (Normalerweise hört diese Tendenz nach 20 bis 30 Sekunden auf.) Wenn das Keilbein dem Vomer nicht mehr folgt, fühlen Sie während der Flexion und Extension des CranioSacralen Systems, wie Keilbein und Vomer wie ein Scharnier zusammenarbeiten, und Sie fühlen, daß der Vomer sich in der Richtung Ihres Zugs mitbewegt, ohne daß das Keilbein folgt.

Liegt eine starke Verkeilung zwischen Vomer und Keilbein vor, wird der Zug am Vomer zunächst die normale Flexions- und Extensionsaktivität des Keilbeins unterbrechen. Wenn dann weiter am Vomer gezogen wird, wird dieser Zug das Keilbein nach vorn anheben, meist in eine übertriebene Position der Extensionsphase. Wenn dies stattfindet, ziehen Sie noch weiter am Vomer. Versuchen Sie gleichzeitig, die normale Flexions- und Extensionsbewegungen des Keilbeins zu unterstützen. Sie versuchen, die Leiste des Keilbeins aus der Grube zwischen den Flügeln des Vomers zu lösen und das den Fortsatz festhaltende Bindegewebe zu überreden, sich zu entspannen. Arbeiten Sie vorsichtig und behutsam. Haben Sie sehr viel Geduld. Stellen Sie sich vor, Sie wollen ein Unkraut aus dem Boden ziehen und dabei sollen alle Wurzeln intakt bleiben.

Wenn die Verkeilung zwischen Vomer und Keilbein gelöst ist, wird sich das Keilbein nach hinten zurückbewegen und der Vomer wird als Reaktion auf Ihren Zug locker nach vorne kommen. Wenn dieses passiert, geht damit ein wunderbares Gefühl der Entlastung und Entspannung einher. Manchmal ist es erforderlich, die V-Spreiz Technik von dem Hinterhaupthöcker nach vorn zu dem

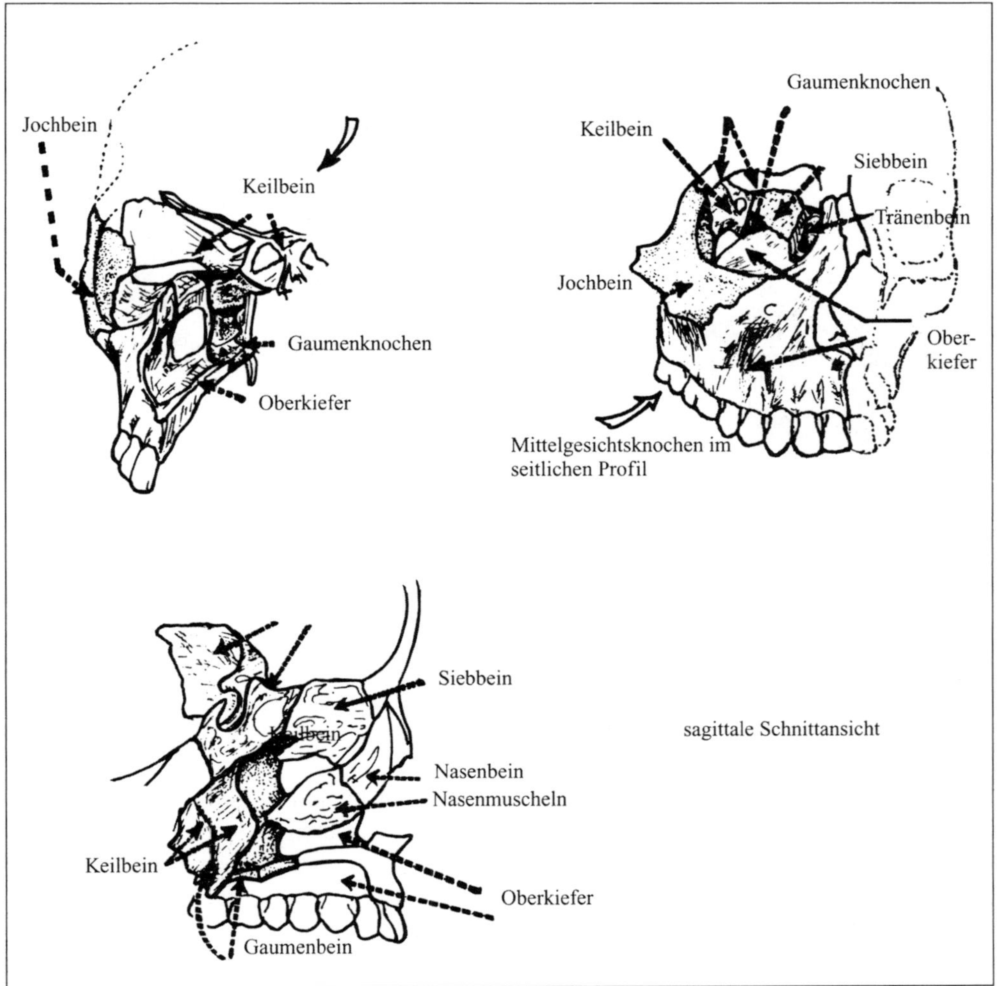

Abb. IV-9a: Die drei Ansichten der Anatomie der Gaumenbeine und der angrenzenden Strukturen verdeutlichen, wie eine Dysfunktion der Gaumenbeine zu Orbitasymptomen führen kann.

„V", das von Ihren Fingern auf beiden Seiten der Nase und Glabella gebildet wird, anzuwenden. Sie können die V-Spreiz Technik auch von innerhalb des Daches der Mundhöhle nach oben durch den Kopf hindurch anwenden, um die Verkeilung zu lösen. Geben Sie nicht auf, fahren Sie mit Ihrer Arbeit fort, werden Sie nicht ungeduldig. Die Verkeilung wird sich schließlich lösen. Dies kann ein Test sein für Ihre Zuversicht und Ihre Geduld.

Als nächstes kommen die Gaumenbeine dran. Bei der Dekompression des Oberkiefers ist der harte Gaumen von den Flügelfortsätzen (Processus pterygodei) gelöst worden. Wir haben alles getan, was indirekt vom harten Gaumen aus erreicht werden kann, um eine Dysfunktion der Gaumenbeine zu beseitigen. Nun sollten Sie die Gaumenbeine direkt untersuchen. Legen Sie sehr vorsichtig einen Finger auf ein Gaumenbein, so wie Sie ihn in dem Dach der Mundhöhle

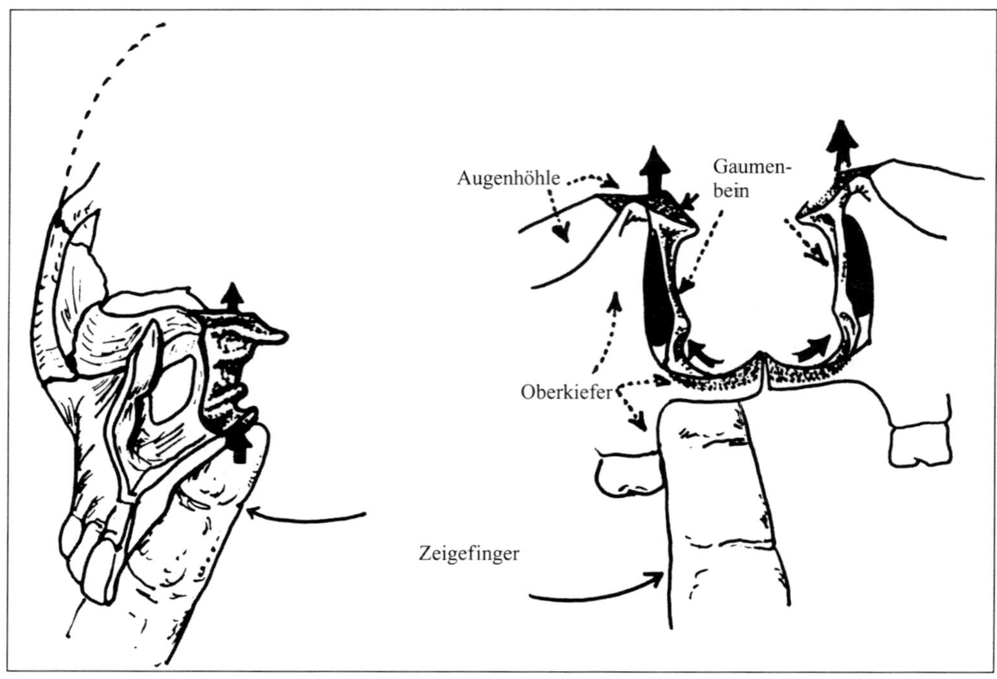

Abb. IV-9b: Position des Fingers bei der Untersuchungs- und Behandlungstechnik für die Gaumenbeine. Die Bewegung der Gaumenbeine nach oben überträgt sich auf das Auge.

fühlen. Es gibt natürlich zwei Gaumenbeine, jeweils rechts und links von der Mittellinie des Gaumens. Die Gaumenbeine liegen ungefähr einen Zentimeter medial von den hinteren Molaren. Ich untersuche sie immer einzeln. Es gibt Leute, die beide Gaumenbeine gleichzeitig untersuchen. Meine Finger sind dafür zu dick, also habe ich damit keine Erfahrung. Ich untersuche sie immer nacheinander.

Ich lege einen Finger auf das Gaumenbein und die andere Hand wie eine Kappe über den Schädel. Ich spüre, wie die Energie von dem Finger am Gaumenbein durch den Kopf hindurch in die andere Hand strömt, die auf dem Kopf ruht. Da das Gaumenbein einen vertikalen Anteil hat, der nach oben zum Boden der Augenhöhle (Orbita) führt, stelle ich mir vor, daß die so gerichtete Energie zur Entspannung des oberen Teils des Gaumenbeins beiträgt. Wenn ich die Energie durch den Kopf hindurch strömen spüre, untersuche ich vorsichtig, wie weit sich das Gaumenbein von allein bewegt. Dann bewege ich es seitwärts so weit, wie dies möglich ist. Nun folge ich ihm nach medial und dann zurück nach unten in seine neutrale Position. Wiederholen Sie dies auf beiden Seiten so häufig wie notwendig. Wenn ein Restteil der Kompression zwischen dem harten Gaumen und dem Processus pterygoideus des Keilbeins bestehen geblieben ist, wird das Gaumenbein nicht normal auf Ihre induzierten Bewegungen reagieren. Ist dies der Fall, so könnte es erforderlich sein, daß Sie noch einmal die Technik zur Lösung der Verkeilung von Oberkiefer und Keilbein wiederholen müssen, um die Gaumenbeine frei beweglich zu machen.

Es ist nicht ungewöhnlich, daß ein Gaumenbein in einer Position fixiert ist, die cranial von der für ihn natürlichen, „bevorzugten“

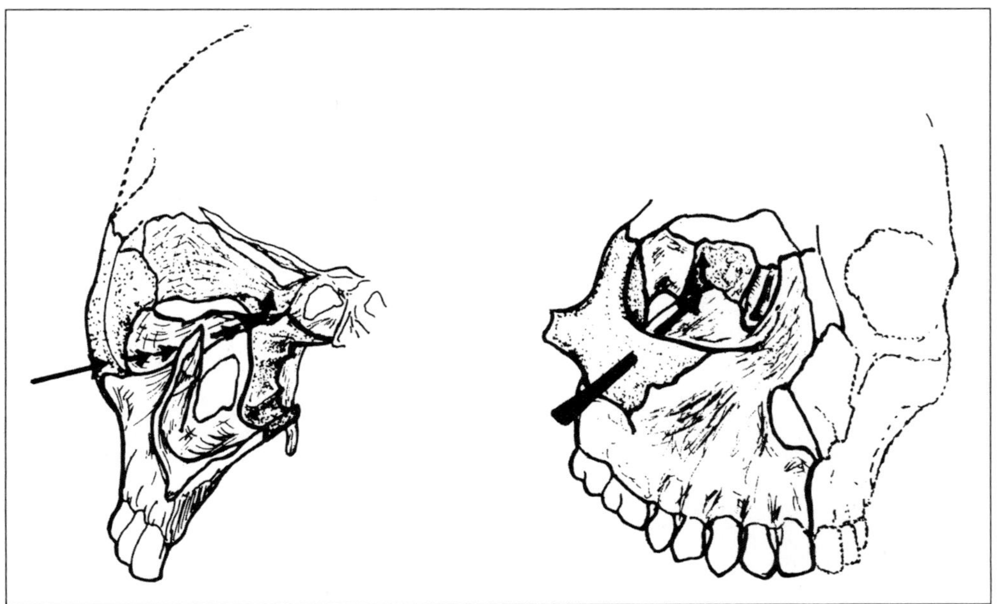

Abb. IV-10: Zwei Ansichten der Anatomie der Gaumenbeine und die Darstellung der Kräfte, die durch die zusammenhängenden Strukturen zur Verkeilung der Gaumenbeine führen.

Position liegt. In diesen Fällen wird sich das Gaumenbein nach der Entspannung weiter nach unten als nach oben bewegen. Manchmal läßt sich das Gaumenbein einfach nicht nach oben bewegen. Üben Sie für einen langen Zeitraum einen leichten Druck aus (nicht mehr, als um 5 Gramm zu heben). Dick MacDonald hat für mein Gaumenbein 12 Minuten gebraucht, bis es sich endlich nach oben hob. Also verlieren Sie nicht die Geduld.) Manchmal läßt sich ein Gaumenbein nach oben und unten bewegen, aber nicht seitwärts. Ist dies der Fall, folgen Sie seiner seitlichen Bewegung, so weit sie reicht, und halten Sie das Gaumenbein dort mit leichtem seitlichen Druck so lange wie notwendig. Manchmal braucht man hierfür mehrere Sitzungen.

Die „schwierigsten Gaumenbeine", denen ich jemals begegnet bin, gehörten einer sehr reizenden, 28 Jahre alten jungen Frau. Ihr waren vor einigen Jahren die vier Weisheitszähne in Vollnarkose entfernt worden. Seitdem konnte sie nicht mehr arbeiten und hatte sich überhaupt nicht mehr wohl gefühlt. Sie litt an einer reaktiven Skoliose, einem spastischen Schiefhals, an Unterleibsschmerzen und starken Regelbeschwerden, an Schmerzen im Brustbein mit einer Entzündung der Rippenknorpel, an Kopfschmerzen, Nackenschmerzen, Eingeweidestörungen und einer allgemeinen Depression.

All diese Beschwerden waren innerhalb einer Woche nach der Entfernung der Weisheitszähne aufgetreten. Ich war der zweiundvierzigste Arzt oder Therapeut, den sie aufsuchte. Sie meinte, vor der Extraktion völlig gesund gewesen zu sein.

Um es kurz zu machen: Nachdem wir uns durch die verschiedenen Schichten von Reaktionen und Adaptationen gearbeitet hatten, deutete alles auf ihr linkes Gaumenbein hin. (Eine vollständige Korrektur habe ich noch immer nicht erreicht, aber wenn ich das Gau-

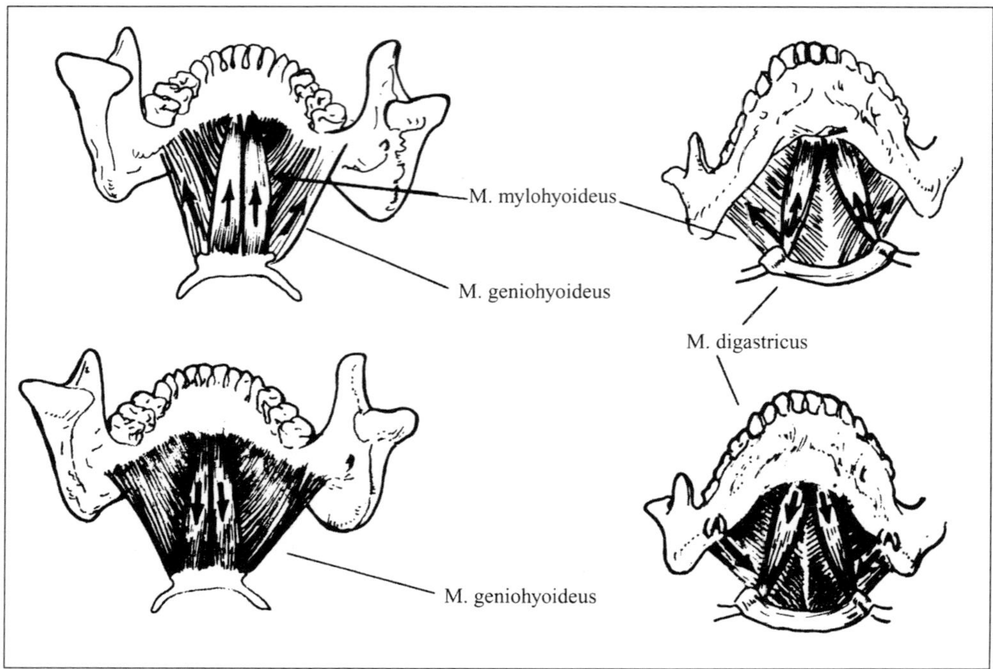

Abb. IV-11: Funktionelle Anatomie der suprahyoidalen Muskulatur. Alle diese Muskeln dienen dazu, den Unterkiefer zurückzuziehen, wenn das Zungenbein durch die infrahyoidalen Muskeln und den M. constrictor pharyngis fixiert ist. Ein Hypertonus der suprahyoidalen Muskulatur führt dann zu einer Verkeilung des Proc. condylaris mandibulae (Unterkieferköpfchens) in dem hinteren Teil der Pfanne des Kiefergelenkes. Diese Situation kann das elastische Gewebe hinter der Gelenkscheibe (Diskus) negativ beeinflussen.

menbein teilweise entspanne, lassen die verschiedenen Symptome vorübergehend nach.) Das Gaumenbein war in einer sehr hohen Stellung verkeilt, und es war äußerst schwierig, es nach unten zu holen. Der Oberkiefer derselben Seite war sehr weit nach innen gedreht. Auch das war schwer aufzulösen. Das Jochbein schien der Schlüssel zu dem Problem zu sein. Im Orbitaboden liegt der Processus orbitalis des Gaumenbeins medial zum orbitalen Anteil des Oberkiefers, der seinerseits medial zum orbitalen Anteil des Jochbeins liegt. Ich stelle mir vor, daß während der kraftvollen Entfernung der Weisheitszähne das linke Gaumenbein nach cranial gedrückt wurde, so daß der Processus orbitalis von seiner normalen Position nach oben wanderte. Das Gaumenbein war gefangen in dieser Position durch den auf dieser Seite nach innen gedrehten und zusammengedrückten Oberkiefer. Auch das Jochbein unterstützte daher die Fehlstellung des Oberkiefers. Das Siebbein bildet einen wesentlichen Teil der medialen Orbitawand. Dieser Knochen steht in Zusammenhang mit dem Oberkiefer und dem Gaumenbein, denen ihrerseits ein Fehlverhalten aufgezwungen worden war.

Nachdem ich festgestellt hatte, was passiert war, legte ich einen Finger innen im Mund unter das Jochbein und den Daumen außen auf das Jochbein. Dann habe ich mit einer gewissen Kraft das Jochbein nach lateral bewegt. Dies vergrößerte die Beweglichkeit des Oberkiefers und der Gaumenbeine. Die Symptome ließen nach, solange ich das Jochbein festhielt. Als ich die Gaumenbeine

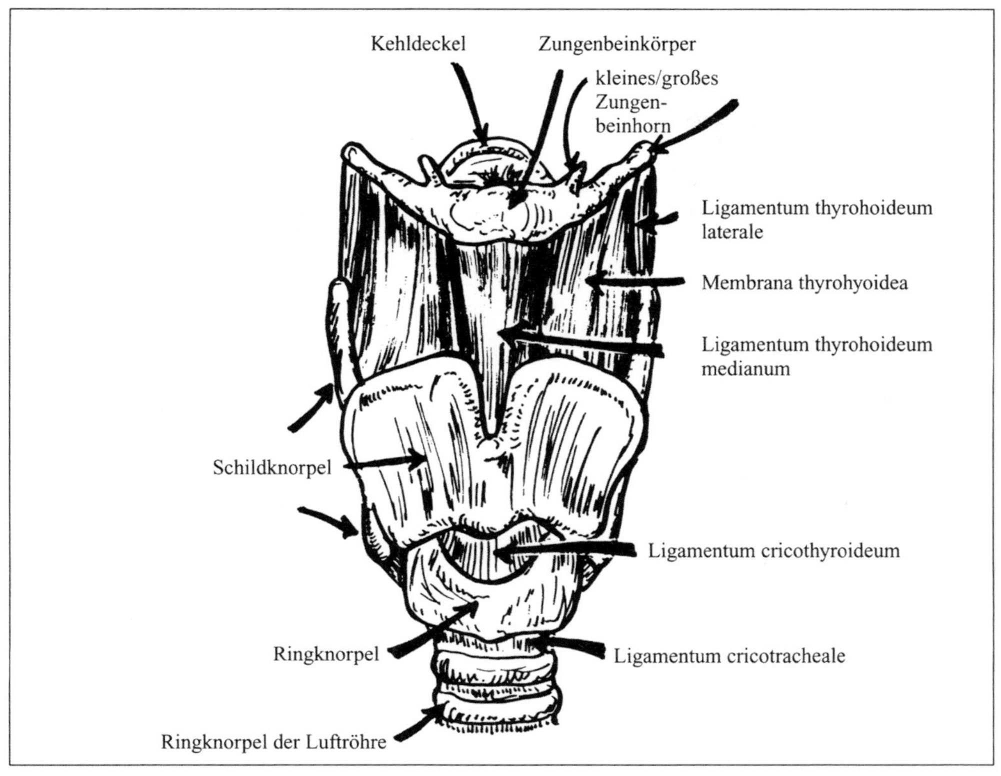

Abb. IV-12a: Vorderansicht der Weichteile des Halses mit dem darüberliegenden Zungenbein und den darunterliegenden Knorpelspangen der Luftröhre. Eine strukturelle Dysfunktion ist hier häufig eine Folge davon, daß der Patient sich nicht erlaubt, Emotionen durch Sprache zum Ausdruck zu bringen - über bestimmte Themen spricht er nicht und schreit seine Emotionen auch nicht heraus.

teilweise gelöst hatte, ließen die Symptome vorübergehend nach. Diese Erleichterung hielt für einige Tage an. Wir konnten also einen gewissen Fortschritt verzeichnen, doch es mußte noch ein langer Weg zurückgelegt werden.

Nachdem Sie Ihre Arbeit an den Gaumenbeinen beendet haben (zumindest für die jeweilige Sitzung), versuchen Sie die Bewegungen von hartem Gaumen und Keilbein in der Flexions- und Extensionsphase wieder in Einklang zu bringen. Bringen Sie bitte auch den Unterkiefer wieder in seine richtige Position, indem Sie ihn nach vorn bewegen, um sich an den Oberkieferkomplex, der durch die Dekompression mehr Freiheit nach vorn gewonnen hat, wieder anzupassen.[1]

4.2 Die Weichteile, das Zungenbein und das Gesicht

Nun wollen wir uns dem Gewebe zuwenden, das Ihnen dabei hilft, tiefer in die Teile des Mundes, des Gesichtes und des Halses vor

[1] Für genaue Details dieser Techniken der Arbeit an Oberkiefer, Vomer und Gaumenbeinen siehe „CranioSacral Therapy“ oder „Lehrbuch der CranioSacralen Therapie“, Kapitel 12.

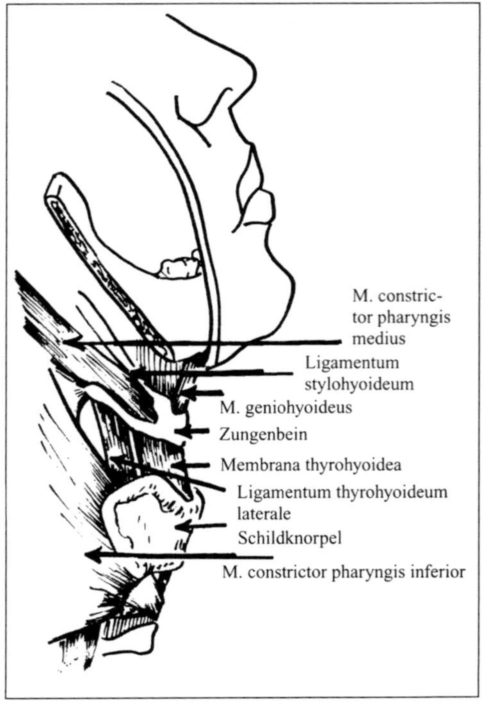

Abb. IV-12b: Seitenansicht der Halsweichteile, die bei der Entspannungstechnik nach anterior involviert sind.

zudringen. Hier handelt es sich um jene Gewebe, die die Tore öffnen für eine wirkungsvollere SomatoEmotionale Entspannung, für therapeutische Bilder und das therapeutische Gespräch.

Das Zungenbein hat mich lange beschäftigt und fasziniert. Muskeln aus den verschiedensten Richtungen halten es in seiner Stellung. Die Muskeln, die von unten kommen, reichen bis zum Schlüsselbein- und Brustbeinkomplex. Die Muskeln hinter dem Zungenbein setzen an der Median-Raphe hinten am Hals an. Es gibt auch Muskeln, die direkt nach vorn, und solche, die nach schräg vornseitwärts verlaufen. Diese Muskeln sind Teil des Mundbodens und setzen am Unterkiefer an. Auch der M. digastricus und der M. stylohyoideus setzen am Zungenbein an und haben ihren Ursprung jeweils am Processus mastoideus und Processus stylohyoideus der Schläfenbeine. Der M. digastricus führt durch ein Sehnenband, das oben am Zungenbeinkörper fixiert ist, nach vorn und setzt an am vorderen Teil des Unterkiefers.

Auch der M. omohyoideus verdient besondere Beachtung: Er verbindet den unteren Anteil des Zungenbeins mit dem Schlüsselbein und der ersten Rippe durch ein Sehnenband und endet am Schulterblatt.

Alle diese Muskeln dienen dazu, den Unterkiefer zurückzuziehen, wenn das Zungenbein durch die infrahyoidalen Muskeln und den M. constrictor pharyngis fixiert wird. Ein Hypertonus dieser suprahyoidalen Muskulatur kann zu einer Verkeilung des Unterkieferköpfchens in dem hinteren Anteil der Kiefergelenkspfanne führen. Dies wiederum kann die Elastizität der retrodiskalen Gewebe negativ beeinflussen.

Ein kurzer Blick auf die funktionelle Geometrie dieser anatomischen Verhältnisse macht deutlich, daß eine Stabilisierung des Zungenbeins einen Anker für jene Muskeln darstellen kann, die den Unterkiefer auf sehr kraftvolle Weise nach hinten ziehen können. Bei diesen Muskeln handelt es sich um den M. geniohyoideus, den M. mylohyoideus und bis zu einem gewissen Grad um den M. digastricus, obwohl der M. digastricus sowohl die Zunge hebt, als auch den Unterkiefer zurückzieht. Die Stabilisierung des Zungenbeins als Gegengewicht zu den durch diese Muskeln (Mm. geniohyoidei, mylohyoidei und vordere Bäuche der Mm. digastrici) verursachten und nach vorn und leicht nach oben gerichteten Kräfte, geschieht vorwiegend durch den Constrictor pharyngeus medius, der am Zungenbein ansetzt, um den Hals herum führt und ansetzt an der Median-Raphe hinten am Hals. Diese Raphe ist durch festes Bindegewebe mit den Dornfortsätzen der Halswirbel verbunden. Wenn sich also die Muskeln des Mundbodens kontrahieren, müssen sich auch

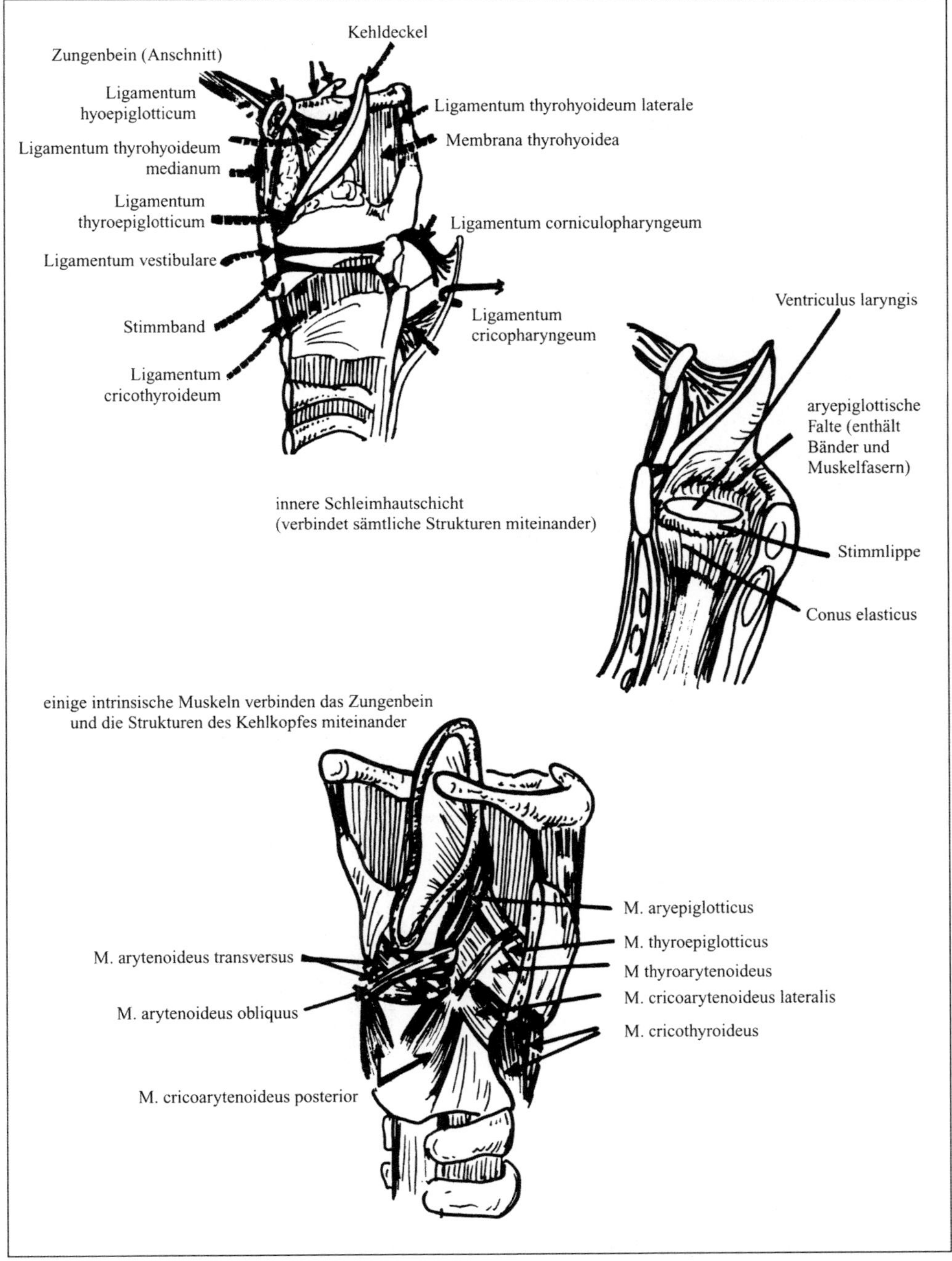

Abb. IV-12c: Anatomische Details der Halsweichteile

die Musculi constrictores pharyngis kontrahieren, um ein Gegengewicht zu bilden und das Zungenbein in einer einigermaßen vernünftigen Stellung zu halten. Wenn diese

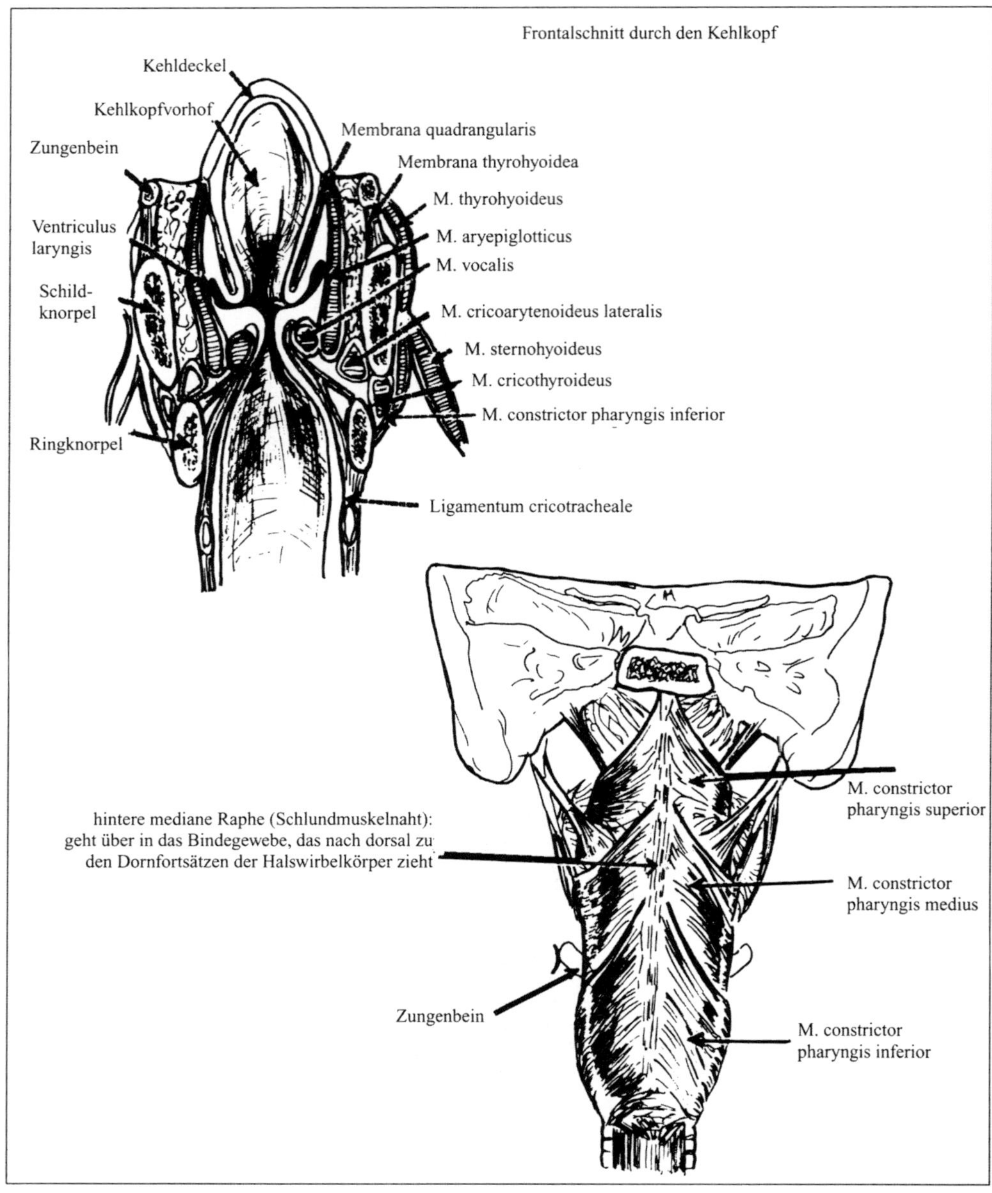

Abb. IV-12d: Dorsalansichten der Halsweichteile - oben: Querschnitt; unten: Aufhängung der Constrictor-pharyngis-Muskeln.

hintere stabilisierende Muskulatur chronisch überstrapaziert wird, führt das zu einer Restriktion und Dysfunktion der oberen Halswirbel. Wenn Sie eine Entspannung der Mundbodenmuskulatur herbeiführen, können Sie sehr deutlich eine Entspannung der oberen Halswirbel wahrnehmen, da die Notwendigkeit einer Gegenstabilisierung des Zungenbeines reduziert wird.

Bedenken Sie auch, daß das Zungenbein und der Schildknorpel direkt darunter eng ver-

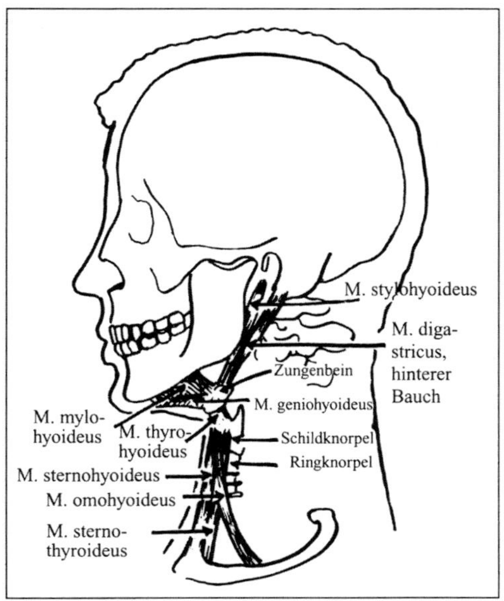

Abb. IV-12e: Seitenansicht der supra- und infrahyoidalen Muskeln.

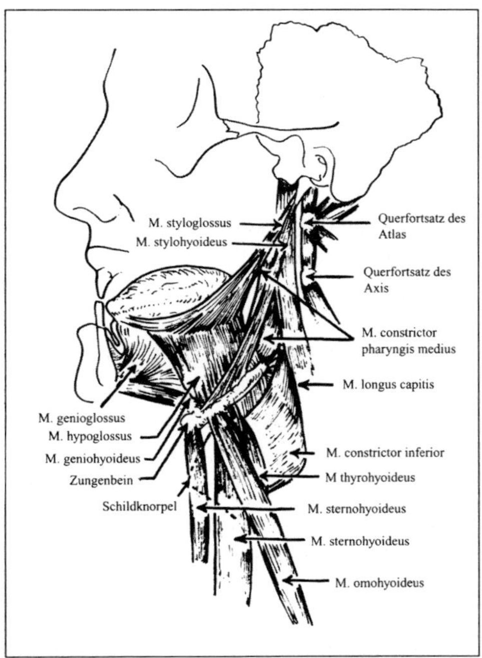

Abb. IV-12f: Anatomie der Muskeln, die am Zungenbein inserieren und es beeinflussen.

bunden sind durch eine Membran, durch Bänder und Muskeln. Wohin auch immer sich das Zungenbein bewegt, der Schildknorpel muß ihm folgen. Und da der Kehlkopf (der Stimmapparat) mit den thyrohyoidalen Bändern verbunden ist, empfindet er auch den Streß, wenn das Zungenbein in die eine oder andere Richtung gezogen oder fixiert wird durch den muskulären Hypertonus. Patienten mit Störungen des Zungenbeins haben meistens Mühe, entspannt zu sprechen. Sie müssen sich anstrengen und ihre Stimme klingt verspannt.

Im folgenden werden die Techniken beschrieben, mit denen die Zungenbeinmuskeln entspannt werden. Dabei üben wir auch eine positive Wirkung auf den Schildknorpel und den Kehlkopf aus. Dies verbessert die Sprechfähigkeit der Patienten. Es verbessert auch die Funktion des Kehlkopf-Chakras (des 5. Chakras). Die Reihenfolge der einzelnen Schritte ist nicht zwingend, doch ich habe allgemein festgestellt, daß die im folgenden aufgeführte Reihenfolge zu einer schnelleren Reaktion zu führen scheint.

Ich bevorzuge es, als erstes die Gewebe zu entspannen, die den Mundboden bilden. Zu diesen Geweben gehören der M. mylohyoideus, der M. geniohyoideus und der vordere Anteil des M. digastricus. Für die Technik werden beide Hände benötigt, die eine im Mund, die andere außerhalb des Mundes. Mit einem Finger der im Mund befindlichen Hand (Zeige- oder Mittelfinger) reiche ich zu einem Finger der äußeren Hand (Zeige- oder Mittelfinger oder einem anderen Finger).

Legen Sie eine Fingerspitze behutsam außen auf die Weichteile genau hinter dem Kieferwinkel. Legen Sie dann den Finger der anderen Hand auf derselben Seite, auf der der äußere Finger liegt, sehr langsam und vorsichtig unterhalb der Zunge auf die Innenseite des Unterkiefers. Bewegen Sie die Spitze ihres inneren Fingers langsam und behutsam in Richtung auf Ihren äußeren Finger. Lassen

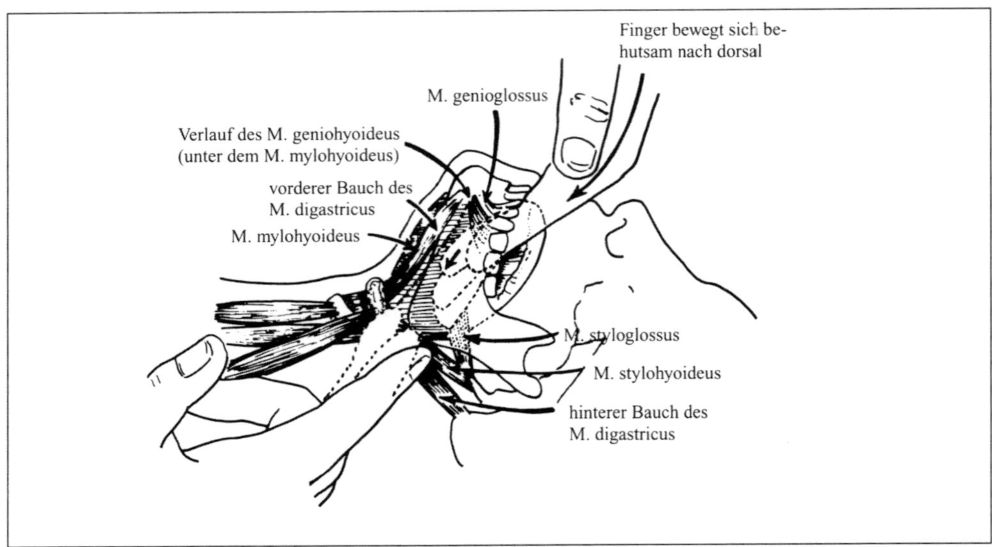

Abb. IV-13: Position der Finger zur Entspannung der suprahyoidalen Muskeln und anderer Weichteile. Die Kuppe des äußeren Fingers (links) ist eben hinter dem Kieferwinkel, während die Kuppe des inneren Fingers (oben rechts) sehr vorsichtig die Kuppe des äußeren Fingers zu erreichen versucht.

Sie dem Gewebe Zeit, sich zu entspannen und sich an den inneren Finger zu gewöhnen. (Es kann für den Patienten das erste Mal sein, daß ein Finger jemals in diese Region seines Mundes gekommen ist.) Lassen Sie Ihren Finger eins werden mit dem Gewebe. Lassen Sie nicht zu, daß er ein Fremdkörper bleibt. Während Ihr Finger eins wird mit dem Gewebe des Patienten, lassen Sie die Absicht, eine Entspannung herbeiführen zu wollen, durch diesen Finger strömen, und die Absicht, den inneren Finger berühren zu wollen, durch den äußeren Finger strömen. Schließen Sie den Energiekreislauf zwischen Ihrem inneren und Ihrem äußeren Finger. Sie werden spüren, daß das Gewebe reagiert, indem es weicher wird und Ihren Finger tiefer in das Gewebe hineinläßt. Nachdem sich diese Gewebe entspannt haben, folgen Sie langsam und behutsam mit dem inneren Finger und dem äußeren Finger der Innenseite und der Unterseite des Unterkiefers vom Kieferwinkel bis zur Mitte des Kinns. Während Sie mit den Fingern den Unterkiefer entlang fahren, sollten Sie versuchen, die Finger eins werden zu lassen mit dem Gewebe, das an dem Unterkiefer ansetzt. Sie sollten sich auch weiterhin vorstellen, daß heilende Energie von der Fingerkuppe des inneren Fingers zur Fingerkuppe des äußeren Fingers strömt. Bewegen Sie die Finger langsam genug, so daß sich das Gewebe des Patienten entspannen kann, sich an die Finger gewöhnt und sie aufnimmt.

Wenn Sie dabei auf einen Widerstand stoßen oder auf eine Restriktion, verharren Sie dort. Warten Sie, bis sich der Widerstand oder die Restriktion löst und verschwindet. Sie werden häufig kleine Bänder von kontrahierten Muskeln oder Muskelfasern antreffen, die anscheinend vom Unterkiefer nach medial zum Zungenbein reichen. Wenn Sie darauf stoßen, sollten Sie damit eins werden, Ihre Energie durch Ihre Finger dort hinein zur Entspannung strömen lassen und die Reaktion abwarten, bevor Sie weitermachen.

Nun wiederholen Sie die einzelnen Schritte auf der anderen Seite. Wechseln Sie dabei

Ihre Hände, die innere wird zur äußeren und umgekehrt. Beginnen Sie. Werden Sie eins mit dem Gewebe. Lassen Sie Ihre freundliche und hilfreiche Absicht einströmen. Verbinden Sie Ihre beiden Finger mit der heilenden Energie. Bewegen Sie Ihre Finger langsam und behutsam von der Region hinter dem Kieferwinkel bis zur Kinnspitze.

Nachdem Sie diese Technik auf beiden Seiten angewandt haben, wiederholen Sie sie auf beiden Seiten. Wenn Sie die Technik zum ersten Mal ausgeführt haben, besteht meist ein deutliches Unbehagen. Beim zweiten Mal ist das Wohlbefinden besser, das Gewebe fühlt sich besser an und reagiert besser auf Sie. Wenn Sie sich zum zweiten Mal durch die einzelnen Schritte hindurcharbeiten, sollten Sie sich bewußt machen, daß Sie bei Ihrer Arbeit hinter dem Kieferwinkel den M. stylohyoideus und den hinteren Anteil des M. digastricus beeinflussen. Eine Entspannung dieser Muskeln wird es den Schläfenbeinen leichter machen, sich in die Außenrotation zu bewegen. Der M. stylohyoideus entspringt am Processus styloideus des Schläfenbeines und der hintere Bauch des M. digastricus am inneren Anteil des Processus mastoideus des Schläfenbeines. Ihre Kenntnis dieser anatomischen Verhältnisse und Ihre Intention, diesen Strukturen zur Entspannung zu verhelfen, wird das tatsächliche Geschehen beschleunigen.

Wenn Sie Ihre Finger ein wenig vom Kieferwinkel nach vorn bewegen, arbeiten Sie sich durch den M. mylohyoideus, der den Großteil der Mundbodenmuskulatur darstellt. Machen Sie sich bewußt, daß Sie zwischen Ihren Fingern einen Muskel haben, der den Unterkiefer direkt mit dem Zungenbein verbindet und über dieses einen großen Einfluß auf Kehle und Stimmapparat ausübt. Daher hat er viel zu tun mit der Fähigkeit, sich sprachlich auszudrücken. Ungefähr auf halben Wege zwischen Kieferwinkel und Kinnspitze werden Sie einen Speicheldrüsengang fühlen. Halten Sie sich dort nicht ewig lange auf in der Hoffnung, daß dieser Gang schließlich verschwinden wird. Er wird weicher werden und sich entspannen, aber er wird immer noch zu spüren sein, es sei denn, Sie haben mehr Energie als ich.

Wenn Sie sich der Kinnregion des Mundbodens nähern, wird das Gewebe dicker. Machen Sie sich bewußt, daß Sie auf den M. geniohyoideus und den vorderen Bauch des M. digastricus treffen. Lassen Sie sie weich werden und sich entspannen, aber warten Sie nicht darauf, daß sie verschwinden, damit sich der Mundboden vorn genau so dünn anfühlt wie weiter zur Seite und nach hinten hin.

Als nächsten Schritt werden wir wieder versuchen, den hinteren Teil des Mundbodens unter der Zunge zu erreichen. Diesmal gebrauche ich nur einen Finger innerhalb der Mundhöhle. Nachdem ich den Finger mit etwas Überredungskunst so weit wie möglich eingeführt habe, plaziere ich ihn so, daß die Innenfläche auf die Zungenwurzel zeigt. Dann lasse ich ein wenig Kraft und viel Intention in die Zungenwurzel strömen. Mit

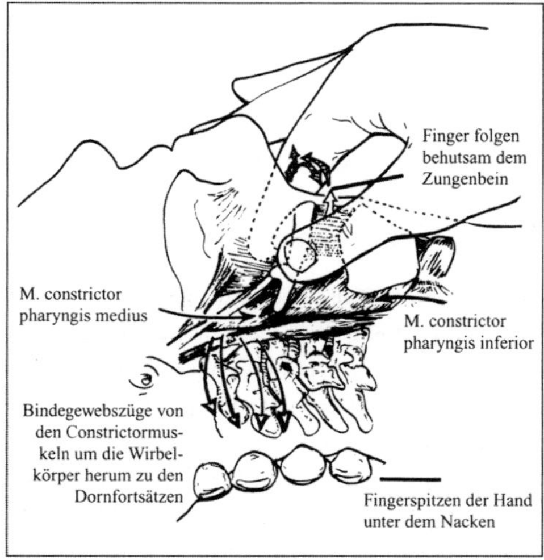

Abb. IV-14: Positionen der Hände und Technik zur Entspannung des Zungenbeins und der hier ansetzenden Constrictoren. Siehe Text.

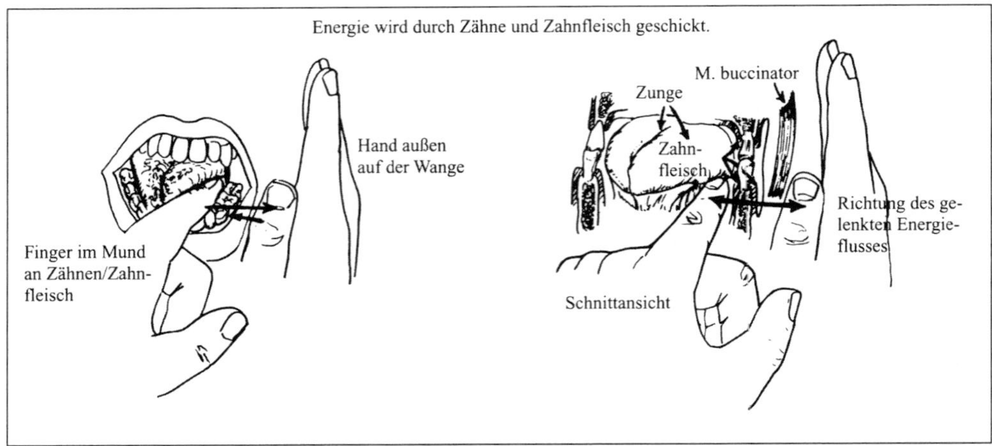

Abb. IV-15: Positionen der Hände und Finger zur Lösung von Energiezysten aus Zahnfleisch und Zähnen.

dieser Technik nähern Sie sich den Mm. hyoglossi, die an dem Zungenbein ansetzen, nach oben verlaufen und die Zunge mitbilden. Wenn sich die Mm. hyoglossi kontrahieren, bringen sie die Zunge zurück auf den Mundboden. Wenn Sie sich weiter nach vorn bewegen, üben Sie Einfluß auf den M. genioglossus der Zunge aus, der die Zungenbewegungen nach vorn und nach hinten kontrolliert. Entspannen Sie diese Muskeln auf beiden Seiten zweimal, so wie Sie es am Mundboden getan haben. Ich möchte Benjamin Schield dafür danken, daß er mir diese Techniken in einer *Rolfing*-Sitzung gezeigt hat, in der er der *Rolfer* und ich der *Rolfee* war. Die hier beschriebene Technik ist zwar modifiziert, doch er hat den Grundstein dafür gelegt. Danke Benjamin.

Wenn Sie schon im Mund arbeiten, können Sie auch noch das Zahnfleisch behandeln. Das arme Zahnfleisch wird beim Kauen ständig geschlagen, ihm werden Narkotika injiziert und es wird sondiert, gereinigt, abgeschliffen usw. Geben Sie dem Zahnfleisch die Möglichkeit, sich zu entspannen. Das Zahnfleisch ist meist voller Energiezysten, einfach weil ein Patient gewöhnlich voller Angst ist, wenn bei ihm im Mund gearbeitet werden soll. Um eine Entspannung des Zahnfleisches herbeizuführen, lege ich eine Hand außen auf das Gesicht mit der Handfläche über dem Zahnfleisch des Oberkiefers oder des Unterkiefers je nachdem, ob ich am oberen oder unteren Zahnfleisch arbeiten will.

Mit einem Finger in der Mundhöhle beginne ich vorsichtig an der Innenseite des Zahnfleischs und bewege ihn von hinten langsam nach vorn zur Region der Schneidezähne. Sie haben das Zahnfleisch zwischen Ihrer äußeren Hand und dem inneren Finger. Gehen Sie langsam voran. Lassen Sie Energie aus Ihrer äußeren Hand zum inneren Finger strömen oder umgekehrt, wenn das Zahnfleisch Ihnen vermittelt, daß es das lieber mag. Wenn Sie auf Energiezysten oder Restriktionen stoßen, verharren Sie dort, bis jene sich lösen und entspannen. Wenden Sie diese Technik auf beiden Seiten oben und unten zweimal an, so wie am Mundboden und an der Zunge.

Normalerweise untersuche ich die Zähne jetzt nicht. Aber man kann das an diesem Punkt tun. Mir erscheint es intuitiv besser, zunächst die Entspannung des Zungenbeins und der Kehle zu Ende zu führen und dann zu den Zähnen zurückzukehren. Ich denke,

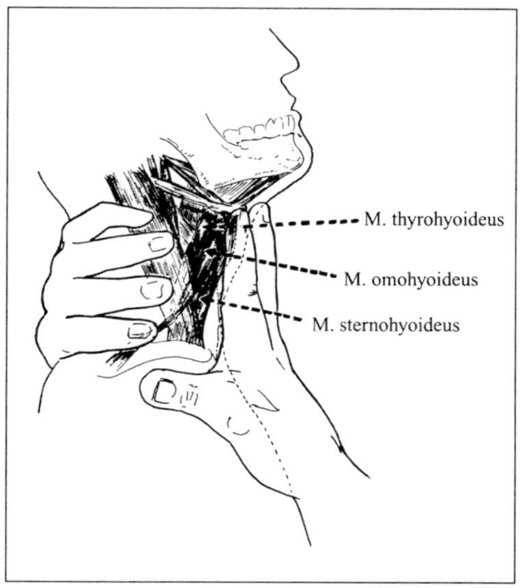

Abb. IV-16: Position der Hände zur Entspannung der infrahyoidalen Muskeln und anderer Weichteile.

das liegt daran, daß die Botschaften sehr subtil sind, die von den Zähnen an den Therapeuten ausgehen. Es ist wahrscheinlich besser, die Hintergrundgeräusche von Zungenbein und Kehle erst einmal zu klären, damit die subtilen Botschaften der Zähne durch diese Geräusche nicht gestört werden.

Um den M. constrictor pharyngis zu entspannen, der das Zungenbein nach hinten zieht, lege ich einen Finger und den Daumen einer Hand auf die Seitenflächen des Zungenbeins und halte das Zungenbein.

Dann lege ich meine andere Hand unter den Nacken des auf dem Rücken liegenden Patienten und halte die oberen Halswirbel mit dem Zeigefinger, dem Mittelfinger und der Handinnenfläche und mit dem Daumen. Jetzt konzentriere ich mich auf meine Absicht, eine Entspannung herbeizuführen und folge dieser, wohin auch immer sie mich im Laufe des Prozesses der Selbstkorrektur führt. Sie werden eine große Entspannung wahrnehmen, wenn Sie die Technik zum Abschluß gebracht haben.

Für die infrahyoidale Muskulatur (Mm. omohyoidei, sternohyoidei und thyrohyoidei) legen Sie eine Hand behutsam über den Kehlkopf und die andere unter die mittleren Halswirbel. Konzentrieren Sie sich auf Ihre Absicht, eine Entspannung zu bewirken. Folgen Sie dem Prozeß der Selbstkorrektur. Unterstützen Sie ihn, wenn erforderlich, und warten Sie auf die Entspannung. (Dies ist fast zu einfach, nicht wahr? Freuen Sie sich darüber. Ich bin davon überzeugt, die Natur wollte es so.)

Nachdem diese Entspannungen stattgefunden haben, kehre ich zurück zum Mund, um Energiezysten, Emotionen und Traumen in Verbindung mit den Zähnen zu lösen. Für die Untersuchung der Zähne bitte ich die Patienten, ihren Mund so zu öffnen, daß es für sie angenehm ist.

Ich lege die Innenflächen von zwei Fingern auf die Kauflächen entweder der oberen oder der unteren Molaren und Prämolaren der einen oder anderen Seite. Da Sie sowohl an den oberen als auch an den unteren Zähnen arbeiten werden, macht es meiner Meinung nach keinen Unterschied, wo Sie beginnen.

Während Ihre Finger auf den Kauflächen der Zähne ruhen, werden Sie nach und nach

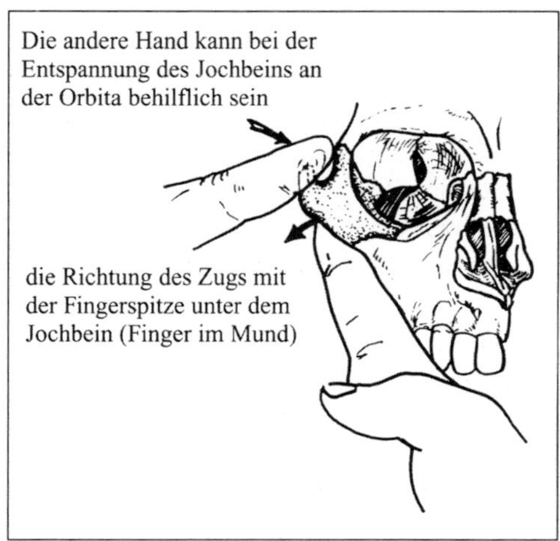

Abb. IV-17: Position der Hände zur Entspannung des Jochbeins. Siehe Text.

spüren, daß ein bestimmter Zahn oder auch einige Zähne mehr oder weniger Energie haben als die anderen. Wenn mir dies klar geworden ist, lege ich einen Finger sowohl auf die laterale als auch auf die mediale Fläche des betreffenden Zahnes. Dann konzentriere ich mich auf die Entspannung und warte darauf, daß sie stattfindet. Nach ungefähr einer Minute wird sich der Zahn automatisch im Oberkiefer oder Unterkiefer zurechtrücken, je nachdem wo Sie arbeiten. Folgen Sie diesem Prozeß der Entspannung, der das Ende für die Behandlung des jeweiligen Zahns darstellt. Untersuchen Sie die Zähne dann erneut, und arbeiten Sie danach an dem nächsten Zahn, der Ihre Aufmerksamkeit erregt hat.

Bei der Untersuchung der vorderen Schneidezähne und der Eckzähne nehme ich zwei oder drei Zähne zwischen Daumen und Zeige- oder Mittelfinger. Der Zahn oder die Zähne, die Ihre Aufmerksamkeit benötigen, werden Ihnen entgegenspringen und dann beginnen, sich zurechtzurücken. Geschieht dies, so sollten Sie sich auf den betreffenden Zahn konzentrieren, Ihre Energie in diesen Zahn strömen lassen und ihm bis zum Ende des Entspannungsprozesses folgen. Wenn kein Zahn mehr signalisiert, daß er zurechtgerückt und entspannt werden möchte, ist Ihre Arbeit an den Zähnen beendet. Ich wiederhole die Untersuchung zwei- oder dreimal, bis ich mit der Behandlung der Zähne wirklich zum Abschluß gekommen bin. Lassen Sie sich Zeit, es kann ein oder zwei Minuten dauern, bis Sie sich der Botschaft eines Zahnes bewußt werden können.

(Wenn Sie mit einem Kollegen zusammenarbeiten, ist es interessant, wenn einer von Ihnen beiden die Bogentechnik ausführt, während der andere an den Zähnen arbeitet. Diese Übung wird Ihnen viel Einblick verschaffen in die Wechselbeziehungen zwischen den Zähnen und dem restlichen Körper.)

Ich wende gern noch eine andere Untersuchungstechnik an, bevor ich den Bereich von Mund, Gesichtsschädel und Hals verlasse. Ich untersuche die Funktion der Jochbeine, ihrer suturalen Verbindungen mit den Schläfenbeinen, dem Oberkiefer, dem Stirnbein und ihrer Anteile an den Augenhöhlen. Für diese Technik lege ich einen Finger zwischen Oberkiefer (an die Außenfläche) und Jochbein mit besonders großer Behutsamkeit und Aufmerksamkeit für die Gewebereaktion. Ich möchte, daß es sich hebt und nach außen bewegt. Wenn es dies nicht tut, übe ich für eine gewisse Zeit leichten Druck aus. Gewöhnlich reicht dies aus, um seine Beweglichkeit wieder herzustellen. Wenn der Widerstand größer ist und nicht mit dem Finger beseitigt werden kann, greife ich den Orbitarand des Jochbeins mit dem Daumen. Ich halte den Knochen nun zwischen dem Finger (im Mund) und dem Daumen (am Orbitarand). Ich ziehe das Jochbein behutsam nach vorn und außen. Dies wird die Suturen und die Augenhöhle entlasten. Ich wiederhole dies mit geringem Kraftaufwand für eine längere Zeit. Ein längerer Zeitraum mit einem sehr viel kleineren Kraftaufwand ist viel besser als ein großer Kraftaufwand für eine kurze Zeit, denn Sie wollen keinen Widerstand oder Abwehrmechanismen im Gewebe provozieren, auch wollen Sie keine sekundären Dysfunktionen verursachen.

Im Jahre 1990 hatte ich eine 26 Jahre alte Patientin, der vier Jahre zuvor jemand hinten ins Auto gefahren war. Sie war der Meinung, nicht ernsthaft verletzt worden zu sein, und lehnte jede ärztliche Versorgung zum Zeitpunkt des Unfalls ab. Nun, vier Jahre später, nachdem sie bereits einige Ärzte konsultiert hatte, kam sie zu uns und klagte über Halsschmerzen und Muskelkrämpfe im vorderen Halsbereich. In den Arztberichten, die sie mitbrachte, stand die Diagnose eines atypischen Schiefhalses. Für mich war es der eindeutigste Fall einer Verkürzung (Kontraktur) der suprahyoidalen und pharyngealen Muskulatur, den ich jemals gesehen hatte, wobei ich allerdings die Mechanismen, die dazu geführt haben können, nicht vollständig erklären kann. Es schien keine emotionale Komponente zu bestehen. Nach vier Behandlungssitzungen, in denen die Techniken zur Entspannung des Mundbodens und des M. constrictor pharyngis angewandt worden waren, war sie völlig schmerzfrei und geheilt. Dies war einer der reinsten Fälle, die ich jemals gesehen habe.

Denken Sie allerdings daran, daß es nur sehr wenige so eindeutige Fälle gibt. Die große Mehrzahl der Patienten wird ihre Gefühle zum Ausdruck bringen, sowie Sie mit Ihrer Arbeit im Mund oder am Hals beginnen. Viele lassen ihre Gefühle heraus, während Sie gerade die Entspannung herbeiführen oder kurz danach. Sobald der Ausdruck der Gefühle einsetzt, sollten Sie dieses zulassen. Versuchen Sie nicht, den Energiefluß aus dem Mund oder der Kehle zu stoppen. Es kann sich dabei um Worte handeln oder nur um Laute und Schreie.

Nach dieser ersten Freisetzung der Gefühle arbeite ich gern an dem Chakra des Halses, wiederhole die Untersuchungen und integriere das System der Vektoren/Achsen (wie im Kapitel 3 beschrieben). Für die Arbeit am Hals-Chakra legen Sie einfach eine Hand unter den Nacken und die andere behutsam auf den Kehlkopf. Stellen Sie sich ein auf das, was Sie fühlen, und spüren Sie die Energie. Erkunden Sie das Chakra. Es kann blockiert sein, gegen den Uhrzeigersinn gedreht statt mit dem Uhrzeigersinn usw. Geben Sie ihm die Möglichkeit, sich zu normalisieren, und lassen Sie das Chakra Ihre positive Absicht spüren. Fühlen Sie dann, wie sich ein normal funktionierendes Kehlkopf-Chakra anfühlt. Es wird sich im Uhrzeigersinn drehen und Ihre Hand von der Kehle heben. Es kann ein Chakra in der Mitte sein oder zwei kleinere Chakren auf jeweils einer Seite des Adamsapfels. Beide Situationen signalisieren eine normale Funktion.[2]

Es kann passieren, daß Ihnen der Patient, wenn Sie ihn das nächste Mal sehen, erzählt, er hätte einigen Menschen Dinge gesagt, die er ihnen schon lange sagen wollte oder daß er jetzt unter der Dusche singen würde. Oder daß er nun weinen oder lachen könnte und so weiter und so weiter.

Diese Arbeit ist wirklich gut und bringt Spaß. Lassen Sie sich Zeit damit, seien Sie gründlich, und freuen Sie sich über die Ergebnisse.

---

[2] Für eine Beschreibung der Chakren und ihrer Behandlung siehe „CranioSacral Therapy II, Beyond the Dura", S. 229-230, und Anhang B, Die Chakren, S. 228-229.

5 Therapeutische Bilder und das therapeutische Gespräch

5.1 Imagination, Phantasie und Selbstgespräche

Es ist Zeit, ins Bett zu gehen. Das Licht in meinem Zimmer ist aus, aber meine Zimmertür steht offen, und es kommt Licht vom Flur herein. Meine Mutter hat mich eingekuschelt und mir den Gute-Nacht-Kuß gegeben. Sie hat kein Verständnis für das Monster in meinem Schrank. Das Monster will mich immer fangen, wenn das Licht im Zimmer aus ist und ich schlafen soll. Es guckt jetzt aus dem Schrank, und ich kann die gelben Augen sehen. Das Monster will mich holen und für immer mitnehmen. Es kommt aus dem Schrank. Ich habe solche Angst. Mein Herz schlägt bis zum Hals und ich kann keinen Laut von mir geben. Und da erscheint mein Engel Jennifer auf dem Fenstersims, strahlend und leuchtend. Mein Engel braucht nur seinen Zauberstab zu erheben, und das Monster bleibt stehen. Dann zieht es sich langsam wieder in den Schrank zurück und bleibt dort. Es guckt zu meinem Engel herüber und schneidet Grimassen.

Mein Engel sagt: „John, habe doch nicht solche Angst, ich bin immer da, um dich zu beschützen." Ich bringe noch immer keinen Laut hervor und kann keinen Muskel bewegen, aber mein Herz beruhigt sich ein bißchen. Mein Engel Jennifer kommt näher und schüttet Zauberstaub über mich aus. Nun kann ich wieder sprechen und mich bewegen. Mein Engel sagt noch einmal: „John, ich beschütze dich wirklich vor dem Monster."

Und ich sage: „Aber was ist, wenn du nicht rechtzeitig hier bist und das Monster mich in den Schrank zieht? Vom Schrank gibt es einen geheimen Tunnel zum Monsterland, und wenn er mich dahin bringt, komme ich niemals wieder zurück."

Mein Engel Jennifer antwortet: „John, glaube mir. Ich werde es niemals zulassen, daß dich das Monster mitnimmt oder dir weh tut, auch nicht ein kleines bißchen."

„Aber Jennifer, was ist, wenn es aus dem Schrank kommt und du nicht aufpaßt und es mich mitnimmt an einen Ort, an dem du mich nicht finden kannst?"

„John", das ist die Stimme meiner Mutter, die ins Zimmer kommt, „redest du schon wieder von Monstern? Und mit wem sprichst du überhaupt?" Sie macht das Licht an. „Siehst du, da ist niemand im Zimmer. Mit wem sprichst du also?"

Ich versuche, meiner Mutter von dem Monster im Schrank zu erzählen, das herauskommt und mich holen will, wenn das Licht aus ist. Meine Mutter sagt: „Aber du bist doch hier. Das Monster hat dich nicht geholt. Und schau, da ist kein Monster im Schrank." Ich kann nicht hinsehen, ich habe Angst, in den Schrank zu gucken.

„Und mit wem hast du über das Monster geredet", fragt meine Mutter.

„Ich habe mit meinem Engel Jennifer geredet. Er hat mich gerettet. Er hat das Monster verscheucht."

„Nun ist es aber genug! Schlaf endlich, es ist schon spät. Denk nicht an Monster und Engel. Hier gibt es keine. Die Phantasie ist wieder einmal mit dir durchgegangen. Du mußt endlich aufhören, dir solche Dinge einzubilden."

Ich fühle mich gedemütigt und frustriert. Meine Mutter glaubt mir nie, wenn ich von dem Monster und meinem Engel erzähle. Warum will sie mir nicht glauben?

An meinem fünften Geburtstag wurde ein Traum wahr. Ich bekam ein Akkordeon und Musikstunden für Akkordeon in der Wulitzer Musikschule in Detroit. Als ich drei Jahre alt war, hatten meine Eltern eine Silvesterparty bei uns zu Hause gegeben, und ein Mann aus der Nachbarschaft hatte auf dem Akkordeon gespielt, einer „Quetsche“, wie ich es nannte. Ich war hingerissen. Mein Vater kaufte mir eine Spielzeug-Ziehharmonika, um mich zufriedenzustellen, bis ich alt genug sein würde für ein richtiges Akkordeon und den Musikunterricht. Nach wenigen Stunden konnte ich einige kleine Lieder spielen, wie „Jingle Bells“ und „La Golendrina“, und bald begann ich diese Lieder mit eigenen kleinen Improvisationen zu variieren.

Jedesmal, wenn ich mit meinen Improvisationen anfing, klopfte meine Lehrerin mit dem Taktstock auf das Musikpult und befahl mir, die Musik so zu spielen, wie sie in den Noten stand. Bald erwiderte ich, daß mir die Musik so aber besser gefallen würde. Sie sagte mir darauf, daß es einige Jahre dauern würde, bis ich soweit sei, daß ich meine eigenen Stücke schreiben könnte. Bis dahin hätte ich die Noten so zu spielen, wie sie dort stünden. Das Akkordeon verlor viel von seiner Anziehungskraft, weil ich so spielen mußte, wie sie es wollte.

Zum Glück verstand mein Vater das Problem und griff ein. Er gab mir einen Dollar, für den ich mir die Noten von drei Popmusik-Stücken kaufen durfte, vorausgesetzt, ich hatte für meine Akkordeonstunden in der Woche ein „goldenes Sternchen“ bekommen. Hatte ich erst einmal die Noten und den Text für diese Stücke, so durfte ich sie spielen, wie ich wollte. Nicht viele angehende Musiker haben einen so verständnisvollen Vater, der ihre individuelle Kreativität auch gegen das System unterstützt. Ich hatte sehr viel Glück.

Ich war in der dritten Klasse. Es war Frühling, und die Unruhe des Frühlings breitete sich in mir aus. Ich saß recht weit hinten in der Klasse (weil mein Name mit einem „U“ beginnt, einem Buchstaben weit hinten im Alphabet) und nahe am Fenster. Ich konnte nur an draußen denken, daran, wie blau der Himmel war, wie locker und plusterig die Wolken waren, wie warm die Sonne war. Warum mußte ich hier in der Schule sitzen? Ich träumte von der Freiheit draußen. Kurz darauf sah ich einen Falken, der seine Kreise am Himmel zog. Ich folgte ihm mit den Augen, wie er elegant über den Himmel glitt. Plötzlich saß ich im offenen Cockpit eines Doppeldeckers. Ich folgte dem Falken, der seine Kreise zog.

Von der einen auf die andere Sekunde war ich ein Flieger geworden. Ich flog mein eigenes Flugzeug. Ich folgte dem Falken und kam näher und näher an ihn heran. Schließlich flog ich neben ihm. Ich fragte ihn, was er gerade tue. Er antwortete, daß er trainieren würde, um im Fliegen der beste Falke der Welt zu werden. Ich war wirklich beeindruckt. Ich fragte ihn, ob er etwas dagegen hätte, wenn ich mit ihm zusammen flöge.

Er sagte: „Überhaupt nicht“, und schlug vor, daß wir uns mit dem Vornamen anreden sollten, wenn wir schon zusammen fliegen würden, er heiße Henry. Ich sagte ihm dann, daß mein Name John sei. Daraufhin sagte er: „Hallo John, es freut mich, dich kennenzulernen.“

Mein Großvater pflegte immer zu antworten: „Ganz meinerseits.“ Also sagte ich: „Ganz meinerseits, Henry.“ Schon waren wir gute Freunde.

Ich meinte zu Henry, wenn er schon dafür trainiere, der beste Flieger der Falken zu werden, und ich es ihm nachmachen würde, so könnte ich vielleicht der bester Flieger der Piloten werden. Henry fand, das mache Sinn und stimmte zu, mir alle Flugkunststücke beizubringen, die er kannte. Und schon flogen wir Loopings, machten Steilflüge und stürzten uns senkrecht in die Tiefe, ich immer direkt hinter ihm.

Als ich mich weiter in die Flugkunststücke versenkte, muß ich wohl die Arme wie Flugzeugflügel ausgebreitet und auch die Geräusche eines Flugzeugs von mir gegeben haben, denn als ich mich gerade so richtig hineinsteigern wollte, wurde ich durch einen festen Griff und Ziehen an meinem Ohr von meiner Lehrerin auf den Boden der Tatsachen zurückgebracht. (Aus meiner heutigen Sicht hat sie entweder eine Restriktion in meinem rechten Schläfenbein in Form einer Rotation nach außen korrigiert oder eine Restriktion in Form einer Rotation nach innen verursacht.)

„Komm zurück auf die Erde, junger Mann. Schluß mit dem Träumen, wir müssen arbeiten. Wenn du nicht fertig wirst, mußt du in den Ferien noch zur Schule gehen", sagte sie streng. In diesem Augenblick habe ich gelernt, daß Phantasie in der dritten Klasse nicht gefragt ist.

Diese Erlebnisse sind nicht einmalig, jeder kennt sie aus seinem Leben. Sie verdeutlichen, daß schon von früh an Phantasie, Vorstellungskraft und Selbstgespräche von Kindern zu Hause und in der Schule unterdrückt werden. Der Erfolg in der Schule hängt davon ab, daß man aufpaßt, in der Wirklichkeit lebt, auswendig lernt und nachplappert. Die meisten Eltern versuchen, ihren Kindern die Hürden schon in jungen Jahren zu nehmen, die ihnen durch zuviel Phantasie im Leben begegnen könnten. Phantasie ist einfach nicht produktiv. Mit dem Kind könnte vielleicht auch etwas nicht stimmen, wenn es sich zu sehr in seinen Phantasien verliert.

Ich hatte die Gelegenheit, ein weltweit bekanntes Medium kennenzulernen, deren Talente sich erst im Alter von vierzig Jahren offenbart hatten, und eine enge Freundschaft mit ihr aufzubauen. Schon als kleines Mädchen war sie 1918 bei einer Grippeepidemie mit einer Schwesternhaube durch die Nachbarschaft gegangen und hatte ihre Hand auf die Stirn der Grippekranken gelegt. Die Kranken, die sie berührt hatte, fühlten sich danach besser. Sie erzählten das der Mutter. Die Mutter schlug sie und verbot ihr, so etwas noch einmal zu tun. Das sei schlecht. Es sei nicht normal, so etwas zu können. Nur Hexen könnten derartiges.

Wir als begleitende Therapeuten, die wir therapeutische Bilder und das therapeutische Gespräch in unserer Arbeit anwenden, müssen gerade diese negative Einstellung in vielen unserer Patienten erst einmal überwinden. Was ist das therapeutische Bild anderes als aktive Phantasie und das therapeutische Gespräch anderes als das Gespräch mit sich selbst. Normalerweise werden Sie, wenn Sie zu viele Selbstgespräche mit sich führen, in eine Gummizelle gesperrt und mit Medikamenten ruhiggestellt, um ihre kreativen Vorstellungen und Bilder zu unterbinden und um Sie daran zu hindern, darüber zu reden, wenn diese Bilder entstehen. Und jetzt müssen Sie als begleitender Therapeut den Patienten davon überzeugen, daß er seine unterdrückten, geschundenen Bilder und kreativen Energien herauslassen darf, daß es gut ist, sie herauszulassen, um zu sehen, was sie bewirken.

Daß diese Talente in fast jedem von uns schlummern, zeigen die wunderbaren Erfolge von Bill Cosby, Whoopi Goldberg, Robin Williams, Billy Crystal und vielen anderen Schauspielern und Unterhaltungskünstlern. Das Publikum liebt es, seine Phantasie und Vorstellungskraft in Situationen zu benutzen, in denen dies erlaubt ist. Es ist nun Ihre Aufgabe als Therapeut, den Patienten davon zu überzeugen, daß es in Ordnung ist, wenn er das Bild eines sehr weisen, alten Arztes in sich trägt, eines inneren Arztes, der sich in der von ihm gewünschten Form präsentieren kann. Sei es als Taube, als ein Klumpen Kohle, als ein Engel oder was auch immer. Der innere Arzt braucht auch keine Gestalt zu haben, er kann eine Stimme sein, ein Geruch, ein Gefühl. Wie auch immer der innere Arzt beschaffen ist, wir müssen dem Patienten helfen zu verstehen, daß dieser Arzt ein guter Ratgeber ist, daß er die Probleme kennt und versteht und daß er bei der Suche nach Hilfe unschätzbare Dienste leisten kann. Dem Patienten muß auch verständlich gemacht werden, daß ein Gespräch zwischen dem inneren Arzt, dem Bewußtsein des Patienten und Ihnen als Therapeuten möglich ist, wenn man dies vorsichtig und behutsam in die Wege leitet. Wenn Sie direkt mit dem inneren Arzt eines Patienten sprechen, so haben Sie die Möglichkeit, dieses Gespräch mit dem inneren Arzt geheimzuhalten und der bewußten Wahrnehmung des Patienten nicht sofort zugänglich zu machen. Ich tue dies allerdings nur auf die Bitte des inneren Arztes hin, oder wenn es spontan geschieht.

Es kommt noch unglaubwürdiger: ein Symptom wie ein Schmerz im Rücken kann aufgefordert werden, sich zu präsentieren. Auf meine Aufforderung hin haben sich meine eigenen Rückenschmerzen als ein Bumerang dargestellt. Sie sprachen mit mir und haben über sich und ihren Zweck berichtet. Sie erzählten mir, daß sie nur schmerzen würden, wenn sie aufgepumpt seien. Wut würde sie aufpumpen. Sie machten mir deutlich, daß die Wut wie ein Bumerang immer wieder zu mir zurückkommen würde und mir Schmerzen im Rücken bereiten würde. Ich verstand. Wenn ich jetzt Rückenschmerzen habe, suche ich in mir nach dem, was mich wütend macht. Wenn ich es gefunden habe und es herauslasse, gehen die Schmerzen weg. Es ist erstaunlich, wie häufig man unterschwellig wütend ist. Ich bin meinem Bumerang dankbar dafür, daß er mir dies mitgeteilt hat.

Dieser produktive Gebrauch von Phantasie, Kreativität, bildhafter Vorstellung und innerem Gespräch ist ein Schlag ins Gesicht all dessen, was den meisten von uns beigebracht worden ist und wie wir konditioniert worden sind. Wir sind erzogen worden, „auf dem Boden der Tatsachen zu stehen und dort zu bleiben“. Der schwierigste Part für den Therapeuten kann daher darin bestehen, die therapeutischen Bilder hervorzulocken, das Gespräch herzustellen und dabei glaubhaft zu bleiben. In diesem Zusammenhang muß der Therapeut ein guter Verkäufer sein. Um etwas verkaufen zu können, muß man an sein Produkt glauben. Wenn Ihnen die therapeutischen Bilder und das Gespräch peinlich sind oder Sie an ihrer Wirkung zweifeln, so müssen Sie erst einmal an sich arbeiten, bis Sie sich mit diesen Konzepten und ihrer Anwendung vertraut gemacht haben und sich dabei wohl fühlen. Es könnte auch möglich sein, daß der Patient ständig von Ihnen bestätigt oder unterstützt werden muß hinsichtlich der Bedeutung und Glaubwürdigkeit dessen, was er tut. Diese Bestätigung kann durch Worte erfolgen, durch den Ton Ihrer Stimme, durch Ihre Berührung oder durch Ihre Absicht. Diese verschiedenen Weisen der Bestätigung können gleichzeitig angewandt werden, im Wechsel oder einzeln, je nachdem, wie es in einem bestimmten Augenblick in einer bestimmten Sitzung angebracht erscheint.

5.2 Was hat die Quantenphysik damit zu tun?

Die Quantenphysik geht auf Max Planck zurück, der im Jahre 1900 die Theorie der Quantenphysik zum ersten Mal entwickelte. Er stellte die These auf, daß es in der physischen Welt keine reine Kontinuität gäbe. Energie, Bewegung, Masse, alles bestehe aus kleinen Paketen oder Quanten. Diese Quanten seien so klein, daß sie das Bild der Kontinuität vermitteln würden, aber wenn man kleinste Details von Materie anschauen würde, stelle man fest, daß alles aus winzig kleinen Teilchen bestehe, sogar Bewegung. Ein Oszillator zum Beispiel kann Energie nicht in Form eines Kontinuums gewinnen oder verlieren. Er gibt Energie in kleinen Mengen ab und gewinnt Energie in kleinen Mengen und diese kleinen Mengen hat Planck „Quanten“ genannt. Jedes Quantum hat seine eigene spezifische Energiemenge. In der elektromagnetischen Strahlung ist das Quantum ein Proton.

Einstein hat 1905 mit Plancks Quantentheorie den photoelektrischen Effekt erklärt und Bohr 1913 die Spektralserien der Atome. Erwin Schrödinger erhielt 1933 den Nobelpreis für die Entwicklung der Wellenmechanik, auf der die heutige Quantenmechanik beruht. Die Quantenmechanik ist die Wissenschaft, die das Verhalten von Elektronen und kleinen Teilchen beschreibt. Die Quantenelektrodynamik ist eine weitere Entwicklung und beschäftigt sich mit dem Verhalten der geladenen Teilchen in einem quantifizierten Feld. Sie erklärt die Wechselbeziehungen zwischen Elektronen, Positronen und Strahlung. Alle Wissenschaften, die sich mit Quanten beschäftigen, gehen auf Max Planck zurück, der die Quantentheorie aufstellte. Was hat die Quantentheorie und die Quantenphysik mit den therapeutischen Bildern und dem therapeutischen Gespräch zu tun? Nun, wir werden sehen.

In den Jahren 1960 bis 1964 hatte ich die Ehre, als Forschungsassistent unter dem brillanten Wissenschaftler Stacy F. Howell zu arbeiten. Er war Biochemiker, und ich war sein erster und einziger Assistent. Er stand kurz vor der Pensionierung. Deshalb benutzte er mich als Sprachrohr für viele seiner Gedanken und Ideen, die er im Laufe seines Lebens entwickelt hatte. Er hatte einen großen Stapel Aufzeichnungen über das Thema „Größe und Umfang“. Als Gedankenmodell stellte er die These auf, das Molekül sei ein Mini-Modell einer Galaxie und der Atomkern ein Mini-Modell der Sonne, wobei die Elektronen wie die Planeten um die Sonne kreisen würden. Er stellte auch die These auf, daß analoge Beziehungen zwischen allen Dingen bestehen würden und daß die einzige Variable die Größe sei. Er meinte, jedes Teilchen sei ein Hologramm des Ganzen, von dem das Teilchen ein Fragment sei. Zu diesem Thema hielt er mir stundenlange Vorträge. Die Zelle sei ein Mini-Mensch und das Elektron sei eine Mini-Erde, der um seinen Kern kreisen würde wie die Erde um die Sonne.

Wenn wir unsere Vorstellungskraft ein wenig ausdehnen, können wir uns Elektronen vorstellen und ihre möglicherweise analogen Beziehungen für den Menschen, den Geist, die Phantasie und bildhafte Vorstellungen. Wenn Elektronen auf Ihren Fernsehschirm geschossen werden, so scheinen sie sich wie Teilchen oder wie Wellen benehmen zu können. Ob sich ein Elektron wie ein Teilchen oder wie eine Welle benimmt, hängt davon ab, auf welche Weise wir sein Verhalten beobachten. Wenn wir Elektronen durch einen Schlitz in einen mit Wolken gefüllten Raum schießen, scheinen sie sich wie Teilchen zu verhalten, d.h. sie bewegen sich durch den Nebel in dem Raum und hinterlassen eine für den menschlichen Beobachter sichtbare Spur. Wenn wir aber Elektronen durch denselben Schlitz auf einen photographischen Film schießen, läßt das Ergebnis vermuten, daß Wellen den Film getroffen haben - daher die Frage, ob sich Elektronen wie Teilchen oder wie Wellen verhalten.

Diese offensichtliche Diskrepanz bezüglich ihrer Natur ließ einige Theoretiker die Frage aufwerfen, ob Elektronen vielleicht beides seien, nämlich Teilchen und Wellen, je nachdem wie wir sie anschauen. Die nächste Frage ist, ob sich das Elektron auch dann wie ein Teilchen oder wie eine Welle verhält, wenn wir es nicht anschauen. Vielleicht hat das Elektron ein Bewußtsein, das unsere Verwirrung begreift und unser Bedürfnis, verstehen zu wollen. Das Elektron könnte den Wunsch haben, uns zufriedenzustellen. Wenn wir daher nach einem Teilchen Ausschau halten, könnte es sich wie ein Teilchen verhalten. Und wenn wir nach einer Welle Ausschau halten, könnte es sich wie eine Welle verhalten. Manchmal könnte das Elektron gerade in spielerischer oder aber in schlechter Laune sein und genau das Gegenteil machen von dem, was von ihm erwartet wird. Dies scheint ziemlich häufig der Fall zu sein. Die Ergebnisse eines Experimentes widersprechen denen eines anderen Experimentes. Sind Elektronen Mini-Menschen? Einige zeigen das, was man sehen möchte, und andere genau das Gegenteil von dem, was man erwartet. Wenn die Elektronen bei einem Experiment sich genauso verhalten, wie der Leiter des Experimentes es möchte, was tun sie dann, wenn kein Experiment durchgeführt wird? Haben die Elektronen auch dann ein bestimmtes Verhaltensmuster, wenn sie von niemandem beobachtet werden? Oder lösen wir ihr Verhalten durch unser Beobachten aus?

Wenn Ihre Hände etwas wahrnehmen, war dies dann auch da, als Ihre Hände nicht da waren, um es wahrzunehmen? Ich kenne viele Therapeuten, die mir von neuen Rhythmen und neuen Vektoren berichten, die sie wahrnehmen. Dies ist erstaunlich und ernüchternd zugleich. Würde es diese Rhythmen und Vektoren ohne den Therapeuten geben? Dies klingt wie Spinnerei und so, als ob ich beginnen würde, gegen die Glaubwürdigkeit dessen zu argumentieren, was wir mit unseren Händen wahrnehmen. Dies ist aber nicht der Fall. Das nächste, noch Erstaunlichere ist, daß diese eingebildeten Rhythmen und Vektoren erfolgreich verwendet werden können, um eine therapeutische Wirkung herbeizuführen.

Als ich diese Frage im Frühjahr 1989 diskutierte, begann eine Kursteilnehmerin ihre Erfahrungen zu schildern. Ihr fiel es schwer, das System der Vektoren/Achsen so zu sehen und zu benutzen, wie ich es dargestellt hatte. Da sie eine impulsive, freie, kreative Person war, erfand sie ihre eigenen Vektoren und Achsen. Sie erfand Vektoren, die ihr bei jedwedem Zweck halfen. Die erfundenen und improvisierten Vektoren halfen ihr und ihren Patienten. Und sie erzielte eine positive therapeutische Wirkung. Sie berichtete, daß sie dieses Verfahren viele Male angewandt und großen Erfolg damit gehabt habe. Ich glaube ihr.

Wenn wir an einem Patienten arbeiten, kann genau das stattfinden, was wir erwarten, oder das genaue Gegenteil. So wie es eigensinnige Elektronen gibt, so gibt es eigensinnige Menschen, die uns entgegengesetzte Antworten liefern. Wenn wir erwarten, das CranioSacrale System zu fühlen, so werden wir es fühlen. Wenn wir erwarten, daß eine Behandlung dieses CranioSacralen Systems eine positive therapeutische Wirkung hat, so wird dies der Fall sein - ausgenommen im Fall einer entgegengesetzten Reaktion.

Wenn wir zusammen mit dem Patienten ein Bild erstellen von dem, was wir wirklich beide wollen, so kann sich unser Wunsch erfüllen. Vielleicht ist es so wie bei den Elektronen und bei den Menschen: Die Realität ist das, was wir wahrnehmen. Wenn dies zutrifft, so lassen wir ein Bild geschehen, wenn wir an ein Bild denken. Richtig angewandt ist das therapeutische Bild mit dem therapeutischen Gespräch eine äußerst wirkungsvolle therapeutische Methode.

Hierin liegt die Parallele zur Quantenphysik.

5.3 Das therapeutische Bild

Das therapeutische Bild tritt entweder spontan auf (falls es das überhaupt gibt) oder auf Ihre Aufforderung hin. In beiden Fällen wird Ihnen der „Signifikanzanzeiger“ - das plötzliche Aussetzen des CranioSacralen Rhythmus' - mitteilen, daß sich dem Patienten ein wichtiges Bild präsentiert.

Wie Sie sich erinnern werden, ist der „Signifikanzanzeiger“ die plötzliche Unterbrechung des CranioSacralen Rhythmus'. Wenn

Sie am Patienten arbeiten, ohne mit ihm zu reden und ohne einer Körperposition zu folgen (wie bei der SomatoEmotionalen Entspannung), und der CranioSacrale Rhythmus hört plötzlich auf, so ist dies der „Signifikanzanzeiger". Der CranioSacrale Rhythmus kann entweder im Zustand der extremen Flexion oder im Zustand der extremen Extension aussetzen oder auch an jedem anderen Punkt. Oft wird er aufhören mit einem hohen Maß an Spannung in dem System. Dies steht im Gegensatz zum „Ruhepunkt" oder „Stillpunkt", bei dem das CranioSacrale System entspannt ist.

5.3.1 Die unaufgeforderten Bilder

Wenn diese plötzliche Unterbrechung auftritt, ist dies das Signal, daß etwas Gutes passiert, daß entweder etwas in das Bewußtsein des Patienten gelangt ist oder kurz davor ist, in sein Bewußtsein zu gelangen. In dem Augenblick, in dem Sie dieses Aussetzen spüren, sollten Sie den Patienten fragen, an was er gerade denkt. Sagen Sie ihm, daß er sich keine Sorgen darüber zu machen brauche, sich lächerlich zu machen, er sollte nur sagen, was er gedacht habe oder was gerade los war, als Sie ihn fragten. Meist wird der Patient einige Schwierigkeiten haben, diese Frage zu beantworten. (Es ist wie bei der Reise nach Jerusalem. Die Musik hört auf, und man sucht verzweifelt, einen freien Stuhl zu erreichen. Aber mit einiger Übung wird man besser. Bald weiß man ganz genau, wie weit entfernt man von dem jeweiligen Stuhl ist, wenn die Musik aufhört. Ähnliches trifft auf den Patienten zu.) Anfangs kann er Ihnen vielleicht nicht sagen, was genau in diesem Augenblick los war, aber mit einiger Übung wird das besser gehen. Es ist wie bei einem Traum, der in dem Bruchteil einer Sekunde aus dem Bewußtsein verschwindet.

Wenn Ihnen ein Patient nicht erzählen kann, was in dem Augenblick los war, als Sie ihn fragten, sollten Sie sehr liebevoll und freundlich zu ihm sein. Sagen Sie ihm, daß es völlig normal ist, das sofort wieder zu vergessen. Aber machen Sie ihm deutlich, daß Sie ihn vielleicht wieder fragen werden, wenn Ihnen sein Körper mitteilt, daß etwas in sein Bewußtsein dringt, das hilfreich sein könnte. Erzählen Sie ihm von dem Signifikanzanzeiger, wenn Sie mögen. Denken Sie daran, das Nichtbewußtsein hat Ihren Kommentar gehört. Es hat versuchsweise die Spitze des Eisberges sehen lassen. Sie teilen dem Nichtbewußtsein mit, daß Sie bereit sind, seine Botschaft zu empfangen und daß es bitte mit Ihnen in Verbindung treten möge. Ich gehe davon aus, daß diese nichtverbalen Botschaften ihr Ziel erreichen, weil das Nichtbewußtsein des Patienten Ihre Berührung spürt und die offene, helfende, aufrechte Haltung, die diese Berührung vermittelt. Das Nichtbewußtsein kommt Ihnen entgegen in der Hoffnung, daß Sie helfen wollen und der Prozeß der Heilung sich entwickeln kann.

Nachdem Patienten ein- oder zweimal nicht in der Lage waren, Ihnen zu erzählen, was zu einem bestimmten Zeitpunkt in ihnen vorging, werden sie anfangen, Ihnen etwas zu erzählen. Ihre Fähigkeiten werden sich mit der Zeit bessern. Was sie wahrnehmen, muß nicht ein visuelles Bild sein. Es kann auch eine Stimme sein oder ein Gefühl oder einfach die Wahrnehmung, daß da etwas ist. Ich habe es mehrere Male erlebt, daß das erste unaufgeforderte Bild der Geruch von Äther war. Die meisten Patienten müssen ermuntert werden, über ihre Wahrnehmungen zu berichten, weil sie sie für albern halten und sie nicht das sind, was sie erwartet haben. Aber wenn Sie zum Beispiel dieser Geruchswahrnehmung folgen, wird das oft zu der Aufarbeitung eines früheren chirurgischen Eingriffs führen.

Sehr oft passiert es, daß Patienten im Alter von vierzig Jahren und darüber eine Mandeloperation aufarbeiten müssen. Sie müssen sich mit Problemen auseinandersetzen wie der Angst, von den Eltern verlassen zu werden, der Angst zu sterben, wenn sie durch die Äthermaske atmen müssen, der Angst vor dem Doktor, der sie tätlich angreift, und der Angst, betrogen worden zu sein, weil man ihnen nicht die Wahrheit gesagt hat über die Schmerzen. Jeder einzelne Fall ist anders, aber viele beginnen damit, daß sie als erstes den Geruch von Äther wahrnehmen. Es passiert nicht selten, daß der Therapeut zusammen mit dem Patienten den Äther riecht, je mehr er in den Fall eintaucht und seine Wahrnehmungen und Erfahrungen in diesem Fall wachsen.

Wenn dieses erste, unaufgeforderte Bild auftritt und der Patient in der Lage ist, einen Teil davon festzuhalten, müssen Sie alles in Ihrer Macht Stehende tun, um die Verbindung zu dem Teil des Nichtbewußtseins aufrechtzuerhalten, das Ihnen beiden das Bild mitgeteilt hat. Sie sollten vorsichtig und behutsam versuchen, den Patienten dazu zu bringen, Ihnen mehr Einzelheiten über dieses Bild zu geben. Mit jedem Detail wird die Verbindung verbessert. Die Beziehung wird gefestigt zwischen Ihnen, der bewußten Wahrnehmung des Patienten und dem Teil seines Nichtbewußtseins, das die erste Verbindung hergestellt hat. Fragen Sie nach Größe, Gestalt, Farbe, Geruch, Klang, Struktur. Alles was Ihnen einfällt, wonach Sie fragen können, wird die Verbindung zwischen Nichtbewußtsein und Bewußtsein stärken. Fragen Sie den Patienten, wie er sich bei diesem Bild fühlt. Unterstützen Sie den Prozeß durch leichtes behutsames Drängen mit Worten wie „fahren Sie fort“ und „erzählen Sie mehr“. Ich frage gern: „Ich bin nicht sicher, ob ich das verstehe. Können Sie mir erklären, wie Sie das meinen?“ Dadurch merken die Patienten, daß man wirklich bemüht ist, sie zu verstehen. Das baut die Hierarchie zwischen Therapeut und Patient ein wenig ab und macht sie wirklich zu einem Teil des Prozesses. Jene wissen nämlich etwas, was Sie als Therapeut nicht wissen.

Seien Sie bei dem Patienten, wenn er weiter über seine Erfahrungen mit seinen Bildern spricht. Stellen Sie sich auf ihn ein und werden Sie durch Ihre Hände eins mit ihm. Stellen Sie sich selbst vor, was er beschreibt. Je mehr Sie sehen, was er sieht, je mehr Sie riechen, was er riecht, je mehr Sie hören, was er hört, je mehr Sie fühlen, was er fühlt, je mehr Sie spüren, was er spürt, desto besser wird der Heilungsprozeß voranschreiten.

5.3.2 Das aufgeforderte Bild

Es gibt viele Methoden, ein Bild hervorzulocken. Der Patient oder der Therapeut kann den inneren Arzt, den inneren Ratgeber, die innere Weisheit, das höhere Ich, einen Schmerz, eine Krankheit, einen Tumor oder was auch immer auffordern, doch bitte in das Bewußtsein zu treten und mit einem zu kommunizieren. Ich finde es gut, wenn der Patient von Anfang an den Plural benutzt und von „wir“ und „uns“ redet, so werden Sie als Therapeut von Anfang an in den Prozeß mit einbezogen und können teilhaben an den Bildern und dem Gespräch. Wenn Sie dann später direkt mit dem Bild sprechen wollen, sind Sie bereits teilweise akzeptiert und integriert in den Prozeß. Das Gespräch mit dem Bild unter Zuhilfenahme der bewußten Wahrnehmung des Patienten kann unangenehm und beschwerlich sein.

Wenn Sie ein Bild auffordern, in Erscheinung zu treten, muß Ihr Patient wissen, daß das Bild eine völlig unerwartete Gestalt annehmen kann. Am besten ist es, keinerlei Erwartungen zu haben. Dem Patienten muß ständig versichert werden, daß jedes, aber auch wirklich jedes Bild wichtig ist. Nichts ist albern. Der Patient muß ermutigt werden, alles zu beschreiben, was in ihm stattfindet. Sie haben den Signifikanzanzeiger, der Ihnen behilflich ist. Wenn Sie und Ihr Patient ein Bild auffordern, in Erscheinung zu treten und Verbindung aufzunehmen, warten Sie ruhig darauf, daß der CranioSacrale Rhythmus plötzlich aussetzt. Wenn dies geschieht, fragen Sie den Patienten, was passiert ist, was er spürt. (Sie wissen ja, daß etwas passiert ist. Sie müssen den Patienten nur dazu bringen, darüber zu reden.)

Wenn der Patient beginnt, ein Bild zu beschreiben, und der CranioSacrale Rhythmus nicht ausgesetzt hat, sollten Sie erkennen, daß dieses Bild wahrscheinlich keine Bedeutung hat. Sie dürfen dies dem Patienten nicht sagen. Ich wiederhole: Sie dürfen ihm dies nicht sagen. Ermutigen Sie ihn, mit dem Bild für eine Weile zu arbeiten. Wenn Sie auf diese Art Widerstand stoßen, so nehmen Sie das einfach hin. Schaffen Sie keine Situation, in der Sie der Gegner sind. Wiederholen Sie Ihre Aufforderung oder machen Sie eine Pause. Sie können mit einer neuen und anderen Aufforderung wieder anfangen. Nach einigen Anläufen wird normalerweise ein Bild erscheinen, bei dem der CranioSacrale Rhythmus aussetzt. Ist dies nicht der Fall, so sollten Sie den Rest der Sitzung nur noch an dem Körper selbst arbeiten. Erst bei der nächsten Sitzung sollten Sie wieder nach den Bildern fragen. Haben Sie Geduld. Arbeiten Sie soweit wie möglich innerhalb der Regeln, die der Patient selbst setzt. Zwingen Sie dem Patienten nicht Ihre Wünsche oder Erwartungen auf.

Es ist auch möglich, daß Ihnen, während Sie einem unwichtigen Bild folgen, der Signifikanzanzeiger plötzlich mitteilt, daß etwas Wichtiges passiert und Sie diesem folgen müssen. Das kommt mir manchmal so vor, als wolle das Nichtbewußtsein des Patienten meine Ernsthaftigkeit prüfen.

Nachdem das Bild in Erscheinung getreten ist, beginnen Sie das Gespräch. Ich plaudere zunächst einfach gern mit dem Bild, damit es mich kennenlernt und wir Freunde werden. Ich helfe dem Bild, sich wohl zu fühlen. Ich sage zum Beispiel: „Hallo, ich heiße John. Ich versuche (Name des Patienten) zu helfen, (sein Problem) in den Griff zu bekommen. Ich möchte sehr gern mit dir reden. Ich glaube, daß du wirklich Bescheid weißt und uns dabei helfen kannst, das besser zu verstehen, was vor sich geht. Ich möchte dein Freund sein, und vielleicht kannst du mir sagen, wie wir dich anreden sollen. (Das Bild nennt seinen Namen). Das ist ein schöner Name. Haben wir uns schon vorher einmal getroffen?" Fragen Sie das Bild, wie lange es sich des Problems schon bewußt ist, was es tut und so weiter. Geben Sie dem Bild die Möglichkeit, sich auszudrücken. Sie müssen wirklich ernsthaft daran interessiert sein. Finden Sie heraus, was dem Bild gefallen würde, was es vorschlagen würde, was es über den Patienten weiß und warum das Problem besteht.

Wenn Sie mit einem Symptom reden, finden Sie heraus, ob das Symptom glücklich ist über das, was es tut. Meist ist das Symptom nicht glücklich darüber. Finden Sie heraus, was es glücklich machen würde. Normalerweise möchte das Symptom von der Aufgabe befreit werden, das Symptom zu sein, das es ist. Aber es fühlt sich verpflichtet, ein aktives Symptom zu sein, solange der Patient das Problem nicht versteht oder nicht an der Lösung des Problems arbeiten will. Nun müssen Sie dem Patienten die Absicht bewußt machen, die hinter dem Symptom steht, und seinem Bewußtsein dieses Symptom deutlich machen. Als nächstes müssen Sie sowohl den Patienten als auch das Symptom davon überzeugen, daß der Patient von nun an an einer befriedigenden Lösung für das Problem arbeiten will. Dann müssen Sie das Symptom von der Aufrichtigkeit des Patienten überzeugen und von seinem Willen, wirklich eine zufriedenstellende Lösung zu finden.

Es kann auch sein, daß Sie das Symptom aufklären und unterrichten müssen. Oft ist es dem Symptom nicht bewußt, daß es eine Alternative hat. Es glaubt, es müsse Schmerzen machen und könne nichts anderes tun. Teilen Sie ihm mit, daß es - sobald sein Zweck erfüllt ist und der Patient sich ändert - etwas tun kann, was ihm mehr Spaß bringt und was es glücklich macht. Sie können dieses Glücklichsein auch als eine Belohnung für gute Arbeit in Aussicht stellen. Symptome wissen vielleicht nicht, was glücklich sein bedeutet, also müssen Sie ihnen helfen. Außerdem versteht ein Symptom vielleicht nicht, wie sehr es das Leben des Patienten beeinträchtigt. Dann müssen Sie darüber diskutieren, ob das „Verbrechen" diese Art von „Strafe" rechtfertigt. Oft weiß das Symptom nicht, daß die Strafe ausgesprochen schwer ist. Ein Beispiel hierfür - und dies habe ich sehr häufig erlebt - sind starke Unterleibsschmerzen bei einer erwachsenen Frau, die ihr normales Sexualleben beeinträchtigen. Die Schmerzen (das Symptom) sind die Strafe dafür, daß sie als Kind an ihren Geschlechtsorganen gespielt hat. Wahrscheinlich ist ihr wiederholt gesagt worden, daß kleine Mädchen so etwas nicht tun würden. Ich brauche dem Symptom nur zu sagen, daß sie als Kind nur das getan habe, was ihr ein angenehmes, wohliges Gefühl bereitete. Sie hatte als Kind noch keine Vorstellung von Moral. Warum mußt du (das Symptom) sie dreißig Jahre danach immer noch so schwer bestrafen? Sie als Therapeut müssen diese Argumentation vielleicht einige Male wiederholen, doch schließlich wird das Symptom zustimmen, daß die Bestrafung sehr schwer war und nun nicht mehr angemessen ist oder daß sie nun genügend gestraft worden ist und die Bestrafung beendet werden kann. An diesem Punkt können Sie das Symptom wahrscheinlich dazu veranlassen, seine Energie in ein konstruktiveres Projekt fließen zu lassen, das es sich selbst aussuchen kann, wobei Sie ihm natürlich gern behilflich sein wollen.

Ich fasse zusammen:

- Ein unaufgefordertes Bild macht sich dadurch bemerkbar, daß der CranioSacrale Rhythmus plötzlich aussetzt.
- Sie oder der Patient können ein Bild auffordern, in das Bewußtsein des Patienten zu treten. Wenn ein wichtiges Bild auftritt, setzt der CranioSacrale Rhythmus aus.
- Es können Bilder auftreten, bei denen der CranioSacrale Rhythmus nicht aussetzt. Diese Bilder sollten mit Respekt und Achtung behandelt werden. Sie führen oft zu wichtigeren Informationen. Ich verstehe das so, daß der Therapeut damit vom Nichtbewußtsein des Patienten auf die Probe gestellt wird, ob er es ernst meint.
- Sobald ein Bild aufgetreten ist, müssen Sie die Verbindung zu ihm stärken durch Fragen nach Einzelheiten.
- Stellen Sie ein dreigleisiges Gespräch her zwischen dem Bild, dem Bewußtsein des Patienten und sich als Therapeuten, wann immer dies möglich ist.
- Stellen Sie eine entspannte, freundliche Atmosphäre her zwischen sich und dem Bild.
- Finden Sie heraus, wie das Bild genannt werden möchte.
- Formulieren Sie Ihre Fragen so, daß die positive Wahrnehmung unterstützt wird.
- Finden Sie alles heraus, was das Bild Ihnen über seinen Zweck mitteilen kann.
- Definieren Sie das Problem.
- Definieren Sie die Rollen, die die jeweiligen Teilnehmer dabei spielen. Es können verschiedene Altersstufen beteiligt sein.

- Stellen Sie fest, was jeden einzelnen Teilnehmer am glücklichsten machen würde.
- Handeln Sie Kompromisse aus und klären Sie alle Teilnehmer auf über die Lösung, die für alle die beste wäre.
- Nachdem Sie gegenseitiges Einverständnis erzielt haben, sollten Sie jedem Teilnehmer ein Versprechen abnehmen. Definieren Sie die Rollen, die jeder einzelne spielen soll und setzen Sie regelmäßige Treffen an zwischen allen Bildern und dem Bewußtsein des Patienten. Sollten Probleme auftreten, so können diese bei den Treffen gelöst werden.
- Es könnte hilfreich sein, das Bewußtsein des Patienten zu bitten, das Symptom zu werden und dann von dieser Position aus zu verhandeln.

5.4 Tumoren

Tumoren stellen einen Sonderfall dar für die SomatoEmotionale Entspannung, das therapeutische Bild und das therapeutische Gespräch, denn sie können zum Tode führen und große Angst machen. Ich habe mit vielen Tumoren Gespräche geführt, obwohl es auch einige gab, mit denen ich einfach kein vernünftiges Gespräch führen konnte. Im allgemeinen wird ein wichtiger Tumor mit Ihnen reden, wenn Sie behutsam vorgehen und ihm Achtung und Respekt zollen. Der unbedeutende Tumor wird häufig keine Verbindung zu Ihnen aufnehmen und nicht mit Ihnen reden, aber der innere Arzt wird Ihnen dann mitteilen, daß dieser Tumor unbedeutend ist und daher nicht viel zu sagen hat.

Wichtige Tumoren können entweder gutartig sein oder bösartig, in beiden Fällen wollen sie gehört werden. Führen Sie ein Gespräch mit ihnen herbei. Bösartige Tumoren können sich bewußt sein, daß sie tödlich sind und sehen keinen Ausweg, oder sie sind sich dessen nicht bewußt oder tun so, als seien sie sich dessen nicht bewußt, daß ihre fortgesetzte Aktivität zum Tode des Menschen führen kann, in dem sie wohnen. Wenn dieser Mensch stirbt, so stirbt auch der Tumor. Machen Sie dies dem Tumor klar. Manchmal glaubt der Tumor, er könnte weiterleben, auch wenn der Mensch stirbt. In diesem Fall müssen Sie dem Tumor die Realität vor Augen führen. Sie können vielleicht Alternativen zum Tod aufzeigen, auch wenn der Tumor meint, daß alles hoffnungslos sei.

Vor einigen Jahren habe ich mit einem Tumor gearbeitet, der erst davon überzeugt werden mußte, daß er auch sterben würde, wenn der Mensch stirbt, in dem er existierte. Der Tumor - es handelte sich um Brustkrebs - war überzeugt, daß er alles versucht habe, die Lebensweise der Patientin zu verändern und daß er bei dieser Aufgabe versagt habe. Daher, so argumentierte der Tumor, sei es besser, die Frau sei tot, als daß sie weiterleben würde. Der Tumor sagte mir, daß er nach dem Tod der Frau einfach zu jemand anderem gehen würde, der seine „Führung" brauche. Ich mußte den Tumor davon überzeugen, daß auch er aufhören würde zu existieren, wenn die Patientin stürbe. Er würde nicht einfach in den Körper eines anderen Menschen gehen können und dort weiterleben.

Ich mußte den Tumor auch davon überzeugen, daß die Frau, in der er wohnte, nicht wisse, was der Tumor ihr mitzuteilen versuche. Sie wisse nicht, daß man von ihr eine Änderung ihrer Lebensweise erwarten würde. Noch wisse sie, wie sie ihr Leben ändern sollte. Ihr Vergehen bestand darin, daß sie ihre Weiblichkeit ablehnte. Ich argumentierte, daß der Tod eine harte Strafe sei für dieses Vergehen. Ich mußte diesem Tumor erklären, was Freude und Glück bedeuten würden, und ihn davon überzeugen, daß er selbst vielleicht ein glücklicheres Leben führen könnte, wenn er fröhlicher sein würde und der Patientin Zeit ließe, sich zu ändern.

Ich forderte den Tumor auf, sich sofort zu verkleinern, weil er eine Bedrohung darstellen würde. Der Tumor war bereit, sich für eine gewisse Zeit zu verkleinern, um zu sehen, ob die Patientin wirklich ihre Lebensweise verändern würde. Die Patientin änderte ihr Leben und der Tumor ist seitdem mit den traditionellen medizinischen Methoden nicht mehr diagnostizierbar.

Wenn ich mit dem Tumor rede, sagt er, er sei noch immer da, wie ein Saatkorn, das jederzeit wieder aufgehen kann, wenn die Patientin von ihren neuen und für ihn akzeptablen Lebensgewohnheiten wieder abweicht. Nun unterhalten sich die Patientin und ihr Tumor jeden Morgen miteinander. Ich bin überzeugt davon, daß zwischen dem Tumor und ihr Verhandlungen stattfinden würden, sollte sie von den für ihn annehmbaren Lebensgewohnheiten wieder abweichen. Erst danach würde der Tumor wieder gefährlich.

Dieselbe Patientin hat zystische Mastitis beider Brüste. Ihr innerer Arzt sagt ihr, daß diese vielen gutartigen Tumoren keine wirkliche Bedeutung haben. Sie kann sie sich wegdenken, wenn sie will. Für ihren inneren Arzt macht das keinen Unterschied. Sie arbeitet an der Normalisierung des zystisch-fibrotischen Gewebes für ihr eigenes Wohlbefinden und ihre Selbstachtung, nicht weil das Brustgewebe große Bedeutung in ihrem Leben hat.

Ein anderes Beispiel für einen unwichtigen Tumor habe ich vor kurzem bei einem 67 Jahre alten Mann erlebt, der zur Gesundung seines Herzens sehr erfolgreich mit therapeutischen Bildern gearbeitet hatte. Bei einer Routineuntersuchung wurden bei ihm multiple Dickdarmpolypen festgestellt, und es wurde ein Operationstermin für ihre Entfernung vereinbart. Als er wieder einmal bei mir war, fragte er mich, ob wir mit den Polypen etwas machen könnten. Ich schlug vor, es einmal auszuprobieren.

Wir setzten uns mit seinem inneren Arzt in Verbindung, der uns mitteilte, daß die Polypen keinem besonderen Zweck dienten, sie seien einfach entstanden, weil er in der Vergangenheit wiederholt Sachen gegessen und getrunken hätte, die seine Eingeweide irritiert hätten. Er tat diese Dinge nicht mehr, aber die Schleimhaut seiner Eingeweide sei über Jahre hindurch chronisch irritiert worden. Die Schleimproduktion sei unverhältnismäßig gesteigert worden und die Schleimhaut habe sich von der darunterliegenden muskulären Wand an einigen Stellen abgehoben. An diesen Stellen seien Polypen entstanden. Ich fragte, ob wir etwas tun könnten, um die Operation zu vermeiden, und ob dies akzeptabel sei. Der innere Arzt sagte uns, wir sollten die Polypen dadurch heilen, daß wir heilendes Licht und heilende Energie konzentriert auf die Eingeweide einwirken lassen sollten.

Ich legte meine Hände vorn und hinten auf den liegenden Patienten mit dem Colon sigmoideum zwischen meinen Händen. Wir beschworen gemeinsam heilende Energie und heilendes Licht. Die Energie sammelte sich und wuchs. Das Licht wechselte seine Farben. Wir sahen dies beide gleichzeitig. Dann ließ die Energie plötzlich nach und das Licht nahm ab. Wir wußten, die Arbeit war getan.

Ungefähr drei Wochen später ging der Patient zu seiner Operation. Der Chirurg führte sein Koloskop ein und fand zu seiner Überraschung keine Polypen. Dieser Fall ist ein Beispiel für gutartige Tumoren ohne wesentliche Bedeutung im gegenwärtigen Leben. Sie waren einfach Überbleibsel früherer Lebensgewohnheiten. Ich würde nicht versuchen, einen derartigen Prozeß in Gang zu setzen ohne die Erlaubnis des inneren Arztes des betreffenden Patienten.

5.5 Emotionen

Meiner Erfahrung nach ist es überhaupt nicht ungewöhnlich, auf Patienten zu stoßen, die bis zum Rand mit potentiell zerstörerischer Energie wie Wut, Haß, Schuldgefühlen, Angst, Unwillen, Eifersucht oder einer Kombination davon erfüllt sind. Sie können diese Emotionen gewöhnlich fühlen, sobald sie einen dieser Patienten berühren. Manchmal schlägt Ihnen dies förmlich ins Gesicht, wenn sie nur den Behandlungsraum betreten. Einige von Ihnen werden es sogar spüren, bevor sie den Behandlungsraum betreten. Die Menge dieser destruktiven Energie fordert Ihre Aufmerksamkeit einfach heraus.

Früher glaubte ich, es sei am besten, diese destruktiven Emotionen sofort freizusetzen und dann nach ihren Ursachen zu suchen. Als nächstes konzentrierte ich mich darauf, die Produktion dieser Wut oder Schuld oder sonstigen destruktiven Emotion abzustellen, indem ich das Problem löste.

Seit kurzem ist mir klar geworden, daß die Energie, aus der diese zerstörerischen Emotionen entstehen, dieselbe Energie ist, die so konstruktive Gefühle wie Liebe, Freude und Hoffnung entstehen läßt. Es erscheint daher nur logisch, daß es aus Gründen der Energieerhaltung innerhalb eines Patienten und zur Unterstützung der Selbstachtung besser ist, destruktive Emotionen in konstruktive Emotionen umzuwandeln. Jetzt frage ich meist den inneren Arzt oder die innere Weisheit des Patienten oder was immer es ist, mit dem ich in Verbindung trete, ob es nicht möglich und besser sei, die destruktive Emotion in eine konstruktive Emotion umzuwandeln und auf diese Weise die in dem Patienten vorhandene Energie zu erhalten. Wenn die Antwort ein Ja ist - und dies scheint in 50 bis 60 Prozent der Fälle zu sein -, dann arbeite ich in dieser Richtung und versuche, soviel Rat und Anweisungen wie möglich vom inneren Arzt des Patienten zu erhalten.

In etwas weniger als der Hälfte der Fälle ist die Antwort aber: „Nein, laß uns das hier rauskriegen", oder so ähnlich. Dann verwende ich meist meine Hände, um den Prozeß der Freisetzung und des Loswerdens zu unterstützen. Zusammen stellen wir uns vor, daß meine Hände Magneten seien, die die destruktiven Emotionen aus dem jeweiligen Körper herausziehen. Ich habe Patienten aufgefordert, von innen kräftig zu drücken. Doch ich habe inzwischen festgestellt, daß physische Anstrengung von seiten des Patienten den Heilungsprozeß kaum fördert. Jetzt versuche ich den Patienten dazu zu bringen, die Gefühle herauszulassen und nicht herauszupressen.

Es gibt zwei Dinge, die ich klarstellen möchte, bevor ich zu der tatsächlichen Entspannung und dem Prozeß des Herausziehens gelange. Erstens erkläre ich den Patienten gern, daß wir die destruktive Emotion, sobald sie den Körper verlassen hat, neutralisieren werden und sie in allgemeine Energie umwandeln, damit sie von irgend jemand anderem, der sie braucht, verwendet werden kann. Diese Vorsichtsmaßnahme zerstreut alle Sorgen darüber, daß die Atmosphäre mit destruktiver Energie verseucht werden könnte, wenn sie sie aus dem Körper herauslassen. (Ich habe bei vielen Menschen beobachten können, daß sie sich gern selbst quälen und überzeugt davon sind, daß es besser sei, die schlechte Energie in sich zu behalten, als sie in die Atmosphäre hinauszulassen, wo sie anderen ahnungslosen und unschuldigen Menschen Schaden zufügen könnte. Sie können diesen Mechanismus der Verteidigung außer Kraft setzen, indem Sie die destruktive Energie neutralisieren, sobald sie den Körper verlassen hat.)

Zweitens erkläre ich den Patienten gern, daß sie auf die zerstörerische Emotion nicht physisch reagieren müssen, wenn sie spüren, daß die Energie aufgefunden und freigesetzt wird. Wenn Sie zum Beispiel Wut freisetzen, sagen Sie dem Patienten einfach, daß er wütend sein wird, wenn sich die Energie an einem ausgewählten Ort im Körper niederschlägt, sammelt und konzentriert, um freigesetzt zu werden. Weiter sage ich den Patienten dann, daß diese Wut direkt durch ihre Haut hindurch in die Atmosphäre freigesetzt werden kann. Sie könnten sie einfach herauslassen, und während sie frei würde, würden sie fühlen, wie die Emotion abnähme und sich auflöste.

An diesem Punkt sollte ich wohl die Begriffe „destruktiv“ und „konstruktiv“ erklären, so wie ich sie verwende, um die verschiedenen Emotionen zu beschreiben, die wir alle kennen. Früher habe ich die Emotionen mit den Worten „negativ“ und „positiv“ beschrieben. Wut, Haß, Eifersucht, Angst, Groll waren negativ. Freude, Liebe, Hoffnung, Heiterkeit und dergleichen waren positiv. Dann bin ich auf einige Probleme gestoßen, Emotionen als negativ oder positiv einzuordnen.

Die negativen Gefühle waren meiner Meinung nach die unerwünschten und die positiven die erwünschten Gefühle. Aber dann könnten wir darüber diskutieren, ob eine negativ geladene Atmosphäre nicht wünschenswert ist für die Gesundheit und die menschlichen Funktionen oder ob die Akkumulation von positiven Ionen in einer Flugzeugkabine nicht nachteilig ist für die Gesundheit und die Funktionen des Menschen. Um also diese Probleme zu vermeiden, benutze ich „destruktiv“ und „konstruktiv“, um Emotionen zu beschreiben.

Bei einigen von Ihnen werden sich jetzt die Nackenhaare sträuben und Sie werden sagen: „Einen Moment mal, Wut ist nicht unbedingt zerstörerisch. In bestimmten Notsituationen kann sie das Leben retten. Wut kann auch helfen weiterzuleben, sie ist die Energie, die einen dann antreibt.“ Das stimmt. Wut kann Ihnen übermenschliche Kräfte verleihen, um sich gegen einen Überfall zu wehren. Doch wenn diese Wut anhält, wird sie destruktiv. Wut verbraucht Energie. Sie verbraucht Energie von Ihrem Herzen, Ihrer Lunge, Ihrer Leber, Ihrem Magen, Ihrem Dickdarm, von Ihrer gesamten Physiologie. Sie gibt kein Stückchen von dem zurück, was sie Ihnen abverlangt hat. Sie funktioniert wie Ihr sympathisches Nervensystem. Sie rettet Ihr Leben in einer Notsituation und treibt Sie unter Streß an, doch sie beschleunigt auch Ihren Untergang. Besteht sie weiter, wird sie destruktiv, wenn die Notsituation vorbei und Ihr Leben gerettet ist. Haß, Wut, Eifersucht, Angst und Schuldgefühle werden den Menschen aufzehren und zerstören, indem sie sich für immer einnisten.

Ich habe auch das Argument gehört, Schuldgefühle und Angst würden zur Formung des Gewissens beitragen und seien daher „gute Gefühle“. Natürlich, das Gefühl der Schuld und die Angst vor Strafe können jemanden daran hindern, eine Bank auszurauben, ein Auto zu stehlen, dem Chef gegenüber Dinge zu unterschlagen oder den Liebhaber des Ehepartners zu töten. Trotzdem wäre es sowohl in physischer als auch in emotionaler Hinsicht gesünder, wenn sie diese Taten deswegen nicht begehen würden, weil sie die Menschen lieben und achten, weil sie Verständnis haben und nicht rachsüchtig sind, weil sie ein gewisses vernünftiges Maß an Unannehmlichkeiten tolerieren können, die ihnen von anderen zugefügt worden sind. Niemand von uns ist perfekt. Wir müssen uns alle darum bemühen, besser zu werden und mehr Verständnis zu zeigen. Bitte ertragen Sie z.B. mich und meine Neigung, Predigten zu halten. Auf jeden Fall erscheint es im Augenblick angemessener, Emotionen mit den Begriffen „destruktiv“ und „konstruktiv“ zu beschreiben als mit „negativ“ und „positiv“. Ich glaube, ich brauche nicht näher zu erklären, daß Glück, Freude, Heiterkeit und dergleichen Gefühle für den Menschen als Ganzes konstruktiv sind.

Klinische Beobachtungen haben zu meiner Zufriedenstellung gezeigt, daß sich bestimmte Emotionen in bestimmten Organen ansammeln. Weitgehend stimmt die Übereinstimmung von Emotionen und Organen mit den Konzepten der traditionellen chinesischen Literatur und Akupunktur überein. Im Jahre 1968, als ich die Literatur zur Akupunktur studierte, traf ich zum ersten Mal auf die Vorstellung, daß bestimmte Organe einen Überschuß an bestimmten Emotionen ansammeln und in sich lagern. Ich war sehr skeptisch, aber irgendwie blieb ich offen für diese Möglichkeit. (Diese Offenheit war mir nicht bewußt, doch sie war da.)

Trotz meiner anfänglichen Skepsis muß ich heute akzeptieren, daß es bestimmte Analogien gibt und daß man sich auf sie verlassen kann, da ich sie seit 1968 immer wieder bei Patienten festgestellt habe. Im folgenden werden die Analogien zwischen den inneren Organen und den Emotionen, die „viszeroemotionalen" Übereinstimmungen, beschrieben.

5.5.1 Die Leber

Die Leber sammelt und speichert Wut und Depressionen, sie ist der Sitz dieser Gefühle. Ich wurde das erste Mal von diesen Zusammenhängen wirklich überzeugt, als ich eine stationäre Patientin in der Psychiatrie behandelte. Die Patientin hatte drei Selbstmordversuche gemacht. Sie war in einer tiefen Depression. Die Depression war so tief, daß sie Mühe hatte zu sprechen, daß sie sich nur gezwungenermaßen bewegte und daß ich kaum feststellen konnte, ob sie atmete oder nicht. Ihre Haut war gelblich-weiß und durchsichtig. Kaum hatte ich die arme Frau gesehen, spürte ich ihre Hoffnungslosigkeit. Sie war ungefähr sechzig Jahre alt und vor ungefähr zehn Jahren in diese Depression gefallen, nachdem ihr Sohn bei einem Autounfall ums Leben gekommen war. Sie war seit zwanzig Jahren geschieden. Sie wurde von ihrer Schwester begleitet und hatte für einen Tag Ausgang von der Psychiatrie erhalten.

Ihre Leber fühlte sich an wie eine Bowlingkugel, sowohl im Umfang als auch in ihrer Konsistenz, so, als wöge sie 20 Pfund. Ich legte eine Hand vorn und eine Hand hinten auf ihren Körper, so daß die Leber zwischen meinen Händen war. Die Patientin lag ausgestreckt auf dem Rücken auf dem Behandlungstisch. Der Versuch, ihre Leber in dieser Lage zu entspannen, hätte bedeutet, daß ich die Bowlingkugel mit meinen Händen auflösen müßte. Ich entschied mich zur Akupunktur für eine Depression, so wie sie Felix Mann in seinem Buch „*Acupuncture, Treatment of Many Diseases*" beschrieben hat. Ich habe Nadeln in die Akupunkturpunkte Leber 6, 8 und 13 auf beiden Seiten gesetzt und die Leber wieder zwischen meine Hände genommen; es war zu fühlen, wie die Leber weicher wurde und bereitwilliger auf die Energie reagierte, die ich durch sie hindurch schickte. Als das Organ weicher wurde und sich entspannte, spürte ich, wie Energie ausging von der Haut vorn, hinten und an der Seite, dort, wo sie sich über der Leber befand. Die Atmung wurde sichtbar tiefer, und die Hautfarbe veränderte sich von gelblich-weiß zu rosa-weiß. Die Patientin begann sich freiwillig zu bewegen und in ihrem Gesicht waren vorübergehend Spuren eines Ausdrucks zu erkennen. Kurz, sie sah nicht mehr gelb aus, sie sah nur noch aus wie ein unglücklicher Mensch, der noch einige Kämpfe mit sich auszufechten hatte. Ich ließ meine Hände auf der Leber, bis die Entspannung abgeschlossen zu sein schien. Ich sprach nicht mit der Leber, aber in meinem Geist habe ich die Leber ständig ermutigt. Ohne Worte habe ich sie gedrängt loszulassen.

Nachdem die Leber weich und die schwere Energie losgeworden war, die meiner Meinung nach die Depression darstellte, wirkte die Patientin leicht gereizt. Sie beschwerte sich über die Nadeln und darüber, wie lange alles dauern würde. Ich habe mich dann ihrem CranioSacralen System zugewandt und ihre Verspannungen in der Kreuzbein-Steißbein-Region gelöst sowie an der Schädelbasis am Atlas und zwischen den Keilbeinen, den Felsenbeinen und dem Hinterhauptbein. Als sie fortging, war von ihrer Depression kaum noch etwas zu merken. In erster Linie war sie ärgerlich und beschwerte sich über alles.

Diese Frau kam noch zweimal in wöchentlichen Abständen zu mir. Ich habe mit meinen Händen die Energie der Wut aus ihrer Leber gelöst. Ich habe keine Akupunktur mehr angewandt, sondern das CranioSacrale System behandelt, die Schläfenbeine entspannt und die Restriktionen im Tentorium cerebelli gelöst. Nach der zweiten Behandlung wurde sie aus dem Krankenhaus entlassen wegen einer „spontanen Remission" ihrer Depression. (Ihre Schwester hatte dem Psychiater nicht erzählt, daß sie an den Tagen ihres Ausgangs bei mir zur Behandlung war.) Bis zur dritten Behandlung hatte sie jegliche Medikamente abgesetzt. Ihr ging es auch die nächsten sechs Monate bis zu ihrer letzten Behandlung bei mir gut. Seither habe ich weder etwas von ihr noch von ihrer Schwester gehört.

Aufgrund dieser Erfahrung glaube ich, daß vielleicht ein großer depressiver Schock, wie der plötzliche, unerwartete Tod des Sohnes, von der Leber dieser Frau absorbiert worden war. Die Leber war überwältigt von der Größe des Schocks. Sie wurde zum Sitz der Wut über das Schicksal, daß ihr den Sohn genommen hatte. Die Leber wurde auch der Sitz der Verzweiflung, weil sie nichts gegen den Tod tun konnte. Da die Leber mit alldem nicht fertig werden konnte, wurde sie die ständige Quelle einer fortwährenden depressiven Energie und unterschwelligen Wut, die das gesamte emotionale System der Frau vergiftete. In meiner Vorstellung verglich ich die Leber mit einem Filter. Sie ist wie der Ölfilter in Ihrem Auto, der das Öl säubert, bis er voll ist. Danach verschmutzt er das Öl für den Motor Ihres Autos. Wenn Sie das schmutzige Öl wechseln, aber den Filter nicht auswechseln, wird der schmutzige Filter bald Ihr neues, frisches, sauberes Öl erneut kontaminieren. Vielleicht geschieht dies auch mit Depressionen in der Psychiatrie. Die Psychiatrie füllt sauberes Öl nach, aber wenn der Leberfilter nicht gesäubert und entspannt wird, verseucht er das emotionale System ständig mit neuer depressiver und wütender Energie.

Das war eine eindrucksvolle Lektion, die mir diese Frau so völlig selbstlos und großzügig erteilt hatte. Denken Sie immer daran, jeder Patient stellt für Sie die Gelegenheit dar, etwas Neues zu lernen. Nach dieser Lektion, in der ich gelernt hatte, daß die Leber ein Filter und der Abfalleimer ist, in dem Wut und Depression gespeichert werden, war ich der Vorstellung gegenüber sehr viel offener, daß andere Eingeweide auch bestimmte Emotionen ausfiltern und speichern könnten.

5.5.2 Das Herz

Das Herz ist der Filter, der Sitz und der Abfalleimer für die Angst, von dem, den man liebt, dadurch verletzt zu werden, daß er die Liebe nicht erwidert oder einen verläßt. Ein verletztes Herz, das sich gegen die Angst schützen will, daß diese Erfahrung sich wiederholen könnte, wird seinem Besitzer nicht mehr erlauben, bedingungslos zu lieben. Der Besitzer eines solchen „schützenden" Herzens hat Angst davor, eine echte Liebesbeziehung einzugehen. Er hat Angst, wieder verletzt zu werden. Ein Teil dieser Furcht mag berechtigt sein, aber ein Leben ohne eine echte Liebesbeziehung ist ein leeres Leben. Um wirklich zu lieben, müssen wir dem Menschen vertrauen, den wir lieben. Dies ist ein Risiko, das einige Menschen nicht eingehen wollen oder können. Diese Menschen wollen vom Verstand her lieben können, sind aber emotional nicht dazu in der Lage.

Das Angebot der bedingten Liebe, d.h. „ich liebe dich, wenn du mich wieder liebst", ist ein Zeichen, daß die Angst im Herzen erst gelöst werden muß, bevor der Patient eine echte und befriedigende Liebesbeziehung eingehen kann. Ein interessantes Zeichen dieser Angst im Herzen, die eine bedingungslose Liebe verhindert, ist der Ehevertrag. Er scheint zu sagen: „Ich liebe dich, ja, aber ich bin mir nicht ganz sicher, und im Notfall ..." Lösen Sie die Angst im Herzen dieser Menschen, und sie werden ihren Ehevertrag verbrennen.

Außerdem ist die bedingungslose Liebe nicht nur als eine sexuelle Beziehung zu sehen. Sie kann auch zwischen Verwandten, zwischen Kindern und Eltern, zwischen Freunden oder wem auch immer stattfinden. Die bedingungslose Liebe akzeptiert die Unvollkommenheit des anderen wie die eigene Unvollkommenheit. Wenn wir akzeptieren, daß die Menschheit unvollkommen ist, und wenn die Angst in unseren Herzen gelöst ist, kann jeder echte bedingungslose Liebe empfinden.

Sicherlich haben Sie schon längst bemerkt, wie sehr ich davon überzeugt bin, daß Beispiele zur Veranschaulichung helfen. Ich möchte Ihnen daher das Beispiel von einer Politikerin erzählen, deren Therapeut ich drei Jahre lang gewesen bin. (Bei der Beschreibung ihres Falles erlaube ich mir einige Freiheiten, um ihre Anonymität zu wahren.) Ursprünglich hatte sie mich aufgesucht, um herauszufinden, warum sie 50 Pfund Übergewicht hatte und nicht abnehmen konnte. Je erfolgreicher sie als Politikerin wurde, desto mehr nahm sie zu und desto erfolgloser waren alle Diäten.

Die Arbeit mit ihr ließ mehrere Faktoren erkennen, die zum Gewichtsproblem beitrugen. Dazu gehörten auch die Kindheitserinnerungen der Patientin an ihre Großmutter, die ebenfalls in der Politik erfolgreich gewesen war und in ihrem Beisein davon gesprochen hatte, daß sie „ihr Gewicht in die Waagschale werfen wollte", um in der Politik etwas zu erreichen. Diese Großmutter pflegte auch zu sagen, daß jemand „groß genug sein müsse, damit sein Schatten nicht übersehen werden könnte". Wir befaßten uns auch mit ihrer Vorstellung als Heranwachsende, die einzige Möglichkeit, einen ansehnlichen Busen zu erhalten (um damit den Männern zu imponieren), bestünde darin, dick zu werden. Wenn die Patientin eine Diät machte, wurden ihre Brüste kleiner, und tief in ihrem Herzen war sie der Überzeugung, nur eine große Brust mache eine Frau attraktiv. Die Patientin war zwischen Mitte und Ende 40, als ich mit ihr arbeitete. Sie hatte drei Kinder geboren und war mit einem Alkoholiker verheiratet gewesen. Einige Jahre zuvor hatte sie sich scheiden lassen und davor beschlossen, in die Politik zu gehen.

All diese Einzelheiten waren hilfreich bei der Lösung des Gewichtsproblems. Die Patientin konnte nun ungefähr 25 der 50 ungewollten Pfunde abnehmen und dieses Gewicht auch halten. Dann hatte sie eine romantische Episode. Es handelte sich um denselben Mann, für den sie sich im Alter von 14 Jahren einen großen Busen gewünscht hatte. Er war damals 24 Jahre alt gewesen. Sie glaubte, sie bräuchte große Brüste, um seine Aufmerksamkeit auf sich zu lenken. Sie verliebte sich sehr in ihn, hatte aber Angst, seinen Heiratsantrag anzunehmen. Sie erfand eine Unzahl logischer Gründe, warum sie davor Angst hatte, doch sie liebte ihn und wollte bei ihm sein. Sie führte u.a. folgende Gründe an, warum sie ihn nicht heiraten könnte: Während er sich zeitweise pensionieren lassen und mit seinem Segelschiff durch die Karibik fahren wollte, wollte sie ihre politische Karriere nicht an den Nagel hängen. Was wäre, wenn er sie betrügen würde? Was wäre, wenn er sie nach einiger Zeit nicht mehr lieben würde. Was wäre, wenn ...

Ihr Herz fühlte sich an wie ein Stein in seinem Herzbeutel aus festem Gewebe, der zusammengeschrumpft war und das Herz gefangen hielt. Der Herzbeutel schützt das Herz und erdrosselt es manchmal geradezu in seinem Bemühen, es vor weiteren Verletzungen zu schützen. Ich wußte, daß ihr Herz vor der bedingungslosen Liebe Angst hatte und daß das Pericardium dieses ängstliche Herz erfolgreich abschirmte.

Nachdem wir mit Bildern und Gesprächen gearbeitet hatten und ich die Angst des Herzens und das übertriebene Schutzbedürfnis des Pericardiums mit den Händen gelöst hatte, gelangten wir zu einer lebhaften Erinnerung an die ersten drei Tage ihres Lebens. Sie wurde zu ihrer Mutter gebracht, nachdem sie gewaschen worden war und sich die Mutter von der Narkose erholt hatte. Sie wurde ihrer Mutter an die Brust gelegt, doch es kam keine Milch, als sie an der Brust saugte. Dies geschah mehrere Male in den ersten Tagen nach der Geburt. Schließlich verlor ihre Mutter die Geduld und sie wurde wütend mit sich selbst. So beschrieb es die Patientin, die zum Beobachter dieser Szene geworden war. In ihrer Wut lehnte die Mutter das Stillen als Möglichkeit, ihr Kind zu ernähren, ganz ab. Die Patientin aber verstand das Ende des Stillens als eine persönliche Ablehnung. Sie sah die Wut ihrer Mutter als eine Folge dessen, was sie selbst darstellte oder getan hatte.

Während dieser ersten drei Tage ihres Lebens war das Lebensmuster für diese Patientin festgelegt worden. Sie hatte Angst davor, bedingungslos zu lieben, weil sie wieder abgelehnt werden könnte. Schließlich hatte sie ihre Mutter geliebt. Die Mutter war wütend auf sie geworden und wollte ihr keine Milch geben. Die Konsequenz, die sie daraus zog, war etwa folgende: „Wenn du liebst, wird deine Unvollkommenheit offenbar, man kann dich dann verlassen und ablehnen.“ In der ersten Woche ihres Lebens war in ihr ein solider Grundstein für die Angst vor der Liebe gelegt worden.

Außerdem - ich bin sicher, Sie wissen schon, was jetzt kommt - war das Gefühl der Mutter, nicht stillen zu können, auf das Kind übertragen worden. Als dieses Kind heranwuchs, war sie entschlossen, nicht die gleichen Mängel zu haben wie ihre Mutter. Wenn sie also dick werden müßte, um den richtigen Busen zu bekommen, so wollte sie eben dick werden, und zwar ihr Leben lang.

Die Auflösung der Schutzmechanismen des Herzbeutels sowie die Lösung des Steins aus Angst in ihrem Herzen hat für das weitere Leben dieser Frau sehr große Bedeutung gehabt. Sie hat den Mann, den sie liebt, geheiratet und dabei nur ganz wenig gezittert. Sie hat all ihre Argumente des „Wenn aber ...“ fallen gelassen und scheint mit ihm glücklich zu sein. Sie hat mit ihm einige Segeltouren mit seiner Yacht gemacht und hatte dabei mehr Spaß, als sie erwartet hatte. Sie hat die Politik an den Nagel gehängt und dabei nicht das Gesicht verloren. Sie scheint glücklich und zufrieden zu sein und ist zum ersten Mal in ihrem Leben fähig zu lieben. Sie ist jetzt verletzbar, wenn ihr Mann sich als Schuft erweisen sollte, aber für die Belohnung eines erfüllten Lebens muß dieses Risiko eingegangen werden. Andererseits, wenn Sie glauben und vertrauen, gibt es kein Risiko. Denn Sie wissen, daß alles geregelt und sich zum Besten wenden wird.

5.5.3 Das Pericardium

Das Pericardium, der Herzbeutel, ist der Beschützer des Herzens. Wenn das Herz verletzt worden ist, wird das Pericardium aktiv und schirmt es vor weiteren Verletzungen ab. Dies ist ein wunderbarer Verteidigungsmechanismus, aber mir scheint, daß das Pericardium die starke Tendenz hat, im Übermaß zu beschützen. Sie können die Angst im Herzen nicht auflösen, wenn Sie nicht das Pericardium entspannen, entweder gleichzeitig oder vorher. Das oben genannte Beispiel zeigt deutlich, wie das Herz und der Herzbeutel zusammenarbeiten.

Ich kenne Hunderte von Beispielen, in denen Patienten keine wahre, bedingungslose Liebe eingehen konnten, weil der Herzbeutel das Herz zu sehr beschützte. Ich gebrauche oft den Pericardium-Meridian als Entlastungsventil. Der Zugang zu diesem Meridian, den ich am meisten benutze, liegt auf der Innenseite des Handgelenks, dort wo der Meridian die transversalen Hautfalten des Handgelenks kreuzt.

Ich benutze diesen Zugang wie ein Abflußrohr für die Energie im Pericardium. Sie legen eine Hand über das Pericardium auf die linke Seite der vorderen Brustwand. Zwei oder drei Finger der anderen Hand legen Sie entlang des Meridians am Handgelenk zwischen den in der Abbildung V-1 mit P6 und P7 bezeichneten Punkten. Nun stellen Sie sich vor, daß Energie von der Brust zum Handgelenk strömt. (Wenn Sie wollen, können Sie diese Energie vom Handgelenk des Patienten durch Ihren Körper zurück in die Brust des Patienten schicken und damit den Kreislauf vollenden. Tun Sie dies, wenn Sie fühlen, daß dies richtig ist.) Wenn Sie im Meridian einen kräftigen Widerstand antreffen, schicken Sie die Energie zwischen Ihren Händen hin und her, so daß sie für einige Sekunden nach distal wandert und für einige Sekunden nach proximal, dann wieder nach distal und wieder nach proximal. Setzen Sie dies so lange fort, bis der Widerstand nachläßt und sich der Meridian offen anfühlt.

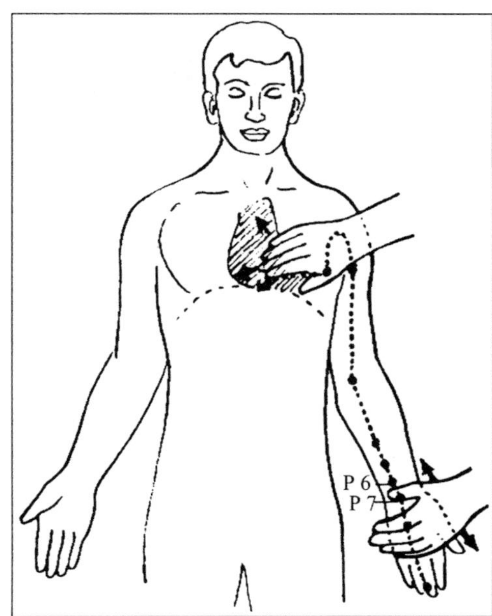

Abb. V-1: Das Pericardium (schraffiert) schützt das Herz vor weiteren Schmerzen. Durch den Pericardium-Meridian kann eine Restriktion im Pericardium aufgelöst werden.

Wenn der Meridian offen ist, kann das Pericardium weich werden und sich entspannen. Vielleicht müssen Sie mit dem Herzbeutel sprechen und ihn davon zu überzeugen versuchen, daß der Patient wirklich möchte, daß er sich entspannt, damit dieser das Glück der bedingungslosen Liebe erfahren kann. Vielleicht müssen Sie über das Vertrauen, das Risiko, die Verletzbarkeit und so weiter diskutieren. Der Patient kann sich (zusammen mit dem Herzbeutel) entscheiden, das Risiko nicht einzugehen. Das ist die individuelle Entscheidung des Patienten, er hat diese Wahl. Ihre Aufgabe ist es aufzuklären, nicht Druck auszuüben und Ihren Ansichten und Meinungen zu folgen.

5.5.4 Die Lunge

Die Lunge ist der Filter, Sitz und Abfalleimer für Trauer. Die übergroße Last von ungelöstem Kummer und Leid scheint oft die Ursache zu sein für Asthma, chronische Bronchitis, Allergien der oberen Atemwege, Kurzatmigkeit ohne ersichtlichen Grund und so weiter. Der Brustkorb will sich nicht frei bewegen und das Zwerchfell erlaubt keine tiefen Atemzüge. Ich glaube auch, daß einige Menschen die narkotisierende Wirkung von Tabakrauch dazu verwenden, den Schmerz der Trauer in ihrer Lunge zu betäuben. (Irgendwann möchte ich diese Hypothese wirklich einmal auf ihre Richtigkeit hin testen.)

Ich kenne viele Fälle, in denen der Kummer aus der Lunge freigesetzt wurde. Dieser Kummer wird identifiziert, wenn er bei seiner Freisetzung durch das Bewußtsein hindurch geht. Ich hatte eine interessante Patientin im Alter von Anfang 30. Sie hatte Asthma bekommen, nachdem ihr Kind im achten Schwangerschaftsmonat mit einem Kaiserschnitt geboren wurde und dieses Kind nur wenige Stunden gelebt hatte. Sie biß die Lippen zusammen, denn sie wollte ihre beiden anderen Kinder im Alter von zwei und fünf Jahren nicht mit ihren Gefühlen verletzen. Kurz nach der Geburt bekam sie Atemwegsprobleme und es wurde Asthma diagnostiziert.

Die Untersuchung des CranioSacralen Systems mit der Bogentechnik, mit der Prüfung des faszialen Gleitens und die Überprüfung der CranioSacralen Bewegung auf ihre Symmetrie hin ergab, daß sich die Faszien des Thorax nicht bewegten, daß aber keine aktive Läsion vorlag. Der Duraschlauch war von der unteren Halsregion bis in die thoracolumbale Region blockiert. Als ich meine Hände auf ihren Brustkorb legte, fühlte er sich an, als sei er voller Zement. Er war so schwer wie Trauer. Durch die SomatoEmotionale Entspannung und die therapeutischen Bilder und Gespräche wurde die Notwendigkeit deutlich, die Geburt vaginal zu Ende zu bringen und die Trauerarbeit nachzuholen, und zwar sowohl auf der Ebene der Lunge als auch auf emotionaler Ebene. Als dies geschehen war, verschwand das Asthma ebenso schnell, wie es gekommen war.

5.5.5 Die Nieren

Die Nieren sind oft der Filter, Sitz und Abfalleimer für eine andere Art von Angst. Ich nenne diese Angst korrekterweise oder fälschlicherweise die Angst vor der eigenen Sterblichkeit. Damit meine ich die Angst davor, daß alles vorbei ist, wenn man stirbt, daß es keine Nachkommen geben wird, die eigenen Chromosomen und die eigene Art fortzusetzen. Man könnte argumentieren, daß - um die Fortsetzung der Spezies Mensch zu garantieren - jeder einzelne mit dem Instinkt ausgestattet ist, sich zu vermehren, und derart die Unsterblichkeit der Chromosomen erreicht wird. Die Angst davor, keine Nachkommen zu zeugen und die eigene Art nicht fortzusetzen, wird in den Nieren gefiltert und gespeichert.

Dieses Problem ist vielen der Männer bekannt, die eine Vasektomie in Betracht ziehen, und vielen Frauen, die sich überlegen, eine Tubenligatur oder eine Gebärmutterentfernung vornehmen zu lassen. Es zeigt sich in Eltern, die ungeduldig werden, wenn es zu lange dauert, bis sie Großeltern werden. Es zeigt sich in Eltern, die ein Kind verloren haben, das noch keine Nachkommen gezeugt hat. Frauen, die Fehlgeburten oder Schwangerschaftsunterbrechungen hatten und noch keine lebenden Kinder haben, zeigen ebenfalls oft diese Angst, die sich in den Nieren äußert. Diese Angst muß aus den Nieren gelöst werden. Dazu ist es häufig notwendig, sich mit der Realität auseinanderzusetzen, daß es aus vielerlei Gründen keine Nachkommenschaft geben wird.

Die Auflösung der Angst ist meist nicht zu schwierig, aber Ihre Fähigkeiten werden besonders herausgefordert, wenn Sie versuchen müssen, den Patienten dazu zu bringen, die Tatsache zu akzeptieren, daß er wohl keine Kinder haben wird. Das ist nicht einfach zu akzeptieren. Aber es ist unbedingt notwendig, das zugrundeliegende Problem zu verstehen. Es muß erst akzeptiert und dann eine Entspannung herbeigeführt werden, sonst füllen sich die Nieren erneut mit Angst.

Die mit Angst gefüllte Niere äußert sich als Sexualstörung, rezidivierende Blaseninfektion oder Blasenentzündung, chronische Unruhe, Perfektionismus und zu hohem Blutdruck. Ein 65 Jahre alter Mann, mit dem ich einige Jahre gearbeitet habe, litt an chronischen Nierenstörungen in Form von Blut, Eiweiß und Harnsäurekristallen im Urin. Er litt auch an einer schweren Herzerkrankung - einer Erkrankung der Herzklappen (der Aortenklappe und der Ventralklappe) und der Herzkranzarterien - und an einem hohen Blutdruck. Er starb schließlich an Herzversagen.

Sein Krankheitsverlauf zeigt, welche Rolle die in den Nieren gespeicherte Angst für seinen gesamten Körper gespielt hat. Es war mir nicht möglich, ihn dazu zu bewegen, sich mit dem Grund der Angst abzufinden und sie aufzulösen. Seine Angst war wohlbegründet. Er war 65 Jahre alt und hatte kein einziges Kind gezeugt. Mit seinem Tod würde seine genetische Linie aussterben. Die Vorstellung eines ewigen Lebens der Seele konnte er als Alternative nicht akzeptieren. Er wollte, daß seine Gene weitergegeben würden.

Für gewisse Zeitspannen konnten wir die Angst aus seinen Nieren mit der Somato-Emotionalen Entspannung und therapeutischen Bildern und Gesprächen entfernen. Sein Urin wurde jede Woche untersucht und sein Blutdruck täglich gemessen. Von seinem Internisten wurden seine Herz- und Nierenfunktionen gut überwacht. Wenn aus seinen Nieren die kalte, schwere Energie, die ich Angst nenne, entfernt war, normalisierten sich seine Harnwerte und sein Blutdruck. Dies hielt für zwei bis drei Wochen an, dann verschlechterten sich seine Werte wieder. Ich habe mit dem Patienten fünf Jahre lang gearbeitet und dieses Auf und Ab jedes Jahr an die zehnmal miterlebt.

Jedesmal wenn wir seine Angst beseitigen konnten, erholte er sich deutlich, aber wir konnten nicht über seine Vorstellung hinausgelangen, daß seine ganze genetische Linie mit seinem Tod aussterben würde. Er war das einzige Kind und fühlte die Last der Verantwortung, den Namen und die Gene seiner Familie weiterzugeben. Seine Eltern hatten ihm diese Last sehr früh in seinem Leben aufgebürdet. Daher war der Tod nicht nur furchterregend, sondern für ihn gleichbedeutend mit Versagen. Der arme Mann starb nach einer Untersuchung mit einem Herzkatheter, zu der ihn ein neuer Herzspezialist überredet hatte.

Nicht alle Fälle nehmen einen derartig traurigen Verlauf, aber Sie müssen sich klar darüber sein, daß Sie viel Überzeugungskraft brauchen werden, um einem unfruchtbaren Patienten die Angst davor zu nehmen, daß mit ihm seine genetische Linie aussterben wird. Ist die Situation nicht ganz aussichtslos, so reicht es ihm klarzumachen, daß ihm ein Kind oder ein Enkelkind helfen würde, diese Angst vor seiner Sterblichkeit in seinen Nieren loszuwerden.

5.5.6 Die Milz

Die Milz filtert und speichert die Enttäuschung über die Unmenschlichkeit der Menschen gegenüber ihren Mitmenschen. Das beste Beispiel, das ich für diese Art von Enttäuschung anführen kann, ist wohl meine eigene dramatische Erfahrung während meiner Behandlung im Rahmen eines Kurses für Fortgeschrittene der CranioSacralen Therapie. Kurz, die Aufmerksamkeit konzentrierte sich sehr schnell auf meine Milz. Bald sah ich ein hohles Bambusrohr gerade aus meiner Milz herausragen. Dann floß eine gelbliche Flüssigkeit aus dem Bambusrohr heraus auf den Boden. Als dies passierte - es schien eine Stunde zu dauern -, hatte ich die Empfindung, als entleere sich die Milz.

Während die gelbe Flüssigkeit der Enttäuschung aus meiner Milz floß, dachte ich an eine Nachrichtensendung über Kriege und Grausamkeiten, die wir Menschen uns gegenseitig antun: Ich sah, wie sich Israelis und Araber gegenseitig töteten, ich sah die Bomben und kriegsähnlichen Zustände in Nordirland, ich sah den Krieg auf den Falkland-Inseln zwischen England und Argentinien, ich sah die amerikanischen Soldaten in Vietnam, ich sah die Kreuzritter, wie sie Menschen im Namen Gottes töteten.

Vor dieser Behandlung konnte ich fuchsteufelswild werden, wenn ich an soziale Ungerechtigkeiten dachte, an das unnötige Töten und die Massaker. Ich fand diese Dinge unverzeihlich und brachte mich jedesmal fast bis zum Herzanfall, wenn ich daran dachte. Nach der Lösung der Energie der Enttäuschung aus meiner Milz bin ich zwar immer noch entsetzt darüber, was wir Menschen einander antun, aber ich bin körperlich und emotional nicht mehr so stark betroffen bei Dingen, die ich nicht beeinflussen kann. Ich arbeite noch immer für deren Abschaffung, aber das Wissen um diese Dinge wird nicht mehr von einem großen emotionalen Aufruhr begleitet. Jetzt akzeptiere ich einfach, daß die Menschen in ihrer Evolution noch viel weiter voranschreiten müssen, um sich gegenseitig menschlich zu behandeln. Und ich weiß jetzt auch, daß die Menschen niemals das tun werden, was ich von ihnen erwarte, also bin ich auch nicht mehr so enttäuscht, wenn sie meinen Maximen nicht folgen.

Bei meinen Patienten spreche ich regelmäßig mit all den Emotionen in den verschiedenen Organen. Ich frage sie nach ihrem Ursprung, darüber, wie sie die Dinge heute sehen und was sie sich für die Zukunft wünschen. Ich frage sie, ob sie sich nicht zu etwas wandeln wollen, was für den Körper des Patienten weniger anstrengend ist und seine Ressourcen weniger verbraucht. Ich versuche, eine möglichst angenehme Lösung zu finden für das Organ, das bis zur Grenze seiner Kapazität mit einer bestimmten Energie angefüllt ist. Ich rate Ihnen, sondieren und erforschen Sie die Sachlage vorsichtig und seien Sie nicht überrascht über das, was Ihnen dabei begegnet.

5.6 Ein Modell für die Verbindung zwischen Patient und Therapeut

Es ist hilfreich, wenn Sie bei der Untersuchung eines Patienten ein Modell vor Augen haben, mit dem Sie arbeiten können. Den Wert eines Modells habe ich auf sehr praktische Weise erfahren, als ich mit Dr. Zvi Karni (Biophysiker) zusammenarbeitete und das halbgeschlossene hydraulische Druckmodell entwickelte, um ihm das CranioSacrale System zu erklären.

Wir stehen vor der Frage, was passiert, wenn ein Osteopath, der zu einem CranioSacralen Therapeuten und dann zu einem holistischen Therapeuten wurde, mit einem Patienten arbeitet. Das Modell, das ich entwickelt habe, ist sehr einfach. (Es hat sicherlich Unzulänglichkeiten, aber es ist hilfreich bei der Beantwortung der Frage, was zwischen dem Therapeuten und dem Patienten bei einer Behandlungssitzung stattfindet, und dient

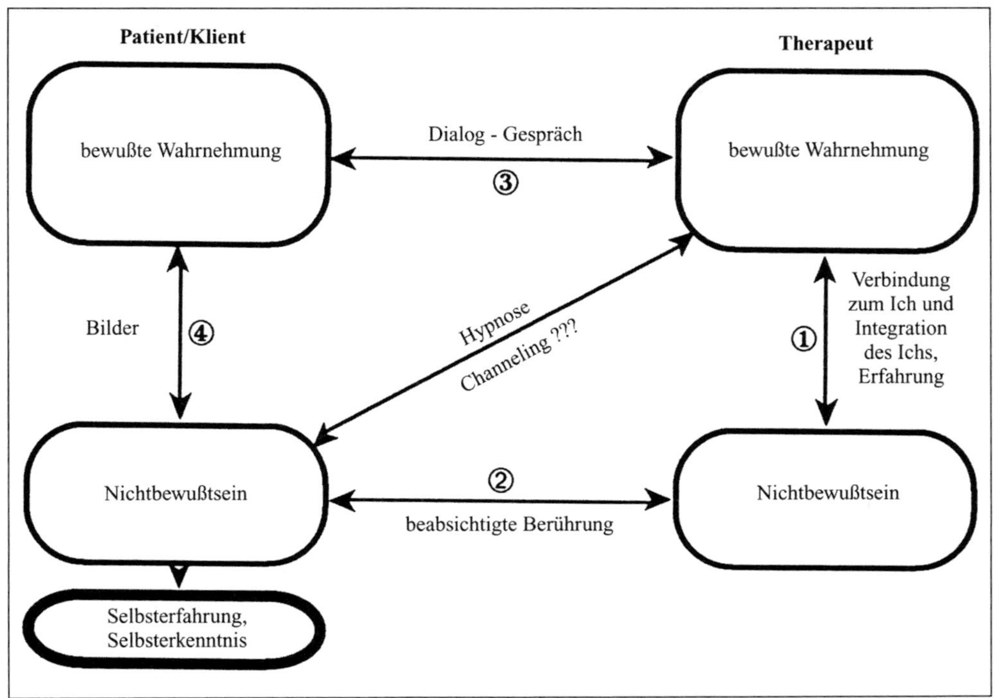

Abb. V-2: Modell der verschiedenen Schritte, die den Patienten zur Selbsterkenntnis und Selbsterfahrung führen, dem Ziel der therapeutischen Behandlung.

somit seinem Zweck. Es wirft außerdem Fragen auf, führt zu Streitgesprächen und wird hoffentlich kreatives Denken anregen. Damit dient es einem anderen interessanten Zweck. Ich verteidige dieses Modell, zum einen, weil es funktioniert und zum anderen, weil es zum Nachdenken anregt. Ich verfolge mit dem Modell keine selbstherrlichen Ziele.)

Das Modell ist in der Abbildung V-2 dargestellt. Ich bin sicher, daß wir alle darin übereinstimmen, daß es das Ziel der therapeutischen Behandlung ist, eine gute, einfache Kommunikation und Verbindung zwischen der bewußten Wahrnehmung des Patienten und seinem Nichtbewußten herzustellen. (Ich benutze das Wort „das Nichtbewußte" lieber als den Begriff „das Unbewußte", weil ich mich von den verschiedenen Schulen der Psychologie abheben und den Ballast psychologischer Theorien vermeiden möchte, der mit dem Wort „das Unbewußte" verbunden ist.) Für uns stellt das Nichtbewußte alles das dar, was nicht bereitwillig nach ein- oder zweimaliger Aufforderung ohne fremde Hilfe in das Bewußtsein gelangt. Das Nichtbewußte kann jeden Teil von uns betreffen, vom höchsten Ich bis zum tiefsten Unterbewußten. Der Begriff „das Nichtbewußte" vermeidet die Hierarchie von vielen psychospirituellen Modellen.

Die Fähigkeiten eines Therapeuten hängen weitgehend ab von seiner Offenheit gegenüber der Kommunikation zwischen seiner bewußten Wahrnehmung und seinem Nichtbewußtsein. Wie schnell gelangt eine nichtbewußte Information in das Bewußtsein des Therapeuten? Wie schnell wird außerdem die bewußte Absicht des Therapeuten an sein eigenes Nichtbewußtsein übermittelt, von ihm empfangen und verarbeitet? Am Ende gibt es ein Verschmelzen und eine Offenheit der Kommunikation zwischen den verschiedenen Ebenen des Bewußtseins und den Händen, dem gesamten Körper, den Emotionen, dem Geist und der Wahrnehmung des Therapeuten.

Dieses Miteinander-Verbundensein wird mit dem in beide Richtungen zeigenden Pfeil mit der Ziffer 1 in der Abbildung V-2 dargestellt. Für die meisten Therapeuten, die Körpertechniken anwenden und mit ihren Händen heilen, stellt die erste Berührung des Patienten eine entscheidende Begegnung mit ihm dar.

Die beabsichtigte Berührung ist in Abbildung V-2 mit der Ziffer 2 versehen, weil der erfahrene Therapeut die Verbindung zwischen seinem Bewußtsein und seinem Nichtbewußtsein (nämlich Ziffer 1) hergestellt haben wird, bevor er mit der therapeutischen Sitzung beginnt. Einige Therapeuten erhalten bereits wichtige Informationen über einen Patienten, wenn sie ihn zum ersten Mal sehen und mit ihm zur Begrüßung Gemeinplätze austauschen. Aber lassen Sie uns festhalten, daß die Arbeit richtig beginnt, wenn der Therapeut den Patienten zum ersten Mal absichtlich mit den Händen berührt (Ziffer 2 in unserem Modell).

„Absichtlich" oder „beabsichtigt" bedeutet, daß der Therapeut sich selbst bewußt oder unbewußt die Information gegeben hat, daß die Sitzung nun beginnt und die Arbeit ihren Anfang nimmt. Durch die Hände fließen nun Informationen in das Nichtbewußtsein. Einige oder alle Informationen werden weiter in das Bewußtsein des Therapeuten geleitet und überprüft. Die absichtliche Berührung bedeutet auch, daß der Therapeut an den Patienten die Botschaft schickt: „Ich bin da, um zu helfen, nicht um zu urteilen. Ich werde dir Energie schicken ohne irgendwelche Bedingungen oder Mitgefühl, Stärke, Mut, je nachdem was du am meisten brauchst, und grenzenlose, bedingungslose Liebe, da du sie wirklich brauchst." Mit anderen Worten, Sie als Therapeut sind da für den Patienten. Und Ihre Hände teilen dem Patienten dies mit.

Dieser Austausch von Information zwischen dem Nichtbewußtsein des Patienten und Ihrem Nichtbewußtsein in beide Richtungen beginnt mehr oder weniger in dem Augenblick, in dem Sie den Patienten mit Ihren Händen zum ersten Mal berühren. Daher hat Ihre Einstellung eine direkte Wirkung auf das Nichtbewußtsein des Patienten. Stellen Sie sicher, daß Ihr Kopf bereit ist, den Patienten therapeutisch zu begleiten. Ist dies nicht der Fall, so kann Ihre Behandlung zum Aufbau von Abwehrmechanismen führen, die Sie später nur schwer wieder abbauen können.

Wenn Ihre eigenen Verbindungswege zwischen Nichtbewußtsein und Bewußtsein offen sind, werden Sie sofort Informationen von dem Nichtbewußtsein des Patienten in Ihrem Nichtbewußtsein empfangen und von dort weiterleiten an Ihr Bewußtsein. Sie müssen sich immer Ihrer Einstellung bewußt sein und Ihre Einstellung gegebenenfalls modifizieren, um dem Patienten Vertrauen und Wohlbefinden auf nicht bewußte Weise zu übermitteln.

Sie können Ihren Patienten auch für eine Heilung programmieren. Er braucht sich dessen nicht bewußt zu sein. Sie können seine Angst fühlen, seinen Unmut, sein Schuldgefühl, seine Wut, seine Freude und seinen Optimismus. Sie fühlen all dies durch die Berührung Ihrer Hände und die Verbundenheit zwischen Ihrem Nichtbewußtsein und Ihrem Bewußtsein. (Sie brauchen kein Wort zu sagen, oder Sie können über das Wetter reden, über das letzte Fußballspiel, einen Film oder was Sie wollen.) Bei diesem Erkundungsprozeß fühlen Sie nicht nur Spannungen in dem Körpergewebe. Sie erspüren den emotionalen Aufbau des Nichtbewußten Ihres Patienten durch die verbindende Berührung. Sie können auch physische Empfindungen wahrnehmen und Erinnerungen. Tatsächlich scheint es keine Grenzen zu geben, wenn Sie die Kommunikationswege zwischen Ihrer bewußten Wahrnehmung und Ihrem Nichtbewußtsein weiter öffnen.

In unserem Modell (siehe Abbildung V-2, S. 135) stellt Ziffer 3 die Eröffnung einer bedeutungsvollen verbalen Kommunikation zwischen der bewußten Wahrnehmung des Patienten und der des Therapeuten dar. Genauer gesagt, der Signifikanzanzeiger[1] zeigt Ihnen an, welche Themen die fruchtbarste Basis für Ihre weitere Arbeit sind.

Während wir den Patienten berühren und mit ihm sprechen, beginnen wir mit unseren Händen durch das Nichtbewußtsein des Patienten hindurch nach seiner bewußten Wahrnehmung zu greifen. Zur gleichen Zeit greifen unsere Worte durch seine bewußte Wahrnehmung hindurch nach seinem Nichtbewußtsein. Wir beginnen die Verbindung von beiden Seiten herzustellen, das führt zu Überschneidungen, und Ziffer 4 in unserem Modell (siehe Abbildung V-2, S. 135) stellt sich von ganz allein ein.

Während die Arbeit voranschreitet und wir zusammenarbeiten, werden wir normalerweise Bilder aus dem Nichtbewußtsein des Patienten hervorholen können. Als nächstes können wir über diese Bilder sprechen, wenn sie auftreten. Bald können wir mit den Bildern direkt reden. Wenn Sie ein derartiges Gespräch herbeiführen, sollten Sie sich darüber bewußt sein, daß Sie als Therapeut privilegiert sind, mit einer Ebene oder einem Teil des Nichtbewußtseins des Patienten zu sprechen. Wenn das therapeutische Gespräch mit den Bildern immer einfacher wird, kommen Sie dem Ziel der therapeutischen Behandlung immer näher. Die Patienten erhalten Einblicke in sich und über sich selbst. Und Sie beginnen, ihre Möglichkeiten zur Selbstheilung zu erkennen.

Manchmal kann eine Kommunikation direkt vom Nichtbewußtsein des Patienten zum Bewußtsein des Therapeuten zustandekommen. Die sieht dann sehr nach einer tiefen Hypnose aus und ist wohl auch eine (obwohl es manchmal auch aussieht wie Channeling). In beiden Fällen scheint dies dann zu geschehen, wenn das Nichtbewußtsein (im Falle einer tiefen Entspannung) oder der Führer (im Falle von Channeling) nicht glaubt, daß der Patient bereit ist, die dargebotene Information als solche zu erkennen. Wenn dies der Fall zu sein scheint, sage ich den Patienten, wenn sie in das Hier und Jetzt zurückkehren, daß sie das, was in der Sitzung passiert ist, in Erinnerung behalten oder vergessen können. Daß dies ihre eigene freie Entscheidung sei.

Ich rede auch mit dem Sprecher oder Führer des Nichtbewußten darüber, wieviel ich seiner Meinung nach dem Patienten erzählen soll, wenn er aus dem Stadium der tiefen Entspannung aufwacht. Ich bin der Ansicht, daß es am Ende (fast immer) notwendig ist, den Inhalt der Sitzung dem Bewußtsein des Patienten zur Kenntnis zu bringen. Ich diskutiere diese Meinung mit dem Sprecher oder Führer des Nichtbewußtseins. Ich versuche darzulegen, wie vorteilhaft es sein wird, den Inhalt und was daraus an Einsichten folgt, dem Bewußtsein zur Kenntnis zu bringen. Ich versuche daraus eine Frage des „Wann“ und nicht des „Ob“ zu machen. Nachdem dies gelungen ist, versuche ich, den Zeitpunkt der Enthüllung immer näher an die Gegenwart heranzurücken.

Drängen Sie nicht zu sehr. Ich habe zwei Lektionen von Patienten erteilt bekommen, die deutlich machen, wie wichtig es ist, daß

[1] Der Signifikanzanzeiger ist das plötzliche Aussetzen des CranioSacralen Rhythmus'. Er teilt dem Therapeuten mit, ob ein Wort, ein Gedanke, eine Körperposition bedeutend ist oder nicht. Siehe auch „CranioSacral Therapy II, Beyond the Dura“, S. 216.

das Bewußtsein bereit sein muß für die Inhalte, die das Nichtbewußte mitteilen möchte. Über diese beiden Fälle möchte ich Ihnen im folgenden berichten.

5.7 Der richtige Zeitpunkt

Als erstes möchte ich Ihnen den Fall eines jungen Mannes vorstellen, der 1965 in meine Praxis kam. Er kam zu mir, weil er mit Hypnose sein Gewicht reduzieren wollte. Ich hatte an einer medizinischen Talkshow im lokalen Fernsehsender teilgenommen. In dieser Talkshow wurden die verschiedenen Verwendungsmöglichkeiten der Hypnose diskutiert: Hypnose in der Anästhesie, als Mittel zur Verhaltensänderung und als Mittel, um Zugang zu unterdrückten Informationen, Erinnerungen, Gefühlen und Erfahrungen zu erhalten. Der 24 Jahre alte Mann hatte diese Show gesehen. Er hieß Michael. Er war 1,78 m groß und wog 145 kg. Er berichtete, daß er in der 8. Klasse 90 kg gewogen hätte und daß er seine Eß- und Trinkgewohnheiten nicht kontrollieren konnte, solange er sich erinnern könnte. Er hätte fast jede Diät ausprobiert, von der er gehört hatte, und hätte keine länger als zehn Tage durchgehalten. Appetitzügelnde Tabletten, die damals noch legal waren, machten ihn so nervös, daß er sie nicht einnehmen konnte. Michael war bereit, Hypnose auszuprobieren, um die psycho-emotionalen Gründe für seine unkontrollierbare Freß- und Trinksucht herauszufinden (er trank keinen Alkohol).

Michael war sehr empfänglich für die Hypnose und verfiel bereits in der ersten Sitzung in eine tiefe Trance. Während er in Trance war, diskutierte ich mit ihm über die Gründe, warum er abnehmen wollte. Er sagte mir, daß ihn das Gewicht davor schütze, verletzt zu werden. Ich fragte ihn, ob er nach den Gründen suchen wollte, warum er das Fett als Schutzschicht brauche und ob er mir diese Gründe mitteilen wollte. Michaels Nichtbewußtsein stimmte zu und wir begannen mit der Regression.

Ich bat Michael zunächst, in eine Zeit zurückzugehen, in der er glücklich und noch nicht dick war. Er ging zurück in die 4. Klasse, er war auf der Bühne und nahm teil an einem Buchstabierwettbewerb der Schule. Er erinnerte sich an die Worte und buchstabierte sie für mich. Er beschrieb das Mädchen, das mit ihm als letzte im Wettbewerb konkurrierte. Dann beschrieb er, wie falsch sie ihr Wort buchstabiert hatte und wie sehr er mit ihr Mitleid hatte. Aber sein Mitleid war nur kurz, er buchstabierte das Wort richtig, gewann und fühlte sich wunderbar.

Doch dann fühlte er sich schrecklich. Der Lehrer disqualifizierte Michael, weil er nach Worten gefragt worden war, die auf einem kleinen Zettel standen, den er aus seiner Hosentasche nahm, als er den Wettbewerb gewonnen hatte. Ihm wurde vorgeworfen, geschummelt zu haben. Er sagte, daß er nicht auf den Zettel geguckt habe, als er die Worte buchstabierte, und daß er den Zettel zum Lernen gebraucht habe. Aber man glaubte ihm nicht, und er wurde von dem Wettbewerb ausgeschlossen.

Nach der Schule ging er zu seiner Großmutter, denn er schämte sich, seiner Mutter entgegenzutreten. Seine Großmutter glaubte ihm. Sie gab ihm Milch, Kekse und Eis. Sie sagte ihm, er brauche keine Angst zu haben, sie würde ihn beschützen. Irgendwie verband er das Essen, das ihm die Großmutter gegeben hatte, mit dem Schutz vor der Welt, vor Versagen und vor Verleumdung. An jenem Tag begann er damit, zu essen, um sich zu schützen, und hatte seitdem zwanghaft Kalorien in sich hineingestopft.

Ich führte Michael langsam aus der Trance heraus. Dabei erzählte ich ihm, daß er das nächste Mal besonders tief schlafen würde und daß wir dann wieder mit seinem Unterbewußtsein reden könnten (damals sprach ich noch von dem Unterbewußtsein). Ich sagte ihm auch, daß er sich gut und erholt fühlen würde, wenn er aufwache. Alles, was für ihn zuviel sei, könnte er zunächst in seinem Nichtbewußtsein zurücklassen. Michael erinnerte sich an nichts, als er aufwachte. Er fühlte sich gut. Er stellte einige harmlose Fragen und verließ die Praxis.

Er hatte drei weitere Sitzungen in wöchentlichen Abständen. Alle verliefen sehr ähnlich wie die erste. Wir identifizierten den Buchstabierwettbewerb immer als den ursprünglichen Grund für sein Bedürfnis nach Schutz, und seine Großmutter als den Faktor, der ihn dazu veranlaßte, Kalorien und das daraus entstehende Fett als bevorzugten Schutzwall gegen die grausame Welt zu benutzen, in der er lebte. (Zu jenem Zeitpunkt war ich noch nicht erfahren genug und wußte nicht, daß Desensibilisierungstechniken eine andere Möglichkeit dargestellt hätten, Michael mit seinem Problem zu helfen.) Am Ende der vier Sitzungen hatte Michael jedesmal keinerlei Erinnerung an den Inhalt der Sitzung. Er stellte einige Fragen, aber es war offensichtlich, daß er anscheinend wirklich nicht wissen wollte, was passiert war. Ich wußte nicht, wie ich ihn auf die Einsicht vorbereiten sollte, die, wie ich meinte, ein großer Schritt vorwärts für ihn und seine Behandlung bedeuten würde.

Am Ende der fünften Sitzung ließ er mich wieder wissen, daß er keinerlei Erinnerung hatte an das, was in der Sitzung passiert war. Ich erzählte ihm von dem Buchstabierwettbewerb, von seiner Großmutter und davon, daß er essen würde, um sich wohl zu fühlen und das Fett als einen Schutzwall brauche. Er glaubte mir nicht. Wir diskutierten noch ein wenig darüber. Plötzlich geriet er in Panik und rannte aus der Praxis. Ich habe ihn seither nicht mehr gesehen und auch nichts mehr von ihm gehört.

Da hatte ich wirklich etwas falsch gemacht. Dieser Vorfall ist ein gutes Beispiel dafür, wie man seinen Patienten nicht mit der Realität konfrontieren sollte. Ich war nicht empfänglich gewesen für die Bedürfnisse und die Ängste von Michael. (Ich hatte auch noch nicht damit begonnen, mir Gedanken über das CranioSacrale System zu machen.) Ich war damit beschäftigt, Leute zu „reparieren“. Michael habe ich nicht repariert. Ich danke ihm aber dafür, daß er mir diese Lektion erteilt hat. Diese Lektion wird für mich als Therapeut von Jahr zu Jahr wichtiger. Jetzt kann ich die Arbeit viel besser einschätzen, die es braucht, um von einem Bewußtsein, das noch nicht bereit ist, zu einem Bewußtsein zu gelangen, das bereit ist für die Informationen aus dem Nichtbewußtsein.

Jetzt komme ich zu einem anderen lehrreichen Beispiel. Dieses zweite Beispiel zeigt, was passieren kann, wenn der Zeitpunkt richtig und das Bewußtsein bereit ist für eine große wichtige Einsicht und Selbsterfahrung.

Reta war 38 Jahre alt, als sie zu mir 1966 in die Praxis kam. Ich fragte mich noch immer, was mit Michael passiert war. Er war verschwunden. Ich hatte mir geschworen, niemals wieder unsensibel zu sein und die Konfrontation mit der Realität zu erzwingen. Reta hatte vier Kinder, alle gingen noch zur Schule. Sie war verheiratet mit einem Ingenieur, der manchmal Arbeit hatte und manchmal nicht. Sie war die sehr geschätzte, tüchtige, aber unterbezahlte Chefsekretärin des Direktors der lokalen Bank.

Reta war zu mir geschickt worden, weil sie ständig an unkontrollierbaren Schmerzen im Kopf, im Nacken, im oberen Brustkorb, in den Schultern, Armen und Händen litt. Episodenweise hatte sie starke Ischiasschmerzen im unteren Rücken und auf der rechten Seite. Sie war von einem orthopädischen Chirurgen an mich überwiesen worden, der nichts mehr finden konnte, das er hätte operieren können. Er hatte sie bereits dreimal operiert und ihr nicht helfen können. Ich genoß inzwischen einen gewissen Ruf als jemand, der Schmerzen in den Griff bekam durch Hypnose, Trigger-Injektionen, Manipulation und andere verfügbare Methoden. Außerdem hatte ich einen Namen in der allgemeinen Medizin und der kleinen Chirurgie. Wahrscheinlich war Reta dem Orthopäden inzwischen lästig geworden und erinnerte ihn ständig daran, daß seine Kunst versagt hatte. Er wußte, daß ich auch nächtliche Krankenbesuche machen würde, denn ich war jung, ehrgeizig und von mir selbst überzeugt.

Reta hatte viele Operationen über sich ergehen lassen müssen und war ganz allgemein vom Leben bestraft worden. Ihre Krampfadern waren chirurgisch gezogen worden. Nach der Geburt ihres vierten Kindes hatte man ihr die Gebärmutter entfernt. Alle vier Kinder waren vaginal zur Welt gekommen, allerdings waren jedesmal große Dammschnitte erforderlich gewesen. Danach war der Damm immer wieder genäht worden, eine Harnblasenaufhängung war ebenfalls durchgeführt worden (vor der Entfernung der Gebärmutter). Dann hatte man ihre Gallenblase entfernt. Der Orthopäde, der sie überwiesen hatte, hatte in zwei Operationen zu unterschiedlichen Zeitpunkten die Bandscheiben zwischen dem dritten und vierten sowie zwischen dem vierten und fünften Lendenwirbel entfernt. Danach hatte er erfolglos versucht, eine Nervenwurzeldekompression im unteren Halswirbelsäulenbereich durchzuführen.

Zusätzlich waren ihre Kinder sehr anspruchsvoll und forderten ihre Zeit und ihre Energie. Sie brachten ihr nur wenig Respekt entgegen. Ihr Ehemann mißhandelte sie hin und wieder körperlich. In emotionaler Hinsicht mißhandelte er sie ständig. Ihr Chef verlangte immer ein wenig mehr Arbeit von ihr, als sie eigentlich leisten konnte.

Heute wüßte ich, daß diese Krankheitsgeschichte auf das Bedürfnis nach Selbstbestrafung hindeutet. Damals tat sie mir nur einfach leid. Ich hörte mir ihre Geschichte an, untersuchte ihren Körper, hatte großes Mitleid mit ihr und gelobte laut, daß wir auf den Grund des Problems gelangen würden. Reta und ich schlossen einen Pakt, daß wir beide unser Bestes geben und dorthin gehen würden, wohin man uns führte. (Damals ging ich noch sehr wenig professionell vor.) Sie kam zweimal pro Woche zu mir.

Ich begann meine Behandlung mit Manipulation und Injektionen in die Trigger-Punkte. Die erste Behandlung brachte ihr für einige Tage Erleichterung. Als die Schmerzen wieder auftraten, verteilten sie sich etwas anders und waren auch etwas stärker. Um es kurz zu machen, zehn Behandlungen mit Manipulation und Injektionen in die Trigger-Punkte brachten nichts. Ich erinnere mich an die letzte Sitzung, bei der ich Injektionen in die Trigger-Punkte vornahm. Der Schmerz wanderte ständig von einer Stelle zur anderen um ihren oberen Rückenbereich herum, um den Thorax, um den Nacken, um die Schultern, um Arme und Hände herum, während ich die Injektionen und Handgriffe durchführte. Es war, als würden die Schmerzen vor den Injektionen davonlaufen. An jenem Abend habe ich 18 Injektionen gemacht. Das war ein Rekord für mich, wir wollten einfach unbedingt gewinnen.

Es erübrigt sich zu sagen, daß wir mit diesem Ansatz nicht gewonnen haben. Retas Schmerzen wurden nach jener Behandlung sehr viel schlimmer. Ich erkannte, daß ich versagt hatte und daß Trigger-Injektionen offensichtlich nicht zum Erfolg führen würden. Ich mußte mir Gedanken darüber machen, wie ich als nächstes vorgehen wollte. Reta konnte inzwischen vor Schmerzen nicht mehr schlafen. Ich schlug vor, sie solle einige Techniken zur Selbsthypnose erlernen, damit sie auf diese Weise die Schmerzen lindern und ein wenig Schlaf finden könnte.

Nach einigen Sitzungen, in denen ich ihr versuchte beizubringen, wie sie sich selbst durch Hypnose zum Schlafen bringen könnte, verfiel sie plötzlich in einen tiefen Trancezustand. Heute würde ich daraus ablesen, daß ihr Nichtbewußtsein mich ausgelotet und beschlossen hatte, daß ich zwar nicht der Beste sei, aber es aufrichtig meinte und immerhin besser als gar nichts. Ich war plötzlich begeistert dabei, den Grund ihrer Schmerzen durch Hypnoregression herauszufinden. Fast augenblicklich kehrte Reta zu Erinnerungen aus der Zeit zurück, als sie fünf Jahre alt war, als sie vier, drei, zwei, als sie ein Jahr alt war. Während sie immer jünger wurde, verlor sie die Fähigkeit, sich sprachlich auszudrücken. Ich schlug ihr vor, ihre rechte Hand sollte die Antworten auf meine Fragen als eine Erwachsene aufschreiben, egal wie klein sie selbst bei diesen Erlebnissen gewesen war. Und siehe da, sie konnte das. Im Alter von einem Jahr signalisierte sie, daß der Grund für ihre Schmerzen bereits gegeben sei. Sie schrieb mir dies mit ihrer erwachsenen rechten Hand einfach auf einem Schreibblock auf.

Ich bat sie, zu der Zeit zurückzukehren, als der Grund für die Schmerzen entstanden war. Dies war ein unangenehmer Vorgang, denn sie konnte nicht mit mir vernünftig reden, sie mußte alles mit der Hand für mich aufschreiben. Ich wußte damals noch nicht, daß ich veranlassen könnte, daß ein Teil von ihr als „Zeuge“ an die Zimmerdecke geht und mir die Szene beschreibt. Nach vielen Fragen und vielen geschriebenen Antworten (man schreibt unter solchen Umständen sehr langsam) ging Reta so weit zurück, bis sie zwei Tage alt war. Sie hatte zu Hause das Licht der Welt erblickt und lag in der Wiege. Ihre Mutter und ihre Großmutter mütterlicherseits waren anwesend. Ihre Großmutter machte der Mutter Vorwürfe, daß sie in ihrem Alter noch ein weiteres Kind bekommen hatte. Die Mutter war 42 Jahre alt bei Retas Geburt und Reta war das jüngste von acht Kindern. Die Großmutter sagte, daß Reta niemals hätte geboren werden dürfen. Daß dies zu schwer sei für die Mutter. Die Großmutter sagte auch noch, daß Reta niemals gesund sein würde.

Die Schuldgefühle und die Hoffnungslosigkeit, die Reta mit diesem Gespräch aufgebürdet wurden, waren phänomenal. Ich werde niemals vergessen, was Reta aufschrieb, als ich nach ihren Gefühlen bei dieser Szene fragte: „Wenn ich schon geboren werden mußte, wenn ich schon leben mußte, dann konnte ich wenigstens schwach und krank sein und mein ganzes Leben lang Schmerzen haben.“

Als Reta aus der Trance aufwachte, fragte ich sie sehr sanft, ob sie lesen könnte, was auf dem Papier stand. Sie konnte es nicht. Sie fragte, ob ich es lesen könnte, und ich gab vor, daß ich es auch nicht könnte. Sie akzeptierte meine Erklärung ohne weitere Fragen, weil sie mir glauben wollte.

Drei Tage später kehrten wir wieder zu ihrer Wiege zurück und sie hörte zu, wie ihre Großmutter mit ihrer Mutter sprach. Sie schrieb mir wieder das gleiche auf über ihre eigenen Gefühle. Diesmal war ich etwas klüger. Ich erzählte ihr, daß die Schwangerschaft nicht von ihr herbeigeführt worden sei. Ich erzählte ihr, daß alles gut gegangen sei. Ihre Mutter habe die Geburt ohne Probleme überlebt. Ich sagte ihr, daß ihre Großmutter es wohl gut meinte, aber daß ihre Meinung nicht korrekt sei. Ich war nicht sicher, ob ich zu Reta durchgedrungen war, denn sie war noch immer das zwei Tage alte Baby, als ich ihr dies sagte. Als sie in das Hier und Jetzt zurückkehrte, teilte ich ihr mit, daß sie nichts verstehen müsse, zu dem sie nicht bereit sei. Ich gab mir besondere Mühe, ihr diese Botschaft zu vermitteln. (Ich erinnerte mich sehr gut an Michael.) Sie konnte ihre handgeschriebenen Notizen nicht lesen.

Vier Tage später kam Reta wieder zu mir. Sie fiel schnell in Trance. Ich sagte ihr, sie sollte zu dem Erlebnis zurückkehren, durch das sie davon überzeugt sei, daß sie nicht ohne Schmerzen leben könnte. Sie kehrte direkt zu der Szene in der Wiege zurück. Sie hörte die Worte, die die Großmutter zur Mutter gesagt hatte, zum dritten Mal. Ich hielt ihr wieder meinen Vortrag darüber, daß sie nicht verantwortlich sei für die Schwangerschaft und so weiter. Dann brachte ich sie intuitiv zurück in ihr Erwachsenendasein, wobei sie aber noch in tiefer Trance war. Ich besprach die Situation mit ihr als Erwachsener, während sie in Trance war. Reta pflichtete mir bei, daß es nicht notwendig sei, daß sie ihr Leben in Schmerzen verbringen würde, nur weil die Großmutter ihrer Mutter gegenüber emotional reagiert habe. Wir waren uns auch darüber einig, daß sie mit dieser Einsicht umgehen könnte, wenn sie aus der Trance aufwachte. Ich führte Reta zurück in ihren gewöhnlichen Zustand der bewußten Wahrnehmung. Sie konnte ihre Notizen lesen. (Jetzt lagen sie in drei Versionen vor.) Sie fragte nur, ob sie sich das alles selbst angetan haben könnte. Ich antwortete, daß das wohl möglich sei.

So merkwürdig das erscheinen mag, aber das war das Ende von Retas Schmerzen. Sie ließ sich von ihrem Mann scheiden. Sie kündigte ihre Arbeit und gründete eine eigene Grundstücksmaklerfirma zusammen mit einem Mann, den sie später heiratete.

Reta war für mich eine hervorragende Lehrerin. Ich bin ihr für alle Zeiten dankbar dafür. Rückblickend erscheint mir in Retas Fall deutlich zu werden, daß unser beider Nichtbewußtsein bereits definitiv miteinander korrespondierte, bevor mein Bewußtsein mit meinem Nichtbewußtsein Verbindung aufnahm. Wie komme ich darauf? Aus verschiedenen Gründen. Ihre Schmerzen wurden schlimmer, als ich die Trigger-Injektionen anwandte. Wir hatten einen Pakt geschlossen, weiterzumachen bis zum erfolgreichen Ende. (Ich hatte das nie zuvor getan.) Intuitiv wandte ich Hypnose an zur Beseitigung ihrer Schlafstörungen und zur Schmerzkontrolle. Reta benutzte sie für die Hypnoregression. Es ging 1966 noch weit über meine Fähigkeiten, mich mit einem zwei Tage alten Baby auseinanderzusetzen. Doch Retas Nichtbewußtsein sagte meinem Nichtbewußtsein, was ich tun mußte. Dann tat ich einfach, was mir meine Intuition eingab, ohne lange darüber nachzudenken oder nachzufragen. Für mich sieht das aus wie ein abgekartetes Spiel.

Wenn ich geduldiger mit Michael gewesen wäre oder den Zeitpunkt der Offenbarung anders gewählt hätte, hätte er vielleicht seine Freßsucht in den Griff bekommen. So wie die Dinge gelaufen waren, hatte ich ihm keinen Gefallen getan. Ich hoffe nur, daß er zu einem späteren Zeitpunkt mit seinem Nichtbewußtsein in Verbindung getreten ist und dann mit dem fertig werden konnte, was ihm das Nichtbewußte mitgeteilt hat. Bei Reta habe ich sorgfältiger zugehört, obwohl mir nicht bewußt war, daß ich zuhörte. Es war wunderbar erfolgreich. Die Wahl des Zeitpunktes und Sensibilität sind von größter Bedeutung. Das, was in einem Augenblick nicht akzeptiert werden kann, mag eine Stunde später ganz anders aussehen.

Noch ein anderer Punkt über die Wahl des Zeitpunktes ist wichtig: Sie müssen den Patienten immer dazu bringen, die Entdeckung selbst zu machen, egal wie lange das dauert. Konfrontieren Sie den Patienten nicht einfach knallhart mit dem, was Ihnen hinlänglich bekannt ist über seine Situation. Helfen Sie dem Patienten dabei, die Dinge selbst herauszufinden, aber geben Sie ihm nicht schon die Antworten. Machen Sie den Patienten durstig. Zeigen Sie ihm das Wasser, aber lassen Sie ihn selbst trinken.

5.8 Die richtige Einstellung

Wir haben schon weiter oben über die richtige Einstellung gesprochen. Doch bevor ich zum nächsten Thema komme, möchte ich noch einmal deutlich klarstellen, daß es für mich keinen Zweifel darüber gibt, daß die Einstellung des Patienten und des Therapeuten für den Erfolg einer therapeutischen Sitzung von sehr großer Bedeutung ist. Die Verbindung zwischen beider Nichtbewußtsein macht die Einstellung des Patienten zugänglich für den Therapeuten und umgekehrt.

Dies darf man niemals vergessen. Glauben Sie nicht, daß Sie eine positive Einstellung vorspielen könnten, wenn Sie keine haben. Die Eindrücke über die Einstellung des einen, die in einer Sitzung in das Nichtbewußte des anderen gelangen, brauchen nicht in das Bewußtsein zu gelangen. Die negative Haltung kann einfach ein Gefühl von undefinierbarem Unbehagen oder Mißtrauen verursachen. Es kann ohne ersichtlichen Grund zur Ablehnung des anderen führen oder zu dem Gefühl der Sinnlosigkeit. Es kann sogar zu einem Gefühl der Ungeduld gegenüber dem anderen führen und dem Bedürfnis, sich aus dessen Umfeld zu entfernen.

Wenn Sie als Therapeut spüren, daß Ihre Einstellung den Erfolg Ihres gemeinsamen Bemühens beeinträchtigt, so müssen Sie klären, ob es sich dabei um Ihre eigene Einstellung handelt oder ob die Beeinträchtigung von der Einstellung des Patienten ausgeht. Dies dürfte nicht schwierig sein. Ihre beabsichtigte Berührung hat die Kommunikationswege zwischen dem Nichtbewußten des Patienten und Ihrem eigenen Nichtbewußten in beide Richtungen geöffnet. Mit ein wenig mentaler Energie können Sie irgendwo eine Barriere zwischen sich und dem Patienten aufbauen. Sie können jegliche Kommunikation in beide Richtungen zwischen sich und dem Patienten unterbrechen. Sie können entweder nur die Kommunikation von sich zu dem Patienten unterbrechen, oder umgekehrt nur die Kommunikation von dem Patienten zu Ihnen als Therapeuten. Sie können die Kommunikation von dem Patienten zu Ihnen an jeder Stelle Ihres Körpers unterbrechen oder nur die Weiterleitung ausgewählter Informationen vom Patienten an Sie. Mit all diesen Möglichkeiten und Techniken sollte es Ihnen nicht schwerfallen, mit ein wenig kreativer Manipulation die Quelle der destruktiven Haltung herauszufinden. Wenn Sie die vom Patienten ausgehende Kommunikation blockieren und die negative Einstellung verschwindet, ist es wahrscheinlich, daß es sich um die Einstellung des Patienten handelt. Wenn Sie die Kommunikation von sich zum Patienten unterbinden, die Haltung aber fortbesteht, so handelt es sich wahrscheinlich um Ihre eigene Haltung und dies muß Ihnen bewußt werden. Wenn Sie alle Kommunikationen zwischen sich und dem Patienten unterbinden und die Haltung ist nicht mehr da, dann gehört sie wahrscheinlich zum Patienten; wenn sie noch da ist, gehört sie zu Ihnen.

Was müssen Sie tun, wenn Sie feststellen, daß Ihre Einstellung ein Hindernis ist für eine erfolgreiche Sitzung? Das Beste ist natürlich, die Einstellung zu ändern, sobald Ihnen bewußt wird, daß sie falsch ist. Die Einstellung kann etwas mit dem Patienten zu tun haben oder aber auch nicht. Es kann sich auch einfach um etwas handeln, das Sie nicht vor der Sitzung an der Tür des Behandlungsraumes zurückgelassen haben. In diesem Fall können Sie sich darauf konzentrieren, sich davon zu befreien und es mit dem Rest Ihres ungewünschten Gepäcks am Eingang lassen. Es kann auch sein, daß das Aussehen oder das Benehmen des Patienten oder sonst irgend etwas am Patienten Sie an etwas Unangenehmes erinnert. Wenn Sie sich darüber klar geworden sind, sollten Sie versuchen, Ihre unangenehme Erinnerung nicht mehr mit dem Patienten in Verbindung zu bringen, sondern von ihm abtrennen. Das Wichtigste ist in jedem Fall, daß sie die Dinge erst einmal analysieren und erkennen.

Was auch immer der Grund für die Probleme mit der Einstellung sein mag, Sie können beschließen, die Sitzung zu beenden, einfach weil Sie zu diesem Zeitpunkt nicht richtig arbeiten können. Dies ist allerdings eine unpraktische Lösung. Mehrere vorzeitig abgebrochene Sitzungen können den Eindruck entstehen lassen, Sie ließen sich gehen und seien ein undisziplinierter, verwöhnter und unreifer Mensch. So etwas kann den Ruf Ihrer Praxis sehr schnell ruinieren.

Anstatt die Sitzung vorzeitig abzubrechen, schlage ich vor, Sie sollten sich für einen Augenblick entschuldigen, vielleicht aus dem Raum gehen, sich auf sich selbst konzentrieren und sich von den zerstörerischen Gefühlen befreien. Dann kehren Sie in den Raum zurück und fangen von vorn wieder an. Wenn dies nicht funktioniert und Sie noch immer spüren, daß Ihre Haltung ein Hindernis ist, sollten Sie auf einer etwas oberflächlicheren Ebene arbeiten. Arbeiten Sie mit den gröberen Strukturen. Lassen Sie Ihre Berührung nicht die Verbindung zwischen dem Nichtbewußten des Patienten und Ihrem eigenen Nichtbewußten herstellen. Während Sie diese Absicht verfolgen, kann es passieren, daß Sie eine Veränderung in Ihrer Haltung spüren, dann können Sie mit der Arbeit an dem Patienten auf einer tieferen Ebene beginnen, ohne all Ihre falschen Gefühle über dem Patienten auszuschütten. Denken Sie daran, daß sich alles ständig verändert. Unser Bemühen als Therapeut ist sehr dynamisch und es ist unsere Pflicht, ständig alle Möglichkeiten abzutasten.

Wenn Sie aber feststellen, daß das Hindernis von der Haltung des Patienten ausgeht, sollten Sie versuchen, es als ein Teil des Problems anzusehen, weswegen der Patient überhaupt zu Ihnen gekommen ist. Das heißt nicht, daß ich glaube, mit jeder Haltung des Patienten umgehen zu können. Es bedeutet vielmehr, daß ich die Haltung als etwas ansehe, das sich im Laufe des Heilungsprozesses ändern wird. Es kann zuviel für mich sein. Es kann sein, daß ich mit Wut reagiere oder mit einem Gefühl der Schuld, wann immer ich dem Patienten gegenübertrete. Sollte dies der Fall sein und sollte ich nicht in der Lage sein, meine Reaktion zu kontrollieren oder mich von ihr zu befreien, ist es an der Zeit, daß ich meine eigenen Grenzen erkenne. Dann sollte ich den Patienten an jemand anderen überweisen, mich mit meinen eigenen Grenzen beschäftigen und an ihnen arbeiten, damit ich das nächste Mal nicht wieder an sie stoße.

Aber auch noch eine andere Überlegung muß erwähnt werden. Vor kurzem habe ich mich mit einem Physiker unterhalten. Er meinte, daß jeder von uns in mindestens 50 verschiedenen Energiefeldern lebe. Er vertrat die These, daß wir diese Energiefelder ständig neu schaffen und modifizieren, je nach unseren Bedürfnissen und Wünschen. Er behauptete auch, daß die Energiefelder der einzelnen Menschen sich anziehen oder einander abstoßen können. Wenn dies der Fall ist, so ist es möglich, daß derjenige der größte Heiler ist, der die größten anziehenden und die kleinsten abstoßenden Energiefelder hat, so daß ein großer Prozentsatz der Menschen von ihm angezogen wird. Es ist also gut vorstellbar, daß Sie hin und wieder auf einen Patienten treffen, dessen Energiefeld von Ihrem abgestoßen wird oder umgekehrt.

Ob Sie Ihr Energiefeld durch Ihre Geisteskraft verändern können? Vielleicht können Sie das. Ich denke, es ist möglich. Vielleicht gibt es graduelle Veränderungen. Vielleicht kann eine Ablehnung überwunden werden. Manchmal kann die abstoßende Wirkung aber so groß sein, daß zuviel Willenskraft erforderlich ist, um sie ständig zu neutralisieren.

Zusätzlich zu der besprochenen Wahrnehmung der Einstellung gibt es auch Ihre Einstellung gegenüber dem Patienten und gegenüber dem, was er mit den Bildern tut, mit den Gesprächen und so weiter. Denken Sie daran, Sie müssen immer dankbar, freundlich, großzügig, bescheiden, geduldig und sanft sein, aber auch wiederum bestimmt und sie müssen den Patienten unterstützen. Sie müssen Ihr eigenes Ich unterordnen. Welche Bilder auch immer in dem Patienten entstehen, sie sind wichtig. Was Sie wissen, ist unwichtig. Lassen Sie den Patienten selbst herausfinden, was wichtig ist. Sie können Hinweise geben und den Patienten ermuntern. Doch Sie zerstören viel, wenn Sie ihm die Antworten liefern, anstatt ihm dabei zu helfen, die Antworten selbst zu finden.

Wenn Sie sich dazu gezwungen fühlen, ihm die Antworten auf seine Probleme zu liefern, so sollten Sie lieber erst einmal an sich selbst arbeiten. Wahrscheinlich wollen Sie dem Patienten nur beweisen, wie toll Sie sind, oder Sie sind zu sehr mit sich selbst beschäftigt und ungeduldig. Beruhigen Sie sich erst einmal und lassen Sie den Patienten dann selbst die Antworten herausfinden. Begleiten Sie ihn dabei. Seien Sie beeindruckt von seinen Einsichten, selbst dann, wenn Sie diese Antworten schon seit zwei Wochen kennen. Denken Sie immer daran, die Behandlungssitzung ist für den Patienten, nicht für Sie.

5.9 Widerstand

Der Widerstand gegen die therapeutische Behandlung kann viele verschiedene Formen annehmen. Er kann sehr irreführend sein, doch meist kann er einer der folgenden drei wichtigen Kategorien zugeordnet werden.

5.9.1 Unterdrückte Phantasie

Die meisten von uns lernen, ihre Träumereien und Phantasien für unsinnig zu halten. Obwohl sie Spaß machen, sollen wir sie auf gar keinen Fall ernst nehmen. Wir lernen ebenfalls, daß wir nicht normal sind, wenn wir mit uns selbst reden. Wenn wir den falschen Leuten (zum Beispiel Ärzten) erzählen, daß wir Selbstgespräche führen, können wir „eingeschlossen“ werden. Wenn wir etwas aus uns machen wollen, dürfen wir nicht unseren Tagträumen nachhängen, nicht unsere eingebildeten Freunde sehen und auch nicht mit ihnen reden und so weiter.

All die negativen Einflüsse unserer Phantasie müssen wir überwinden. Wenn man darüber nachdenkt, so ist es erstaunlich, daß trotzdem mindestens 10 Prozent unserer Patienten Bilder in sich sehen und auch produktiv mit ihnen reden können. Wir als Therapeuten könnten ja auch zu den Ärzten gehören, die Patienten „einschließen“, wenn sie Selbstgespräche führen. Wir als Lehrer könnten zu eben jenen Lehrern gehören, die uns gesagt haben, wir sollten mit den Träumereien aufhören und auf den Boden der Tatsachen kommen, wenn wir etwas erreichen wollen.

Und jetzt sitzen wir hier, berühren die Patienten und versuchen, sie davon zu überzeugen, daß es in ihnen einen inneren Arzt gibt, den sie sich als eine Person vorstellen können, der mit ihnen sprechen will und der ihnen erzählen wird, warum sie Ischias haben oder Krebs oder sonst irgend etwas. Noch komischer ist es, daß diese Person ihnen sagen kann, wie sie sich von diesem Problem befreien können. Was meinen Sie, wie schnell können Sie den Einfluß überwinden, der ein Leben lang dogmatisch behauptet hat, daß das, was sie tun, lächerlich sei? Mehrere Sitzungen, wiederholte Unterstützung und Übung sind notwendig, um diese negativen Lehren zu überwinden. Also verlieren Sie nicht die Geduld. Und wenn Sie selbst nicht daran glauben, wird Ihr Patient Ihr mangelndes Vertrauen spüren und Mühe haben, die von ihm erwartete Arbeit zu leisten.

5.9.2 Unterdrückung, um Konfrontation zu vermeiden

Eine weitere Kategorie des Widerstandes betrifft die Unterdrückung von nicht gewünschten Informationen. Oft schützt ein Teil des Nichtbewußten des Patienten sein Bewußtsein vor der unangenehmen Konfrontation mit unterdrücktem Material. Der schützende Teil arbeitet schwer, um dem Patienten etwas zu ersparen. Dieser ist sich häufig nicht der Symptome oder Fehlstörungen bewußt, die mit dem unterdrückten Material einhergehen. Die Symptome oder Fehlstörungen können der Preis für die Unterdrückung sein oder sie können den Versuch eines anderen Teils des Nichtbewußten, der dieses Problem lösen möchte, darstellen, auf sich aufmerksam zu machen. In beiden Fällen wird der beschützende Teil Hindernisse aufstellen und Widerstand leisten gegen eine therapeutische Behandlung, deren Ziel eine größere Selbsterkenntnis und Bewußtwerdung ist.

Sie müssen sowohl den schützenden Teil als auch den Teil, der das Problem erkannt und gelöst haben möchte, identifizieren. Nachdem Sie diese identifiziert haben, müssen Sie beide näher kennenlernen und eine freundschaftliche Beziehung zu ihnen aufbauen. Finden Sie ihre gemeinsame Basis heraus. Sprechen Sie über die Methoden, die die beiden Teile anwenden und wie diese Methoden gegeneinander arbeiten. Bringen Sie die beiden Teile dazu, Vorschläge für eine Lösung zu machen, verhandeln Sie mit ihnen über einen Kompromiß, finden Sie heraus, wo sie miteinander übereinstimmen. Versuchen Sie, mit der Zustimmung des schützenden Teils des Nichtbewußten das unterdrückte Material nach außen gelangen zu lassen. Machen Sie dann einen Plan, wie eine Lösung herbeigeführt werden kann.

Manchmal habe ich einen beschützenden Teil des Nichtbewußten angetroffen, der so müde und so gelangweilt über seine mühsame Arbeit war, daß er selbst Symptome herbeiführte, die uns aufmerksam machen sollten auf seine Bitte nach einer anderen Arbeit, nach Ruhe und nach ein bißchen Spaß. Diese Situation ist aber die Ausnahme. Doch seien Sie offen für diese Möglichkeit und nutzen Sie sie, wenn Sie auf diese Situation stoßen.

5.10 „Entgegengesetzte" Elektronen

Die dritte Kategorie von Widerstand erfordert etwas mehr Vorstellungsvermögen oder Phantasie als die ersten beiden. Es bringt Spaß, mit dieser Vorstellung herumzuspielen, und während Sie mit ihr herumspielen, erweitern Sie wahrscheinlich Ihr Vorstellungsvermögen.

Wir haben bereits darüber gesprochen, daß es entgegengesetzt ausgerichtete Elektronen gibt. Diese Vorstellung ist auf der Beobachtung aufgebaut, daß die meisten Elektronen sich so verhalten, wie es von ihnen erwartet wird. Aber es scheint immer einige Elektronen zu geben, die sich anders verhalten als erwartet. Wir können uns diese als „entgegengesetzte" Elektronen vorstellen.

Wenn man über die Theorie der Holographie nachdenkt, könnte man die Sonne als Atomkern und die Planeten als Elektronen ansehen. Wenn es entgegengesetzte Elektronen gibt, muß es auch entgegengesetzte Planeten geben. Wenn das Bewußtsein mit dem Atomkern vergleichbar ist, kann man die verschiedenen Teile des Nichtbewußten mit den Elektronen vergleichen. Dann müßte es natürlich auch entgegengesetzte Teile des Nichtbewußten geben. Der Widerstand, den wir erleben, könnte von diesen entgegengesetzten Teilen des Nichtbewußten ausgehen.

5.11 Was machen wir mit dem Widerstand?

Was machen wir mit dem Widerstand? Meine erste und oberste Regel ist, daß dieser Widerstand mit Respekt behandelt werden muß. Widerstand kann nicht bezwungen oder überwältigt werden. Er muß in den Heilungs- und Wachstumsprozeß einbezogen werden.

Der Widerstand der ersten Kategorie kann durch Bestätigung und Unterstützung überwunden werden. Es kann dem Patienten helfen, wenn er über den Erfolg anderer Patienten liest oder hört, die mit therapeutischen Bildern arbeiten, mit dem therapeutischen Gespräch, mit der SomatoEmotionalen Entspannung und der Lösung der sensibilisierten Segmente. Manchmal genügt es, Bücher wie „I Choose Life“ oder „Love, Medicine and Miracles“ zu lesen. Manchmal ist es hilfreich, dem Patienten die Erfahrung mit anderen Patienten zu beschreiben. Manchmal bitte ich einen von ihnen, dessen Tumor, Krankheit oder Symptom erfolgreich mit diesen Techniken geheilt worden ist, sich mit diesem Widerstand leistenden Patienten zu unterhalten.

Meistens wird dieser Widerstand durch einige positive Erfahrungen abgebaut. Bitten Sie den Patienten sich vorzustellen, alles sei möglich, und nur für diesen Augenblick seiner Phantasie freien Lauf zu lassen. Wenn Sie dann dabei ein wenig Bestätigung vermitteln können in dem Körper des Patienten oder in seiner Erfahrung, wird dies deutlich machen, welche Gewalt die Phantasie über den Körper hat. Lassen Sie Patienten, die sich vorstellen, in der Sonne zu liegen, spüren, wie ihre Hände warm werden. Oder lassen Sie sie spüren, wie ihnen das Wasser im Munde zusammenläuft, wenn sie an ihr Lieblingsgericht denken. Hierfür gibt es unzählige Möglichkeiten. Gebrauchen Sie einfach Ihre Phantasie.

Ich habe kürzlich mit einem jungen Chiropraktiker gearbeitet. Er war hauptsächlich deswegen Chiropraktiker geworden, weil er an chronischen Ischiasschmerzen im unteren Rückenbereich und im linken Bein litt. Er hatte alles getan, was er tun konnte, doch die Schmerzen hielten an. Ich half ihm dabei, das Konzept des weisen inneren Arztes zu entwickeln, der alles über seinen Körper und seine Gesundheit wußte.

Dann ließen wir den inneren Arzt eine Person werden und baten diese Person hervorzukommen, damit wir sie kennenlernen konnten. Wir wollten wirklich mit ihr reden. Wir brauchten wirklich ihre Hilfe. Der innere Arzt war ein weiser Mann, der uns freundlich begegnete. Er sagte, er verstünde die Schmerzen im Rücken und im Bein und ihren Grund. Nach vielen Gesprächen und dem Aufbau einer guten Beziehung willigte der innere Arzt ein, uns den Grund für die Schmerzen vorzuführen.

Der Patient erlebte noch einmal mit einigen Mühen, wie er neben dem Bett seines älteren Bruders stand, der zu Hause an Leukämie gestorben war. Er war zu jenem Zeitpunkt drei Jahre alt gewesen. Nachdem die Kommunikation zwischen seinem Nichtbewußtsein und seinem Bewußtsein verstärkt worden war, konnte er hören, wie seine Tante zu seiner Mutter sagte, kurz nachdem sein Bruder seinen letzten Atemzug getan hatte, daß sein Bruder wenigstens keine Schmerzen mehr ertragen müsse. Der Geist des Dreijährigen interpretierte dies so, daß man nur lebt, wenn man Schmerzen hat. Er wußte, daß sein Bruder viele Schmerzen durchlitten hatte in den letzten Monaten vor seinem Tod. Wenn man keine Schmerzen mehr haben würde, würde man sterben.

So hat der Teil des Nichtbewußten des Patienten, der die Interpretation ableitete, daß Schmerzen ein wesentlicher Bestandteil des Lebens sind, die Aufgabe übernommen, ihm täglich Schmerzen zu bereiten. Das war keine angenehme Aufgabe, doch sie schien notwendig. Wir brauchten nun diesen Teil des Nichtbewußtseins des Patienten nur davon zu überzeugen, daß das Leben weitergehen und sogar besser sein würde, wenn die Schmerzen aufhören würden. Die Schmerzen haben aufgehört und sind nicht wieder aufgetreten seit dieser Erkenntnis.

Jetzt nahm ich die sekundären strukturellen Korrekturen vor. Bevor der Patient die Einsicht in den Zweck seiner Schmerzen gewonnen hatte, reagierte er nicht auf die strukturellen Korrekturen. Nun reagierte er sehr gut. Trotzdem war viel Geduld und Arbeit notwendig, um die Kooperation des inneren Arztes bei einer so tiefen und ernsten Sache zu erreichen.

Der Widerstand dagegen, die Schmerzen aufhören zu lassen, war wohlbegründet, denn schließlich bedeuteten die täglichen Schmerzen, daß der Patient noch am Leben war. Es war faszinierend mitzuerleben, wie der Patient, nachdem er seine Situation erkannt hatte, sich jeden Morgen als erstes prüfte, ob die Schmerzen noch da waren.

Wir hätten den Widerstand des Patienten sicherlich nicht überwinden wollen, wenn der Glaube angehalten hätte, daß die Schmerzen das Leben verlängern. Wenn es uns gelungen wäre, die Schmerzen zu beseitigen, ohne den Grund für ihre Existenz aus dem Wege zu räumen, es hätte mich nicht überrascht, wenn der Patient gestorben wäre oder zumindest eine lebensbedrohliche Krankheit bekommen oder einen Unfall erlitten hätte. Sie müssen den Widerstand identifizieren, ihn kennenlernen, sich mit ihm anfreunden, den Grund für seine Existenz erkennen, dann mit dem Widerstand verhandeln und argumentieren. Gehen Sie davon aus, daß die Beweggründe des Widerstandes gut sind.

Stellen Sie Ihrem Patienten keine Fragen, die er mit einem Nein beantworten kann. Fragen Sie nicht: „Können Sie Ihren inneren Arzt sehen?“, sondern fragen Sie so: „Wie können wir Ihren inneren Arzt kennenlernen?“ Bei der zweiten Frage ist es nicht leicht, mit einem Nein zu antworten. Der Patient braucht keine eigenen Vorstellungen zu entwickeln, um Sie zufriedenzustellen. Sie haben eine positive Haltung eingenommen mit der stillschweigenden Annahme, daß Sie und der Patient den inneren Arzt kennenlernen werden. Es geht nicht darum, „ob“, sondern „wann und wie“ Sie als Therapeut dabei helfen können, daß dies geschieht.

Wenn ein Bild auftaucht, das beängstigend ist, lassen Sie den Patienten dieses Bild von der Ferne betrachten. Sagen Sie dem Patienten, daß er sich vorstellen solle, er sehe sich die Einzelheiten des furchterregenden Bildes durch ein Fernglas oder ein Teleskop an. Während er sich die Einzelheiten ansieht und sie beschreibt, helfen Sie dem Patienten, sich im Hinblick auf das Bild zu desensibilisieren und herauszufinden, was es bedeutet. So wie zum Beispiel die Furcht vor einem feuerspeienden Drachen abnimmt, wenn man sich an dieses Bild gewöhnt und seine Einzelheiten versteht, so wird die unterdrückte Kindheitserinnerung und die Angst vor dem wütenden Bullen mit der Zeit ihre Schrecklichkeit verlieren. Es wird auch möglich, sich dem Bild zu nähern. Sie können den Patienten auffordern, dichter an das beängstigende Bild heranzugehen. Manchmal ist es hilfreich, wenn sich der Patient vorstellt, er sei unsichtbar. Dann ist er völlig sicher, während er sich dem schrecklichen Bild nähert.

Sie als Therapeut können dem Patienten anbieten dabeizusein, wenn er beschließt, sich dem schrecklichen Bild oder der schrecklichen Erinnerung zu stellen. Ich tue das immer. Die meisten Patienten halten mich für eine starke Persönlichkeit. Ich benutze dieses Image, um ihnen zu helfen. Ich biete ihnen an, ihre Hand zu halten in ihrem Bild von sich selbst. Ich biete ihnen an, ihnen mit meinem Mut, meiner Stärke und meiner Erfahrung beizustehen, um die Dinge anzupacken. Ich lasse sie wissen, daß wir das zusammen schaffen werden. Das funktioniert meistens.

Wenn die Umstände zu schwierig werden, zum Beispiel bei der Erinnerung an eine Vergewaltigung oder eine Kindesmißhandlung, und die Schutzmechanismen des Widerstandes das Wiedererleben dieses Ereignisses zu unterbrechen drohen, fordere ich den Patienten auf, seinen Körper zu verlassen. Wenn er dies kann, lasse ich ihn zur Zimmerdecke gehen und von dort oben beschreiben, was er sieht. Wenn dies nicht funktioniert, können Sie den Patienten sich vorstellen lassen, er schaue sich einen Film an. Wenn eine Filmleinwand zu groß und bedrohlich ist, lassen Sie den Patienten sich einen Film im Fernsehen anschauen, in schwarzweiß oder farbig.

Ihr Ziel bei der Anwendung dieser Techniken ist es, eine Desensibilisierung herbeizuführen, so daß der Patient die ganze Erfahrung als Teilnehmer durchleben kann. Helfen Sie ihm dabei, seine Angst und seinen beschützenden Widerstand abzubauen, aber gehen Sie dabei behutsam vor. Seien Sie sensibel im Hinblick auf den richtigen Zeitpunkt.

Eine andere Art von Widerstand, die ich oft erlebe, tritt dann auf, wenn ein Patient meint, er könne sich jetzt nicht mehr weiter erinnern. Ich fordere ihn dann auf, so zu tun, als würde er eine Kurzgeschichte schreiben (keinen Roman, es sei denn Sie haben unendlich viel Zeit). Ich frage ihn dann, was er nun als nächstes mit der Kurzgeschichte tun wird. Sie können ihm auch vorschlagen, ein Drehbuchautor oder ein Bühnenschriftsteller zu sein. Fragen Sie ihn, ob er, wenn er wählen könnte, lieber Kurzgeschichten, Drehbücher oder Stücke schreiben würde. Lassen Sie ihn selbst wählen.

Wenn wir verhandeln und auf einen starken Widerstand stoßen, frage ich meine Patienten manchmal, was sie tun würden, wenn ich ihr Patient wäre und sie der Therapeut. Da viele meiner Patienten in Heilberufen tätig sind, ist diese Technik besonders wirkungsvoll. Sie können dieser Herausforderung kaum widerstehen und lösen damit das Problem.

Ich stelle auch wie aus der Pistole geschossene schnelle Fragen, wenn ich auf einen Widerstand treffe. Ich glaube dadurch die Abwehr des Patienten aus dem Gleichgewicht bringen zu können. Die Fragen beziehen sich meistens auf Einzelheiten, die gleichzeitig die Verbindung zwischen Nichtbewußtsein und Bewußtsein stärken, da sie den erneuten Aufbau des Widerstandes verhindern. Ich tue dies nicht, um den Widerstand zu überwältigen, sondern um dem Patienten Antworten zu entlocken, bevor sie noch über diese Antworten nachgedacht haben.

Wenn Sie nach einem Bild fragen und nach einer gewissen Zeit keine Reaktion kommt, fordern Sie den Patienten auf, sich vorzustellen, wie ein innerer Arzt aussehen würde, wenn er kommen würde. Fordern Sie ihn auf, dieses vorgestellte Bild zu beschreiben und sich ein Gespräch mit ihm vorzustellen. Bald schon wird der Patient ein Teil des Prozesses sein. Eine weitere Fortführung dieser Methode wäre, den Patienten aufzufordern, ein Bild von dem inneren Arzt zu malen, wenn es eine solche Person geben würde. Dies kann bei einem sehr großen Widerstand sehr hilfreich sein, allerdings wende ich dies selten an. Dann gehen Sie von dort weiter, denn Sie haben damit das Bild in Gang gesetzt.

Wenn ein Bild nicht sprechen will, sollten Sie es fragen, warum es nicht sprechen will. Fragen Sie, wie Sie die Situation ändern können, damit es bereit ist zum Sprechen. Oder vielleicht möchte es auf eine andere Art mit Ihnen kommunizieren, durch Telepathie oder dadurch, daß in Ihrem Geist Bilder entstehen, die Antworten liefern und so weiter. Was immer das Bild wünscht, ich stimme normalerweise zu und bin bereit dazu.

Sie sollten noch etwas anderes berücksichtigen. Fordern Sie den Patienten auf, alle Gespräche laut zu führen. Dies scheint den Widerstand zu verringern und auch die Verbindung zwischen dem Nichtbewußtsein und dem Bewußtsein zu stärken. Das ist zunächst etwas unangenehm und peinlich, aber es ist die schnellste Möglichkeit, über die uns anerzogene Meinung hinauszugelangen, Tagträume, Phantasien und Selbstgespräche seien schlecht.

5.12 Die Art des Gesprächs und die Wahl der Worte

Die falsche Art des Gesprächs und die schlechte Wahl der Worte kann den Fortschritt der therapeutischen Bilder und des Gesprächs ebenso behindern wie die falsche Arbeit der Hände oder eine falsche Einstellung. Sie müssen immer aufmerksam darauf achten, wie Ihr Patient auf Ihre Art des Gesprächs, Ihre Stimmlage und Ihre Wahl der Worte reagiert. Die Reaktion des Patienten drückt sich aus in seinem Gesicht und seiner Körperhaltung, ebenso in seiner Stimmlage. Und Sie können die Reaktion mit Ihren Händen fühlen.

Wenn Sie mit dem Kind aus dem Nichtbewußtsein des Patienten reden, sollten Sie einfache Worte und Sätze verwenden. Sie sollten sehr genau sein mit Ihrer Wortwahl. Identifizieren Sie sich mit dem Kind, stellen Sie sich ebenfalls auf die Stufe des Kindes, es sei denn, es erscheint Ihnen aus therapeutischen Gründen angebrachter, eine Autoritätsperson zu sein. Wenn die aus dem Nichtbewußten auftauchende Person stark, einfach und bodenständig ist, seien Sie ebenfalls stark, einfach und bodenständig, seien Sie wie die Person. Wenn Sie das nicht können, bewundern Sie ihre Härte und Kompetenz. Sie wird sich dann vielleicht geschmeichelt und bewundert fühlen und vielleicht positiver reagieren, wenn Sie sie um Hilfe bitten. Wenn die Person aus dem Nichtbewußtsein sehr steif und korrekt ist, respektieren Sie das. Seien Sie freundlich, sehr höflich und so weiter. Die Botschaft ist: Tun Sie alles das, was Sie in ihrem täglichen Leben tun würden, um sich mit einer Person anzufreunden und mit ihr arbeiten zu können. Passen Sie sich in Ihrer Art der Person aus dem Nichtbewußtsein an. Ändern Sie Ihren Ton, drücken Sie Bewunderung aus, seien Sie freundlich, üben Sie Druck aus, tun Sie, was Sie für nötig halten. Tun Sie alles das, was die Person aus ihrer Reserve herausholen kann, damit Sie ihre Unterstützung erhalten. (Einige von Ihnen werden wohl zur Schauspielschule gehen müssen, um in die geforderten Rollen schlüpfen zu können.) Denken Sie immer daran: In Rom sollten Sie sich wie ein Römer benehmen!

Auch die Wahl Ihrer Worte kann den Prozeß der therapeutischen Behandlung erleichtern oder behindern. Einige Worte vermitteln automatisch einen optimistischen, konstruktiven Eindruck. Andere Worte klingen pessimistisch, hoffnungslos, destruktiv, überkritisch. Wählen Sie die Worte so, daß Sie mit ihnen das erreichen, was Sie beabsichtigen. Meistens werden Sie eine optimistische, konstruktive Wirkung erzielen wollen, aber bei manchen Gelegenheiten könnten Sie auch den destruktiven, negativen Aspekt einer Situation unterstreichen wollen. In beiden Fällen sollten Sie sich darüber bewußt sein, daß die Wahl Ihrer Worte den Ton und den Fortgang der Sitzung wesentlich beeinflussen wird.

Es gibt tausend Beispiele dafür, daß die Wahl der Worte die Stimmung beeinflußt. Sie als Therapeut verraten oft Ihre Stimmung durch Ihre Wortwahl. Wenn zum Beispiel eine Person aus dem Nichtbewußtsein eine Tasse Tee trinkt, könnten Sie fragen, ob der Tee „warm und schön" ist, was eine angenehme Stimmung erzeugt. Oder Sie könnten fragen, ob der Tee „heiß" ist, was den unangenehmen Eindruck vermittelt, man könnte sich verbrennen. Wenn ein Patient am Horizont Wolken sieht, könnten Sie ihn fragen, ob die Wolken „schön weiß und plusterig" sind. Diese Worte erzeugen ein angenehmes Gefühl. Oder Sie könnten fragen, ob das „dunkle Regenwolken" sind. Diese Worte erzeugen ein bedrohliches Gefühl.

Für mich ist es erstaunlich, wie viele Therapeuten fragen, ob die Wolken Regenwolken sind. Diese Frage spiegelt wider, was sich am eigenen Horizont des Therapeuten tut. Warum fragt er den Patienten nicht einfach, was für Wolken er sieht. Der Patient sollte sagen, wie er sich fühlt, nicht Sie sollen ihm sagen, wie Sie sich fühlen. Sie brauchen die Wolken gar nicht näher zu beschreiben. Fragen Sie nur den Patienten, wie er sich fühlt, wenn er die Wolken anschaut. Fragen Sie nicht danach, welch ein Gefühl die Wolken in dem Patienten verursachen. Wir wollen die Selbstbestimmung, den freien Willen des Patienten unterstützen. Das können Sie, wenn Sie den Patienten einfach fragen, wie er sich fühlt, wenn er die Wolken anschaut. Wir arbeiten gegen diesen freien Willen, wenn wir fragen, welches Gefühl die Wolken in dem Patienten hervorrufen.

Machen Sie sich Gedanken über die verschiedenen Bedeutungen der folgenden Wortpaare und überlegen Sie, wie Sie diese Worte richtig oder falsch anwenden können. Sie können sein: wachsam oder besorgt, offen oder unentschieden, selbstbewußt oder egoistisch, vertrauensvoll oder leichtgläubig, sanft oder unterwürfig, hartnäckig oder stur und so weiter. Jedes erste Wort der Paare hat einen positiven, das zweite einen abwertenden Beiklang. Die beiden Worte jedes Paares beschreiben aber mehr oder weniger dasselbe, sie unterscheiden sich nur in ihrem positiven oder negativen Beiklang. Überlegen Sie sich Ihre Worte daher sorgfältig, damit Sie den Ton der Sitzung richtig bestimmen. Sie können sogar Worte mit negativem Beiklang, die der Patient benutzt hat, durch Worte mit positivem Beiklang ersetzen, wenn Sie Vertrauen und das Gefühl der Selbstachtung aufbauen wollen. Wenn ein Patient zum Beispiel von sich als „stur" redet, können Sie sagen, daß nur „hartnäckige und verläßliche" Menschen ihre Arbeit richtig erledigen. Oder wenn er davon redet, daß er so „leichtgläubig" sei, könnten Sie sagen, daß es wunderbar ist, wenn man „vertrauen" kann und daß es mehr Vertrauen in der Welt geben sollte.

Ich bin sicher, Sie haben mich verstanden. Ich schlage Ihnen vor, mit Worten zu üben und herumzuspielen. Nehmen Sie sich einen Roman oder ein Theaterstück und schauen Sie sich irgendeinen Dialog darin an. Stellen Sie für sich fest, wie Sie die Stimmung durch eine andere Wahl der Worte ändern können, ohne den Inhalt der Geschichte zu verändern. Haben Sie Spaß dabei und wenden Sie das, was Sie entdeckt haben, für Ihre Gesprächstechniken an.

5.13 Entspannung, Vertiefung und Bestärkung

Der Grad der Entspannung des Patienten, bei dem eine produktive Arbeit mit therapeutischen Bildern und einem therapeutischen Gespräch möglich ist, kann durch alle möglichen Methoden herbeigeführt werden.

Die Anwendung der CV-4 Technik mit der Absicht, die Entspannung herbeizuführen, wird oft den Entspannungszustand ohne Worte vollenden. Dieses Vorgehen ist vorzugsweise bei Patienten anzuwenden, die Hypnose, Psychotherapie und dergleichen gegenüber argwöhnisch sind. Sobald der Entspannungszustand erreicht ist (das können Sie mit Ihren Händen spüren), können Sie mit der Frage nach Bildern und mit dem Gespräch beginnen. Ich selbst habe die C-4 Technik nur einmal benutzt, um den Entspannungszustand herbeizuführen und die Bilder und das Gespräch auszulösen, und zwar bei einer Gruppe von 40 Japanern, die kein Englisch sprachen und im Dezember 1988 an einem Kurs für SomatoEmotionale Entspannung teilnahmen. Das funktionierte sehr gut. Wenn ich je Zweifel darüber gehabt haben sollte, ob die CV-4 Technik, mit der Absicht angewandt, den Entspannungszustand herbeizuführen, als Entspannungstechnik geeignet sei, so sind sie seit dieser Zeit zerstreut.

Es gibt natürlich eine große Anzahl von verschiedenen Entspannungstechniken. Bei einigen wird die Entspannung durch verbale Suggestion herbeigeführt, bei anderen dadurch, daß die Augen einen Gegenstand fixieren, oder durch Atemtechniken bzw. andere freiwillige Beteiligung und aktive Mitarbeit des Patienten. Sie können dem Körper suggerieren, daß er entspannt und schwer wird. Üblicherweise wird suggeriert, die Entspannung komme durch die Füße in den Körper. Sie fühlt sich gut an. Sie steigt durch die Unterbeine zu den Knien auf, durch die Schenkel zu den Hüften und so weiter bis zum Kopf und durch die Arme bis zu den Fingern. Gehen Sie langsam voran. Zählen sie viele Körperteile und Regionen auf. Bestärken Sie das angenehme, entspannte, schwere Gefühl häufig. Suggerieren Sie außerdem häufig, daß die Spannung nachläßt.

In der Vergangenheit habe ich die Technik des Fixierens mit den Augen häufig angewandt, in den letzten Jahren weniger. Dabei fordern Sie den Patienten einfach auf, einen kleinen Gegenstand genau anzusehen. Erzählen Sie ihm, daß seine Augen müde werden, daß der Fokus der Augen nach innen und wieder nach außen wandert und daß die Lider schwer werden, bis sie schließlich zufallen. Gehen Sie langsam voran. Wiederholen Sie das, was Sie sagen. Wenn die Lider zufallen, können Sie dem Körper mitteilen, daß er sehr entspannt ist, daß alle Energie des Körpers, die sich in Anspannung ausdrückt, von den Augen gebraucht wird, um den Gegenstand, den Sie ausgewählt haben, genau zu studieren. Als ich diese Technik häufiger anwandte, hatte ich an der Decke meines Behandlungsraumes einen schwarzen Punkt, auf den mußten sich die Patienten mit ihren Augen konzentrieren. (Dies war, bevor ich die CranioSacrale Therapie entwickelt hatte.)

Viele Leute benutzen die Technik des tiefen Atmens, um den Bewußtseinszustand herbeizuführen, der die Arbeit mit therapeutischen Bildern und das therapeutische Gespräch begünstigt. Ich habe diese Technik nur selten angewandt. Ich weiß nicht, warum. Mit der Atemtechnik habe ich nur wenig gearbeitet, um einen Entspannungszustand herbeizuführen oder therapeutisch aktiv zu werden. Ich weiß, daß es funktioniert, da ich es selbst ausprobiert habe, aber irgendwie erscheint mir diese Technik unnatürlich. Daher wende ich sie bisher nicht an. Doch das kann sich schon morgen ändern.

Wenn ich den Entspannungszustand vertiefen möchte, oder genauer gesagt, wenn ich die Kommunikation zwischen Nichtbewußtsein und Bewußtsein verstärken möchte, fordere ich den Patienten gewöhnlich auf, sich auf die Einzelheiten des Bildes zu konzentrieren, das er sieht, fühlt, schmeckt, riecht oder sonstwie wahrnimmt. Je größer die Anzahl der Einzelheiten, desto tiefer die Entspannung und desto besser die Kommunikation zwischen dem Bewußten und dem Nichtbewußten. Die Patienten sehen zum Beispiel häufig das visuelle Bild eines alten, weise aussehenden Mannes, wenn sie ihren inneren Arzt bitten hervorzukommen. Manchmal passiert es, daß dieses Bild einmal richtig scharf und dann wieder unscharf ist und daß die Patienten keine Anwort erhalten, wenn sie das Bild fragen, ob sie einige Fragen stellen dürfen. Dies macht mir dann deutlich, daß eine Verbindungslinie zwischen dem Bewußten und dem Nichtbewußten besteht, daß diese Verbindung aber noch nicht gefestigt ist.

Um die Verbindungslinie zwischen dem Bewußten und dem Nichtbewußten zu festigen, sollten Sie sicherstellten, daß der Patient alle Fragen und Aufforderungen an das Bild mit lauter Stimme stellt. Ermutigen Sie den Patienten, die Antworten des Bildes laut zu wiederholen. Diese Art der Kommunikation vertieft den Zustand der Entspannung, so daß der Prozeß der therapeutischen Bilder erleichtert wird. Wie weiter oben erwähnt, das laute Sprechen überwindet anfängliche Widerstände, wie die negative Konditionierung und das Gefühl der Peinlichkeit. Manchmal sind viel Ermunterung und Unterstützung erforderlich, um einen Patienten dazu zu bewegen, mit einem Bild laut zu reden. Wenn ein Patient dies nicht laut tun kann, ist dies für Sie ein Hinweis, daß Sie im Mund und am Hals mit den Händen arbeiten müssen. Oft ist es auch notwendig, sich mit dem fünften Chakra zu befassen.

Sobald der Patient laut mit dem Bild spricht, lenke ich seine Aufmerksamkeit gern auf Einzelheiten. Auch dies kann viel Ermunterung Ihrerseits notwendig machen. „Sie sehen den alten weisen Mann. Hat er einen Bart? Sie können ihn sehen: Hat er einen Bart? Wie lang ist der Bart? Ist er gepflegt oder ist er nicht geschnitten? Welche Farbe hat er? Können Sie einen Schnurrbart sehen?“ Fragen Sie nach seinem Haar, nach seinen Schuhen oder trägt er Sandalen? Fragen Sie nach seiner Größe, nach seinem Gewicht, nach seinen Händen und so weiter. Die Frage nach seinen Augen spare ich mir gewöhnlich so lange auf, bis ich sicher bin, daß der Patient sich wohlfühlt mit dem Bild. Augen können Furcht einflößen, wenn das Bild ein furchterregendes Bild ist. Jede Einzelheit, die Sie dem Patienten entlocken können, stärkt die Kommunikation zwischen dem Bewußten und dem Nichtbewußten.

Wenn die Einzelheiten des Bildes dem Patienten leicht zugänglich und das Gespräch laut geführt wird, ohne Zögern und ohne Peinlichkeit, bitte ich den Patienten meist herauszufinden, ob das Bild mit mir direkt durch seine Stimme sprechen will. Wenn das Bild dies bejaht, frage ich den Patienten, ob er damit einverstanden ist, daß das Bild seine Stimme benutzt. Meistens ist der Patient damit einverstanden, aber ich fühle mich besser, wenn er laut seine Zustimmung gibt, damit das Bild das hören kann.

Wenn Sie erst einmal eine Situation geschaffen haben, in der das Gespräch zwischen dem Bild, dem Patienten und Ihnen verhältnismäßig frei fließt, brauchen Sie sich wahrscheinlich keine Gedanken mehr um die Entspannung des Patienten und ihre Vertiefung zu machen. Wenn dies doch nötig sein sollte, frage ich gewöhnlich nach weiteren Einzelheiten oder versuche herauszufinden, ob sich ein Widerstand in dem Bild aufbaut, der meine Aufmerksamkeit erfordert.

5.14 Techniken zur Desensibilisierung

Die meisten Techniken zur Desensibilisierung sind schon an der einen oder anderen Stelle dieses Buches erwähnt worden. Ich bin der Ansicht, sie sollten alle zusammen an einer Stelle behandelt werden. Dies soll nun hier geschehen. Ich bitte die Wiederholung zu verzeihen.

Im wesentlichen bezieht sich Desensibilisierung auf den Prozeß, daß einem eine beängstigende, schreckliche Situation immer vertrauter wird. Wir benutzen Desensibilisierung in vielen Aspekten unserer praktischen Tätigkeit. Vor kurzem kam eine Patientin in Panik zu mir, mit der ich hin und wieder über einen Zeitraum von mehr als drei Jahren gearbeitet hatte. Zwei Tage zuvor hatte sie plötzlich starken Durchfall bekommen, gefolgt von Schwindel und Übelkeit mit Erbrechen. Dann fing die Welt an, sich um sie herum zu drehen. Was sie beschrieb war ein richtiger schwerer Schwindelanfall. Jedesmal, wenn sie die Stellung ihres Kopfes änderte, begann sich die Welt um sie herum zu drehen. Der Schwindel hielt an, aber der Durchfall kam nicht wieder.

Meine vorläufige Diagnose lautete Ménière-Krankheit, das ist eine Entzündung der halbrunden Bogengänge in den Felsenbeinanteilen des Schläfenbeines. Die Endolymphe verdickt sich ein wenig, die Zilien antworten mit einer Überreaktion und das Gefühl des Schwindels wird unerträglich (alles dreht sich im Kreis um einen herum). Bei jeder Kopfbewegung bewegt sich die Endolymphe und ruft eine Funktionsstörung der Zilien hervor, und dem Betroffenen wird schwindelig.

Ich bat die Patientin, sich auf den Behandlungstisch zu legen. Sie sagte, daß sie das nicht könnte. Sie sagte, daß sie seit dem Beginn des Drehschwindels im Stuhl geschlafen habe. Sie hatte Angst davor sich hinzulegen, denn jedesmal wenn sie es versuchte, wurde ihr entsetzlich schwindelig und übel.

Ich wandte das Prinzip der Desensibilisierung an, damit sie sich hinlegen konnte. Ich bat sie, sich hinzusetzen und die Füße auf den Tisch zu legen. Meine Hände ruhten auf ihrem Kopf. Dann bat ich sie, sich etwas zurückzulehnen (das veränderte die Richtung der Schwerkraft ihres Kopfes), bis ihr schwindelig wurde. Wir warteten bis der Schwindel nachließ. Ich ließ meine Hände auf ihrem Kopf. Als sich ihr Gleichgewichtsgefühl stabilisiert hatte, hielt ich sie mit meinen Händen und bat sie wieder, sich weiter zurückzulehnen, bis sie aufhörte, weil ihr wieder schwindelig wurde. Wir warteten, bis sich ihr Gleichgewicht normalisiert hatte. Dann legte sie sich wieder ein Stückchen weiter zurück, bis sie aufhören mußte. Wir haben diesen Vorgang fünf- oder sechsmal wiederholt, bis sie schließlich ausgestreckt auf dem Rücken lag und ich mit der Arbeit an ihrem Schädel beginnen konnte. Ich zeigte ihr, wie sie selbst behutsam an ihrem Ohr ziehen konnte, denn die Schläfenbeine sind oft der Hauptauslöser für Schwindel und die Symptome der Ménière-Krankheit.

Dies war ein Vorgang der Desensibilisierung. Jedesmal wenn wir ihren Kopf weiter in Richtung der Schwerkraft auf die Erde zubewegten, gingen wir langsam und behutsam vor und das Gleichgewichtssystem konnte damit gerade noch umgehen. Es gewöhnte sich immer mehr an die Bewegung. Die Bewegung ging immer nur so weit, wie die Patientin es zuließ, dann hielten wir inne und warteten, bis sich die Endolymphe und die

Zilien angepaßt hatten. Wenn die Bewegung zu weit gegangen oder zu schnell und gewaltsam gewesen wäre, hätte die psychoemotionale und die physiologische Panik uns nur wieder an den Ausgangspunkt zurückgeworfen. Wir hätten den Widerstand überwinden müssen, der durch diese schlechte Erfahrung zusätzlich aufgebaut worden wäre, bevor wir dann wieder mit der Bewegung hätten beginnen können.

Ich erklärte der Patientin, was mit ihrem Körper passierte, während ich arbeitete, und am Ende der Sitzung konnte sie sich aus ihrer Rückenlage ohne Hilfe aufsetzen. Sie fühlte sich ein wenig schwindelig. Ohne Angst oder Panik wartete sie darauf, daß sich ihr Gleichgewicht normalisierte. Dann stand sie auf, ging zum Stuhl, setzte sich hin und wartete wieder ab, bis der Schwindel aufhörte. Sie beugte sich nach vorn, um ihre Schuhe zuzubinden. Dabei wurde ihr wieder ein bißchen schwindelig, sie wartete nicht, bis sich dies gelegt hatte, denn sie wußte, daß der Schwindel wieder kurz auftreten würde, nachdem sie hochgekommen sein würde. Dies geschah auch, sie wartete wieder für einen Augenblick. Dann stand sie auf, lächelte, bedankte sich und ging.

Sie war desensibilisiert. Sie hatte sich vertraut gemacht mit der Fehlstörung. Sie hatte sie akzeptiert. Sie wußte nun, wann die Fehlstörung auftrat und warum. Sie konnte nun mit den Symptomen umgehen, ohne in schreckliche Angst und Panik zu geraten.

Ein anderes gutes Beispiel für Desensibilisierung ist, daß man zunächst die Zehenspitze in kaltes Wasser hält, dann den Zeh, dann den Fuß, dann beide Füße. Dann steigt man ins kalte Wasser bis zu den Knien, dann bis zu den Oberschenkeln. Meist warten wir dann etwas länger, bis wir mit dem Gesäß und unseren Geschlechtsteilen ins kalte Wasser gehen. Dann, nachdem sich auch unser Becken an das kalte Wasser gewöhnt hat, werden viele ganz ins Wasser eintauchen, andere nur Zentimeter für Zentimeter, bis sie schwimmen. Dies ist Desensibilisierung. Die meisten von uns kennen das. Manche werden nicht desensibilisiert und gehen daher nicht ganz ins kalte Wasser. Es gibt auch eine Gruppe von Menschen, die in jedes Wasser hineinspringt. (Ich denke, dabei handelt es sich um eine schnelle Desensibilisierung, aber ich höre auch das Kreischen und Schreien, wenn dies plötzlich geschieht.)

Bei der Desensibilisierung der Patienten in bezug auf therapeutische Bilder und Gespräche handelt es sich im wesentlichen um das gleiche. Wir desensibilisieren auch, wenn wir die gleichmäßige, gemeinsame Bewegung wieder herstellen. Wir erweitern die Reichweite einer Bewegung passiv durch ständige Wiederholungen bis an ihre Grenze, dann erweitern wir die Reichweite der Bewegung aktiv durch Aufmunterung und Unterstützung.

Wenn wir einen Patienten vor uns haben, der in seinem Nichtbewußten konfrontiert wird mit einer sehr mächtigen, angsterregenden Erfahrung, müssen wir versuchen, die Mächtigkeit aus dieser Erfahrung herauszunehmen. Wir versuchen den Patienten dadurch zu desensibilisieren, daß wir ihn vertraut machen mit der Erfahrung. Als er die Erfahrung machte, war sie schrecklich. Sie wurde sofort von dem beschützenden Nichtbewußten in einem Kasten weggeschlossen. Dieser Beschützer hält sie dort fest, denn die Erfahrung ist zu schrecklich, als daß man sie anschauen könnte. Doch für den Kasten muß Miete gezahlt werden und die Dienste des Beschützers haben auch ihren Preis. Diese Kosten können in der Nacht zu einem Alptraum werden, am Tag zu Kopfschmerzen, sie können sich entwickeln zu Angst vor allem Fremden, zu Angst vor der Höhe, zu Angst vor dem Tode, zu chronischer Wut, zu Schmerzen irgendwo im Körper oder zu was auch immer Sie sich vorstellen können. Es scheint dafür keine Grenzen zu geben außer denen, die sich das Nichtbewußte selbst auferlegt hat.

Wie können Sie dieser Erfahrung die Spitze nehmen? Sie müssen dem Patienten dabei helfen, die Erfahrung aus einer anderen Perspektive zu sehen, damit sie weniger furchterregend ist. Um dies zu tun, müssen Sie die Erfahrung gewöhnlich im Detail untersuchen. Ich möchte Ihnen ein Beispiel nennen, das für mich zu den Fällen gehört, die am stärksten mit Angst und Emotionen beladen waren.

Eine Frau im Alter von ungefähr 50 Jahren kam zu mir wegen starker Kopfschmerzen. Diese Kopfschmerzen schränkten ihre Leistungsfähigkeit immer wieder für mehrere Tage ein. Die Kopfschmerzen hatten begonnen, als sie 18 oder 19 Jahre alt war. Damals konnte sie sie mit Tabletten behandeln. Als sie ungefähr 30 Jahre alt war, halfen die Tabletten nicht mehr. Sie ging zu einem Psychotherapeuten und war ungefähr seit 20 Jahren in psychotherapeutischer Behandlung, als sie zu mir kam.

Bei ihrem ersten Besuch bereits konnten wir die SomatoEmotionale Entspannung erfolgreich anwenden und es schien, daß ihre Kopfschmerzen von einem Teil ihres Nichtbewußten kontrolliert wurden, der weiterhin Aufmerksamkeit verlangte. Die Botschaft war, daß sie gesund und nicht geisteskrank sei, daß sie der Wahrheit ins Gesicht sehen müsse, daß sie ihren Erinnerungen vertrauen dürfe und nicht der Ablehnung ihrer Eltern. Erinnerungen an was? Wir konnten den Dingen auf direktem Wege nicht näher kommen.

Ich entwickelte freundschaftliche Beziehungen zu den Kopfschmerzen und konnte gut mit ihnen reden. Die Kopfschmerzen wurden dann der Verantwortung eines Engels namens Sam übergeben. Sam und ich wurden gute Freunde. Wir konnten Gespräche miteinander führen, ohne daß sich die Patientin dieser Gespräche bewußt wurde. Daher konnte ich Sam schließlich davon überzeugen, mir mitzuteilen, was in der Tiefe der Patientin weggeschlossen und so gut behütet war.

Sam erzählte mir, daß sexueller Mißbrauch des Kindes im Alter von weniger als einem Jahr begonnen und bis zum Alter von 9 Jahren stattgefunden hätte. An den Mißhandlungen nahmen der Vater, die Mutter und eine Reihe von pervertierten Kindermädchen teil. Es wurde exzessiver Gebrauch von Klistierröhrchen gemacht, die Eltern brachten das Kind zur Masturbation, und als es alt genug war, mußte das Kind mit dem Vater Masturbation und Fellatio treiben, wobei die Mutter Instruktionen an das Kind gab. Die Kindermädchen nahmen an diesen Dingen selbst nicht teil, aber bereiteten die Klistiere vor, die angeblich das Kind erotisch stimulieren sollten.

Sam sagte, daß die Patientin wahrscheinlich mit der Wahrheit umgehen könnte, aber bisher verleugnen würde, daß diese Dinge stattgefunden hätten. Sam fand es wichtig, daß ein bestimmter Vorfall als Tatsache akzeptiert werden würde: Die Patientin war vier Jahre alt. Mutter und Vater versuchten gemeinsam den erigierten Penis des Vaters in die Vagina der vierjährigen Patientin einzuführen. Da die Vagina zu klein war, ging das nicht sehr gut. Nach mehreren erfolglosen Versuchen nahm die Mutter eine Schere und schnitt die Vagina der Tochter auf, damit die Öffnung groß genug wurde, um wenigstens einen Teil des Penis aufzunehmen. Der Vater gelangte zu seinem Orgasmus. Bei diesem Vorfall wurde die Mutter etwas unruhig, daß ein Arzt Verdacht schöpfen könnte. Daher wurde die Geschichte erfunden, daß das Kind im Garten auf ein Rohr, einen herausragenden Teil einer alten Schaukel gefallen sei. Für den Fall, daß eine Untersuchung durchgeführt würde, schmierten die Eltern Blut auf das Rohr.

Zu diesem Zeitpunkt begann die Gehirnwäsche der Patientin durch die Mutter und den Vater. Obwohl die sexuellen Mißhandlungen die nächsten vier Jahre fortgesetzt wurden, fühlten sich die Eltern mit ihrem Geheimnis sicher, weil sie ihre Tochter davon überzeugt hatten, daß nichts davon wahr war, daß alles nur in ihrer Phantasie stattfand. Sie sagten ihr, sie sei geisteskrank und sie würde in eine Anstalt für Geisteskranke gesteckt werden, wenn sie irgend jemandem von ihren krankhaften Phantasien erzählen würde. Doch solange sie niemandem davon erzählen würde, würden sie das Geheimnis für sich behalten und sie könnte zu Hause wohnen. Sam gab ihr die Kopfschmerzen, damit man sich um sie kümmerte und damit sie hoffentlich entdecken würde, daß sie nicht geisteskrank sei, daß ihre Erinnerungen der Wirklichkeit entsprächen und daß nicht sie, sondern ihre Eltern krank sein würden.

Nun, wie kann man bei einem derartigen Sachverhalt eine Desensibilisierung herbeiführen? Erst einmal mußte ich meine Abscheu überwinden. Dann suchte ich nach anderen Teilen ihres Nichtbewußtseins, mit denen ich in Verbindung treten konnte. Es fanden sich mehrere Teile, die äußerst bereit waren zu reden. Da war natürlich das kleine Mädchen, das mir unter Tränen die Ereignisse schilderte, die mir Sam schon erzählt hatte. Das kleine Mädchen lieferte weitere Einzelheiten. Ich stellte fest, daß dies ein Teil des Desensibilisierungsprozesses war, obwohl die Patientin sich unserer Diskussion nicht bewußt war. Sam hatte den ersten Schritt zur Desensibilisierung getan. Dann ging das kleine Mädchen weiter auf diesem Weg, indem sie genauere Details berichtete.

Ich habe die Erlebnisse des kleinen Mädchen mehrere Male durchlebt, jedesmal konnte sie mehr Einzelheiten berichten und mit jedem Mal nahm ihre Angst davor ab. Ich half dem kleinen Mädchen zu der Erkenntnis, daß es in Ordnung gewesen sei, aus dem Versteck herauszukommen, daß ihre Eltern geisteskrank seien und daß sie nicht in eine Anstalt gebracht werden würde, weil sie berichtet hätte, was geschehen sei. Und ich übergab sie der liebenden Fürsorge des Engels Sam.

Als nächstes wandte ich mich an das beschützende Nichtbewußte und begann es davon zu überzeugen, daß die erwachsene Patientin vielleicht die Wahrheit über ihre Kindheit in kleinen Dosen ertragen könnte. Der beschützende Teil des Nichtbewußten war wirklich der Beschützer, er war sehr vorsichtig. Er hatte den Schlüssel zu der Tür, hinter der die Erinnerungen eingeschlossen waren. Er wurde ein wenig weicher, aber wollte keine dieser Erfahrungen in das Bewußtsein gelangen lassen. Ich habe mich in jeder Sitzung mit diesem Beschützer beschäftigt. Ich stellte sicher, daß er sich der Fortschritte der Patientin auf die Erkenntnis der Wahrheit hin bewußt war.

Als nächstes traf ich Duke. Er war der wütende und aggressive Teil des Nichtbewußten. Duke hatte einen starken Charakter und er wollte die Mißhandlungen rächen, aber er war nicht stark genug, um sich gegen die Mutter und den Vater zu wenden. Einmal, als ein Kindermädchen mit dem Klistier kam, hatte Duke das achtjährige Mädchen veranlaßt, eine Schere unter der Matratze zu verstecken. Als das Kindermädchen das Gesicht des Mädchens auf das Bett drückte, um das Klistier in den After einzuführen, hat Duke unter die Matratze gegriffen, die Schere genommen und sie dem Kindermädchen in den Oberschenkel gerammt. Die Frau lief schreiend aus dem Zimmer und hatte noch an demselben Abend gekündigt. Der Vorfall wurde von der Mutter und dem Vater verleugnet. Sie sagten, er sei ein Traum gewesen. (Ist es noch verwunderlich, daß das Mädchen nur durch Kopfschmerzen normal blieb, die der Obhut eines Engels namens Sam unterstanden?)

Danach erschienen mehrere, unterschiedlich alte kleine Mädchen, jedes mit seiner eigenen Geschichte einer anderen Mißhandlung. Dies testete wirklich meine Fähigkeit, keine Urteile zu fällen und dem Signifikanzanzeiger zu glauben, der mir sagte, daß all dies wichtig und real sei.

Nach mehreren Sitzungen, in denen die Patientin begann, einen bewußten Einblick in einen Teil der Dinge zu gewinnen, die das beschützende Nichtbewußte aus der Tiefe hervorkommen ließ, bat ich sie, eine Geschichte über ein kleines Mädchen zu schreiben, die so aufwuchs, wie sie aufgewachsen war. Dies war ein weiterer Schritt der Desensibilisierung. Sie verwob Stücke ihres Lebens in ihre Geschichte. Dann wandelten wir ihre Geschichte in einen Fernsehfilm um und stellten uns vor, wir würden den Film gemeinsam ansehen. Weitere Einzelheiten tauchten auf, als der Film seinen Fortgang nahm. Dann fragte ich sie, ob sie die Hauptrolle in ihrem Film spielen könnte. Sie stimmte zu, und während sie spielte, wurde sie weiter desensibilisiert.

Schließlich, ganz plötzlich, als sie zum vierten Mal die Rolle spielte, schaute sie mir geradewegs in die Augen und sagte: „Der Film handelt von mir, und das kleine Mädchen bin ich, und das alles ist mir passiert." Sie sagte dann, daß sie nicht verrückt sei und daß sie das jetzt endlich wüßte. Ihre Kopfschmerzen wurden sehr viel besser. Das war ein großer Brocken Realität, den sie geschluckt hatte. Als sie zuließ, daß Selbstzweifel auftauchten, kehrten die Kopfschmerzen zurück. Als sie sich sicher war, daß alles dies passiert war und sie darauf vertrauen konnte, daß sie nicht verrückt war, vergingen die Kopfschmerzen. Sie wußte, welche Rolle die Kopfschmerzen spielten und wie ihr Leben ausgesehen hatte. Für diesen Fortschritt brauchten wir einen Zeitraum von vier Monaten und 28 Sitzungen.

Ihr Vater war zu jenem Zeitpunkt bereits tot. Ihre Mutter lebte noch und hatte wieder geheiratet. Sie beschloß, ihre Mutter zu besuchen. Während sie bei ihrer Mutter war, ließ ihr Kontakt zur Realität nach und die Kopfschmerzen kehrten mit Macht zurück. Sie konnte nicht glauben, ihre Mutter habe wirklich all diese schrecklichen Dinge getan. Als ihre Selbstzweifel zunahmen, wurden ihre Kopfschmerzen immer stärker. Sie kehrte zurück von ihrem Besuch mit leichten Kopfschmerzen, die ihr normaler Zustand wurden, solange sie nicht bei der Mutter war.

Das Problem ist noch nicht vollständig gelöst. Es gibt für sie immer noch Zeiten, in denen sie nicht glauben kann, daß all das wirklich mit ihr geschehen ist. Wir müssen unsere Arbeit weiter fortsetzen. Vielleicht braucht sie Zeit, um ihre Einblicke zu verdauen und dann selbst mit ihnen arbeiten zu können. Aber ich glaube, sie wird viel Hilfe brauchen. Auf jeden Fall hat sie ihr Leben kennengelernt und kann sich in ihrem Spiegelbild sehen.

Dies war der schwierigste Fall, in dem ich jemals eine Desensibilisierung versucht habe herbeizuführen. Die meisten Fälle sind einfacher. Aber es ist für Sie hilfreich zu wissen, daß wir alle Problempatienten haben. In diesem Fall habe ich fast alle Register der Desensibilisierungstechniken gezogen.

1. Personen aus dem Nichtbewußten können über Erfahrungen berichten, ohne daß das Bewußtsein des Patienten diese Gespräche hört. Dies bewirkt eine gewisse Desensibilisierung.
2. Lassen Sie den Patienten eine Geschichte schreiben über jemanden, der ihm ähnlich war zu dem Zeitpunkt, als er seine Erfahrung machte. Er braucht die Erfahrung noch nicht zu kennen.
3. Lassen Sie den Patienten von sich Abstand nehmen und die Erfahrung von der

Decke her betrachten. Wiederholen Sie dies. Lassen Sie den Patienten immer als Teilnehmer in seinem Körper bleiben, so lange wie möglich. Dann, wenn es erforderlich ist, lassen Sie ihn aus seinem Körper herausspringen. Wiederholen Sie diesen Vorgang. Lassen Sie ihn immer wieder als Teilnehmer so lange wie möglich dabei bleiben, bis der Patient schließlich in seinem Körper das gesamte Erlebnis bis zum Ende durchleben kann. Machen Sie dies einige Male, bis Sie Zeichen der Langeweile feststellen. Dann sollten Sie den Patienten auf irgend etwas Lustiges in der Sitzung aufmerksam machen und gemeinsam mit ihm darüber lachen.

4. Wenn der Patient nicht aus seinem Körper heraus kann, wenn das Erlebnis unangenehm wird, dann sollten Sie an den Beginn des Erlebnisses zurückgehen. Lassen Sie den Patienten das Erlebnis wie einen Film im Kino oder im Fernsehen anschauen. Eine große Leinwand ist überwältigender, Farbe ist ebenfalls überwältigend. Fangen Sie daher gegebenenfalls mit einem Schwarzweißfilm im Fernsehen an. Wenn der Patient das Erlebnis als Schwarzweißfilm in einem kleinen Fernseher bis zum Ende durchleben kann, sollten Sie Farbe in den Film bringen und ihn den Film noch einmal anschauen lassen. Danach sollten Sie mit immer größeren Fernsehschirmen und Leinwänden arbeiten bis zur Rundum-Leinwand in einem großen Kino.

5. Es kann hilfreich sein, den Patienten zu bitten, Rollen in dem Film oder der Fernsehshow zu übernehmen. Und denken Sie daran, Sie können den Patienten auch bitten, eine Geschichte zu schreiben.

6. Prioritäten setzen, eine Technik, die ich in dem oben beschriebenen Fall nicht angewandt habe, bedeutet einfach, daß der verletzte Körper wieder aufgewertet wird. Viele mißbrauchte Patienten werden verrückt bei der Vorstellung, daß ihr Körper entehrt wurde. Ich versuche ihnen beizubringen, daß ihr Körper seine Zwecke immer noch erfüllen kann, auch wenn er mißhandelt und entehrt worden ist. So, wie ich mit meinem Auto zur Arbeit fahren kann, obwohl der Kotflügel eine Delle hat. Oder ich kann über den Kotflügel jammern und nicht zur Arbeit fahren. Ich versuche, den Patienten klar zu machen, daß ihr Körper noch immer für sie da ist und funktioniert, auch wenn sie vergewaltigt wurden oder ein Arm oder ein Bein amputiert worden ist.

7. Wenden Sie Ihre Phantasie an. Improvisieren Sie. Sie haben das Prinzip der Desensibilisierung verstanden, also wenden Sie es nun an. Sie wollen, daß der Patient die Erfahrung in allen Einzelheiten von Anfang bis zum Ende erneut durchlebt, immer wieder und immer wieder, bis sie für den Patienten eine normale Tatsache ist.

8. Am Ende sollten Sie immer etwas Lustiges bringen. Wenn der Patient während der Sitzung über etwas lacht, lacht er meist über sich selbst. Wenn er über sich selbst lachen kann, wird er sich und das Leben nicht gar so ernst nehmen. Das ist Desensibilisierung und hat eine therapeutische Wirkung.

5.15 Annehmen und Vergeben

Sobald unterdrückte Erfahrungen, Erinnerungen, Emotionen und dergleichen in das Bewußtsein gelangen, stellt sich oft die Frage, was mit dem Unrecht geschehen soll, das dem Patienten von anderen zugefügt worden ist. Es kann sich dabei um einen betrunkenen Autofahrer handeln, der eine geliebte Person getötet oder den Patienten oder eine von ihm geliebte Person verstümmelt hat. Es könnte sich um einen Schwindler handeln, um einen Vergewaltiger, um einen Mörder. Es könnte sich um einen Elternteil oder einen Verwandten handeln, der den Patienten mißbraucht hat. Es könnte Gott sein, der dem Patienten schlechte Karten für dieses Leben gegeben hat.

Es ist üblich, auf die Vergebung eines Menschen hinzuarbeiten, der einen anderen irgendwie verletzt, beschädigt oder beleidigt hat. Es ist ebenfalls üblich, darauf hinzuarbeiten, daß die Prüfungen und Leiden, die Gott auferlegt, angenommen werden. Ich erinnere mich noch sehr gut daran, wie wütend ich auf Gott war, als er meinem Vater kurz nach meinem 13. Geburtstag zu sterben erlaubte. Ich konnte mir nicht vorstellen, warum ein „lieber Gott" dies zulassen konnte. Jetzt akzeptiere ich, daß es geschehen ist, und kann eine rationale Begründung dafür finden. „Annahme" wird definiert als der Zustand des Annehmens und des Angenommenwerdens. Annehmen bedeutet etwas, das einem angeboten wird, mit Zustimmung entgegenzunehmen, es zu verstehen. Vergeben bedeutet etwas zu verzeihen, es bedeutet, daß die Wut und der Unmut über etwas oder der Wunsch nach Bestrafung aufgegeben werden, es bedeutet, daß man aufhört, über etwas böse zu sein. Beide Begriffe, die Taten, die mit ihnen beschrieben werden, sowie die Geisteshaltung, die hinter ihnen steht, werden oft falsch verstanden.

Viele Menschen glauben, daß „etwas annehmen" gleichzusetzen ist mit „hoffnungslos resignieren". Dies ist nicht der Fall. „Annehmen" bedeutet, daß man nimmt, was kommt, und sieht, was man daraus machen kann, ohne Angst und ohne Rachegefühle. Wenn Sie an die Reinkarnation glauben, so werden Sie wahrscheinlich in der Lage sein, das, was kommt als Teil eines größeren Plans anzunehmen - sei es gut oder schlecht. So können Sie jede unangenehme Situation, jeden Unfall, jede Krankheit, jeden Verlust als eine Lektion betrachten. Diese Unannehmlichkeiten sind Herausforderungen, die zu neuem Wachstum und weiterführender Entwicklung anregen sollen. Achten Sie darauf, daß Ihre Patienten das Annehmen einer Situation nicht mit Resignation und Hoffnungslosigkeit verwechseln.

Vergeben ist „annehmen ohne zu richten". Es durchdringt alle Ebenen und Teile des Nichtbewußten und ist voller Liebe. Vergeben ist keine Tat des „ich glaube so in etwa" und mit Vorbehalten belastet. Der Begriff Vergebung wird oft falsch benutzt. Häufig werden die Worte „ich vergebe ihm" auf herablassende Weise verwendet. Für einige Leute beinhaltet die Fähigkeit des Vergebens, daß der Vergebende Macht über den ausübt, dem er vergibt. In diesem Zusammenhang beinhaltet Vergeben eine Hierarchie von „gut" und „schlecht". Der Vergebende verzeiht dem, der ihn seiner Meinung nach verletzt hat, so wie ein König einen Verbrecher begnadigt. Der König entscheidet über Leben und Tod oder zumindest über die Gefängnisstrafe des Verbrechers.

Ich bin sehr darum bemüht, dieser hierarchischen Vorstellung keinen weiteren Vorschub zu leisten. Daher benutze ich den Begriff „Vergebung" nicht sehr häufig. Ich gebrauche ihn nur dann, wenn ich sicher bin, daß er richtig angewandt wird, von einer gleichberechtigten Person zu einer anderen gleichberechtigten Person, von einem geistigen Wesen zu einem anderen geistigen Wesen. Ich glaube, daß alle erdgebundenen Menschen Fehler und Schwächen haben, sonst wären sie nicht hier. Wir haben auch Stärken und Talente. Wenn Ihnen von jemandem Unrecht zugefügt worden ist, so haben Sie einen seiner Fehler oder Schwächen kennengelernt.

Das Drehbuch dafür kann geschrieben worden sein, bevor Sie oder der andere überhaupt geboren wurden, oder vielleicht waren Sie einfach gerade zugegen, als der Fehler oder die Schwäche hervortraten als Gewalttat, als Raub, als Täuschung oder was auch immer. Vergessen Sie nicht, daß auch Sie Fehler und Schwächen haben und daß die Situation auch genauso gut anders herum sein könnte. Sie könnten derjenige sein, der eine andere Person verletzt. Was ich damit sagen möchte ist, daß wir alle unvollkommen sind. Wir sollten unsere Unvollkommenheit gegenseitig akzeptieren. Wir sollten nicht herabschauen auf jemanden, der seine Unvollkommenheit offenbart hat und uns vielleicht verletzt hat. Wir müssen erkennen, daß auch wir unvollkommen sind. Wir können Stärken und Schwächen auf verschiedenen Gebieten haben, so daß wir niemanden tätlich angreifen, aber vielleicht haben wir einem Menschen, den wir lieben, schon dadurch emotionalen Schaden zugefügt oder fügen ihm Schaden zu, daß wir ihn ständig bedrängen. Vergebung ist wundervoll, doch lassen Sie nicht zu, daß der selbstgerechte Patient dabei eine Haltung entwickelt, als sei er besser als der andere. Dies geschieht oft und führt einfach zu weiteren Problemen. Vergeben ist annehmen, akzeptieren, daß beide Seiten unvollkommen sind und daß es auch anders herum hätte sein können. Oft entdecken die Personen später, daß es in einer anderen Situation wirklich anders herum kommen kann.

Ergreifen Sie keine Partei. Unterstützen Sie einen Patienten nicht in seiner selbstgerechten Haltung. Dies ist kontraproduktiv. Das dramatischste Beispiel, das mir je dafür begegnet ist, macht deutlich, wie sehr der Therapeut, der einer selbstgerechten Person zustimmt, den therapeutischen Fortschritt behindert. Ich möchte Ihnen dieses Beispiel erzählen.

Eine 40 Jahre alte Patientin war zu mir gekommen wegen einer Kiefergelenkerkrankung. Im Mund trug sie eine Schiene, und früher hatte sie festsitzende kieferorthopädische Apparate gehabt. Die SomatoEmotionale Entspannung begann in der ersten Sitzung, und schon da wurde deutlich, daß sie als Kind von ihrem Vater sexuell mißbraucht worden war. Er hatte sie wiederholt zur Fellatio gezwungen. Sie sagte, daß dies wahr sei und daß sie viele Jahre immer wieder in psychotherapeutischer Behandlung und Beratung gewesen sei, um über den Schaden, den der Vater ihr angetan hatte, hinwegzukommen. Sie fühlte sich geschändet und war sehr wütend und selbstgerecht. Die Psychotherapeuten hatten sie über die Jahre hinweg in der Schlechtigkeit des Vaters und ihrer Rolle als Opfer bestätigt.

Nach der ersten SomatoEmotionalen Entspannung wußte ich instinktiv, daß es noch mehr gab in der sexuellen Beziehung zum Vater, als sie in den Jahren der Psychotherapie aufgedeckt hatte, denn das Thema war ganz oben auf der Tagesordnung ihres Nichtbewußten gewesen. In den folgenden Sitzungen verwendeten wir die SomatoEmotionale Entspannung für die Arbeit mit therapeutischen Bildern und dem therapeutischen Gespräch. Wir durchlebten erneut ihre sexuellen Erfahrungen mit ihrem Vater und einem erwachsenen Nachbarn Detail für Detail. Diese Erfahrungen begannen, als sie eben wenige Monate alt war. Ihr Vater pflegte an ihren Genitalien herumzuspielen, während er selbst masturbierte. Als sie drei Jahre alt war, begann der Vater sie zur Fellatio aufzufordern. Im Alter von acht machte sie mit einem erwachsenen Nachbarn Fellatio durch den Zaun hindurch und ließ sich für ihre Dienste Geld geben.

Was wir herausfanden und was die anderen Therapeuten nicht erkannt hatten, war, daß sie Spaß hatte an den sexuellen Spielen mit ihrem Vater. Sie durchlebte die angenehmen Gefühle und Emotionen von neuem während der Sitzungen. Sie war erstaunt über ihre Lust, zu der sich später ein Gefühl der Macht über ihren Vater während der Fellatio gesellte. Sie versuchte, über den erwachsenen Nachbarn auf dieselbe Art und Weise Macht auszuüben. Als Kind war es angenehm gewesen, wenn ihr Vater mit ihren Genitalien spielte. Sie fühlte keine Scham oder Schuld und hatte nicht das Gefühl, mißbraucht zu werden. Ihr Vater liebte sie und was er tat, fühlte sich gut an. Als sie älter wurde, machte er sie mit seinem Penis vertraut, mit dem er immer selbst gespielt hatte, wenn sie zusammen waren. Nun begann sie, mit dem Penis zu spielen, so wie er es sagte. Sie war davon fasziniert, wie der Penis größer wurde und schließlich eine weiße Flüssigkeit ausspritzte, wenn sie alles richtig gemacht hatte. Schließlich zeigte der Vater ihr, wie gut das schmeckte und wie man Fellatio betrieb. Dies wurde fast zu einem täglichen Ritual.

Die Mutter arbeitete als Schwesternhelferin in der Spätschicht im Krankenhaus. Der Vater arbeitete am Tage, also waren sie die meisten Abende allein. Als sie älter wurde, stellte sie fest, daß sie während der Fellatio Macht über ihren autoritären Vater hatte. Sie fühlte diese Macht und genoß sie.

Sie liebte sie so sehr, daß sie versuchte, ihre Macht auf den Nachbarn auszudehnen und er bezahlte mit Geld dafür. Als sie acht Jahre alt war, ließen die Eltern sich scheiden und der Vater zog aus. Damit war die Ausübung der Fellatio für einige Jahre beendet, doch sie begann wieder damit als Teenager. Sie versuchte Kontrolle über die Jungen zu bekommen und von ihnen belohnt zu werden.

Ihre früheren Therapeuten hatten sie automatisch in der Rolle des Opfers gesehen. Sie erzählten ihr, wie schlecht sie von ihrem Vater behandelt worden war und daß er ein schlechter Mensch sei. Dadurch, daß sie den Vater in der Rolle des Täters und sie in der Rolle des Opfers sahen, ließen sie ihr keinen Raum, sich an das Vergnügen und an das Gefühl der Macht zu erinnern, das sie empfunden hatte. Dieser therapeutische Ansatz führte zu einem starken Schuldgefühl, denn ihr Nichtbewußtsein wußte, daß sie Vergnügen dabei gehabt hatte. Das Schuldgefühl unterdrückte die angenehmen Erinnerungen und wirkte emotional zerstörerisch. Sie hatte versucht, ihrem Vater zu vergeben. Doch sie wußte nicht, warum sie dies tun sollte, denn er hatte ihr Lust und Liebe geschenkt.

Wenn ihre ehemaligen Therapeuten nicht Partei ergriffen hätten, hätte diese Patientin viel früher erkennen können, daß sie beide, ihr Vater und sie, unvollkommen waren. Man hätte ihr helfen können, sich anzunehmen und zu akzeptieren, daß die Lust, die sie empfand, für ein Baby oder kleines Mädchen nicht falsch waren, daß ihre sexuellen Erfahrungen ihr Spaß machten und daß sie die Fellatio benutzte, um Macht über ihren Nachbarn zu gewinnen. Ihr Vater hatte ihr von Anfang an erzählt, daß sie recht tat. Dann kam die Gesellschaft und sagte ihr, daß sie schlecht sei, wenn sie diese Dinge tue. Es entstand ein großer Konflikt in ihrem Innern. Dann versuchte sie, ihren Vater für die schlechten Taten verantwortlich zu machen, und dies wurde später von ihren Therapeuten unterstützt. Wie konnte sie eingestehen, daß das, was so schlecht war, sich so gut anfühlte und ihr so viel Macht verlieh? Sie mußte das aus sich herausholen und sich dann anschauen. Sie mußte sich schuldig fühlen und dann eine rationale Erklärung für ihr Verhalten finden. Sie mußte sich selbst annehmen und ihren Vater, so wie sie damals gewesen waren und wie sie heute waren. Ergreifen Sie keine Partei.

Ihre Kiefergelenkbeschwerden sind verschwunden. Ja, sie hatten etwas zu tun mit der Fellatio. Als sie entdeckte, daß sie schlecht war in den Augen der Gesellschaft und auch in den Augen ihrer Therapeuten, konnte sie ihren Mund immer weniger weit öffnen. Der ständige Hypertonus ihrer Kiefermuskeln führte zur Entzündung der Kiefergelenke. Als sie sich nicht mehr schuldig fühlte, konnten sich die Kiefergelenke entspannen und gesund werden.

Es ist also wichtig, daß kein falscher Gebrauch gemacht wird von den Begriffen „Annehmen“ und „Vergeben“ und daß keine Partei ergriffen wird.

5.16 Lösung des Problems und Anwendung im täglichen Leben

Nachdem Sie durch diese Katharsis und das erneute Durchleben früherer Erfahrungen hindurch gelangt sind und zusammen mit dem Patienten Einsichten über sein Leben gewonnen haben, was machen Sie dann damit? Wie verändert das das Leben des Patienten?

Erst einmal glaube ich, daß die Öffnung der Verbindungswege zwischen der bewußten Wahrnehmung des Patienten und den verschiedenen Regionen seines Nichtbewußten das wichtigste Ereignis überhaupt ist. Entwickeln Sie ein Programm, wie diese Verbindung bestehen bleiben kann. Lassen Sie den Patienten einen Termin für jeden Tag festlegen, an dem die verschiedenen Charaktere, die aus dem Nichtbewußtsein aufgetaucht sind, sich mit dem Bewußtsein des Patienten treffen. Das sollte eine angenehme Zusammenkunft sein. Bewährt hat sich das Treffen gleich nach dem Aufwachen, bevor man aus dem Bett steigt. Entwickeln Sie ein Signalsystem für den Fall, daß der Patient beginnt, die täglichen Zusammenkünfte zu vernachlässigen. Häufig schlage ich vor, daß ein Symptom wieder auftreten soll, das der Patient bewußt als vom Nichtbewußten kontrolliert erkennt. Das könnte ein Ziehen im Unterleib sein, ein Magenkrampf, ein Stich des Ischiasnerven oder irgend etwas, auf das sich das Nichtbewußte und das Bewußte gemeinsam einigen können. Das funktioniert recht gut und hat den gleichen Erfolg wie ein posthypnotischer Auftrag.

Es ist wichtig, daß das, was geschehen ist, angenommen und akzeptiert wird. Nun, da alles vorbei ist, wollen wir die Lehre aus dieser Erfahrung ziehen und weitergehen. Das Leben, das Wachstum und die Heilung sollen fortschreiten. Es ist kein Raum für Selbstmitleid, Gewissensbisse, Wut, Groll und keine Notwendigkeit zur Vergeltung. Arbeiten Sie auch weiterhin mit dem Patienten, bis er alles aus sich herausgelassen hat oder sich weigert, dies zu tun. Wenn er sich weigert, sollten Sie sicher sein, daß Sie ihm den Preis versucht haben deutlich zu machen, den die destruktiven Gefühle, die er noch hegt, von ihm abfordern werden.

Die Selbsterkenntnis wird normalerweise das Leben eines Patienten verändern. Ich meinte früher, daß ich ihm bei der Veränderung helfen müßte, aber wenn die Heilung erfolgt ist, ist es genug. Beobachten Sie, was passiert. Haben Sie Vertrauen. Gehen Sie nicht zurück, machen Sie sich keine Gedanken und ärgern Sie sich nicht. Versuchen Sie nicht, etwas noch einmal und besser zu machen. Sie als Therapeut haben dabei geholfen, den Prozeß der Selbsterkenntnis und das Wissen über sich selbst zu fördern. Die bessere Selbstkenntnis versetzt den Patienten in die Lage, mit dem, was morgen geschieht, besser fertig zu werden. Er ist unabhängiger geworden. Er braucht Sie nicht mehr. Was fühlen Sie dabei? Sie sollten ein gutes Gefühl haben.

6 Persönliche Erfahrungen der Bewußtseinserweiterung

Viele Leute folgen großen Lehrern,
die ihre Ausbildung
und ihr Wachstum begleitet haben.
Auch mir wurden Beispiele gegeben und ich
wurde vor Situationen gestellt.
Meine Lehrer sind gegenwärtig,
aber weniger greifbar als andere.
Ihre wichtigste Lektion ist, offen zu bleiben
und zu beobachten.
John E. Upledger, D.O., O.M.M.

6.1 Akupunktur, ein wahrer Augenöffner

Im Jahre 1967 haben wir zwei unabhängige Kliniken in Pinellas County, Florida, eröffnet, die eine in St. Petersburg und die andere in Clearwater. Wir behandelten eine Vielzahl von notleidenden Personen, unter ihnen waren großartige Menschen, Arme, Obdachlose, junge Leute, die über Sex und Geburtenkontrolle beraten werden mußten, und eine Menge Drogenabhängiger und Süchtiger. Wir haben uns natürlich immer darum bemüht, Mittel und Wege zu finden, unsere Kosten zu senken.

Butch, einer unserer Klinikdirektoren, war nach San Francisco zu einem Seminar für Direktoren unabhängiger, freier Kliniken gefahren. Er kam zurück mit einem kleinen Taschenbuch, einem Handbuch über Schmerzkontrolle. Es war ursprünglich von nordkoreanischen Barfuß-Ärzten für ihre Tätigkeit geschrieben worden. Schon bevor Nixon nach China fuhr, war es ins Englische übersetzt worden. Damals war Akupunktur noch kein allgemein verbreitetes, beliebtes Gesprächsthema in den USA. Butch zeigte mir dieses kleine Handbuch, aber ich tat es mit einem Achselzucken ab. Butch packte mich bei meiner Ehre, indem er sagte: „John, du solltest für alles offen sein. Warum probieren wir es nicht aus? Wenn es funktioniert, können wir viel Geld für Medikamente dieser Klinik sparen."

Also las ich das Büchlein. Es hatte ungefähr 40 Seiten mit vielen Abbildungen und in dem letzten Kapitel wurden neun Punkte aufgeführt. Würde man in diese Punkte Nadeln stechen, so sollte dies irgendwo im Körper Schmerzen lindern. Die Nadelung dieser Punkte sollte eine schmerzlindernde Wirkung haben, die einem Viertel eines Grans[1] Morphium vergleichbar wäre. Der Vorteil bestand darin, daß diese Nadeln nicht wie Morphium auch das Gehirn angreifen würden. Diese Nadeln waren benutzt worden, um verwundeten Soldaten die Schmerzen zu lindern, damit sie bei Bewußtsein zur nächsten medizinischen Versorgungsstelle transportiert werden konnten.

Ich war sehr skeptisch, doch Butch bedrängte mich, bis ich schließlich einwilligte, diese Methode an drei sehr unterschiedlichen Schmerzpatienten auszuprobieren. Einer der Patienten war ein junger Mann mit akuter rheumatischer Arthritis, der sehr große Schmerzen hatte. Der zweite Patient war ein sechzigjähriger Mann mit Prostatakrebs und

[1] Englisch „grain" = Deutsch „Gran", 1 grain = 51,4 mg.

Metastasen in der Lendenwirbelsäule, der ebenfalls ständig unter großen Schmerzen litt. Die dritte Patientin war Alkoholikerin, Ende fünfzig, mit chronischen Schmerzen in der Leber- und Gallenregion. In ihrem Urin war fast ständig Galle. Ich hatte einige Monate zuvor ihre Sucht stationär behandelt. Außerdem hatte sie Gallensteine, so daß wir die Gallenblase und die Steine chirurgisch entfernten. Dabei hatten wir auch die Leber und den Gallengang untersucht, doch keine weiteren Steine oder andere Probleme gefunden. Ich war der Meinung, die Galle im Urin war auf eine noch bestehende Lebererkrankung als Folge des langjährigen Alkoholmißbrauchs zurückzuführen. Doch hatten wir keine Erklärung für ihre ständigen akuten Schmerzen.

Ich stellte mir vor, daß diese drei Patienten eine wundervolle Herausforderung für diese neun in dem Büchlein beschriebenen Nadelpunkte darstellen würden. Sollten die Schmerzen nachlassen, würde ich mich mit Akupunktur näher befassen. Würden die Schmerzen fortbestehen, sollte mich Butch endlich in Ruhe lassen.

Ich verwendete subkutane 25er-Einmalnadeln[2]. Mit dem Buch in der einen Hand und einer Nadel in der anderen, habe ich bei jedem der drei Patienten neun Nadeln gestochen. Jede Nadel ging ungefähr 1 cm tief ins Gewebe. Ich habe mit Sicherheit viel Vertrauen eingeflößt, als ich das Buch lesend und in meinen Bart murmelnd die Nadeln setzte. Ich hatte die Absicht, die Nadeln 30 Minuten an Ort und Stelle zu lassen. Ich weiß, Sie wollen unbedingt wissen, wo ich die Nadeln gestochen habe. Also die Punkte waren:

- Dickdarm 4 - beidseitig
- Magen 36 - beidseitig
- Gallenblase 36 - beidseitig
- Pericardium 4 - beidseitig
- Lenkergefäß 16.

Nach 10 Minuten sagte der Patient mit der rheumatischen Arthritis, daß alle seine Schmerzen weg seien. Er blieb für zwei Tage schmerzfrei, dann kehrten die Schmerzen zurück. Er kam aber nicht wieder zur Behandlung. (Ich vermute, er fand es unheimlich, ganz ohne Schmerzen zu sein und fand auch meine amateurhafte Art der Behandlung wenig vertrauenerweckend.)

Bei dem Krebspatienten waren die Schmerzen nach 30 Minuten um ungefähr 75 Prozent geringer. Ich zeigte seiner Frau, einer Krankenschwester, wo und wie sie die Nadeln stechen sollte. Ich habe die Punkte auf der Haut aufgemalt. Sie hat zweimal am Tag die Nadelung vorgenommen und dabei dieselben Punkte und subkutane 25er-Einmalnadeln verwandt. Der Patient lebte noch ungefähr 2 Monate und brauchte keine Narkotika. Die Nadeln brachten ihm bis zu seinem Tod genügend Schmerzlinderung.

Die dritte Patientin war äußerst bemerkenswert. Sie hatte keine Schmerzen mehr, bevor ich noch die letzte Nadel gestochen hatte. Sie blieb 25 Stunden lang schmerzfrei und, was noch bemerkenswerter war, ihr Urin hatte 2 Tage lang statt einer gelblich-grünen eine ganz normale Farbe. Sie kam zu Nachbehandlungen ungefähr dreimal in der Woche.

Nach einigem Experimentieren fand ich heraus, daß ich nur eine Nadel eben unter den Rand der untersten Rippe ungefähr 18 cm rechts von der vorderen Mittellinie des Körpers zu stechen brauchte und die Schmerzen ließen für einige Stunden nach. (Damals wußte ich noch nichts über Meridiane oder chinesische Maße.) Das war einfacher, als

[2] vollständige Bezeichnung: 25G 1 1/2

alle neun Nadeln zu verwenden. Ich strich antibiotische Salbe auf den Akupunkturpunkt, verband ihn und ließ die Nadel drei Tage an ihrem Platz. Der Urin blieb klar, solange die Nadel an Ort und Stelle war. Aber acht bis neun Stunden nach Entfernung der Nadel verfärbte sich der Urin wieder. Ich brauchte etwas anderes als die Nadel, um diese Region zu stimulieren. Die Nadel erfüllte ihre systemische Aufgabe, aber war zu irritierend. Ich legte eine dicke Seidennaht durch diesen Punkt und brachte eine kleine Kette daran an, eine Kette, wie es sie früher an Abflußstöpseln gab. Ich versah die Naht mit antibiotischer Salbe, klebte ein großes Pflaster darüber und ließ die Kette herunter hängen. Ich sagte der Patientin, wenn die Schmerzen einsetzten, sollte sie an der Kette ziehen, bis die Schmerzen aufhörten. Sie sollte das Pflaster jeden Tag wechseln, die Stelle mit Wasserstoffperoxid säubern und antibiotische Salbe auftragen.

Nach zwei Wochen wurden die Intervalle zwischen den Schmerzen und dem Ziehen an der Kette immer länger. Schließlich kamen die Schmerzen gar nicht mehr wieder und der Urin blieb klar. Die Patientin war vollständig geheilt. Da sie ihre Rechnung nicht bezahlen konnte, nähte sie Vorhänge für meine Praxisräume. Sie hat mir eine große Lektion über Offenheit erteilt und darüber, daß man nicht davor zurückschrecken soll, etwas auszuprobieren, was sinnvoll erscheint. Außerdem hat sie mir deutlich gemacht, daß die moderne Medizin wirklich nur an der Oberfläche kratzt. Wir sind noch fünf Jahre lang nach ihrer bemerkenswerten Heilung in Kontakt geblieben. In der gesamten Zeit sind ihre Leber- und Gallenprobleme nicht mehr aufgetreten. Soweit ich weiß, hat sie den Alkohol nicht wieder angerührt. Für mich war sie mit Sicherheit eine große Lehrerin.

6.2 Die Akupunktur - eine weitere Öffnung meines Geistes und meiner Augen

Ende der sechziger Jahre machte ich noch einige Erfahrungen mit Akupunktur, die meine Augen und meinen Geist weiter öffneten. Nach meinen ersten Erfahrungen mit Schmerzlinderung, die mich zu der Feststellung brachten, daß eine an der richtigen Stelle gelegte Seidennaht die Leberfunktion normalisieren kann, war ich daran interessiert, das System der Akupunktur genauer zu studieren. Durch die in San Francisco ansässige *Free Clinic Association* fand ich einen Katalog über orientalische Bücher. Ein britischer Internist, Felix Mann, hatte vier Bücher über Akupunktur geschrieben. Meiner Meinung nach mußte jemand, der vier Werke über dieses Thema schreiben konnte, einfach gut sein. Also bestellte ich diese Werke.

Ich hatte die Bücher kaum eine Woche, als eine Patientin mit einer akuten Gürtelrose in meine Praxis kam. Die Gürtelrose war auf der rechten Seite um den siebten Intercostalnerven herum lokalisiert und in einem akuten Stadium. Die Patientin war 25 Jahre alt und fast hysterisch vor Schmerzen (teilweise wohl auch, weil sie zur Hysterie neigte). Sie kam zu mir, nachdem der Hausarzt Cortison gespritzt, dies aber nicht geholfen hatte. Ein Freund hatte ihr erzählt, daß ich schwierige Fälle erfolgreich behandeln würde. Ich schaute mir den Ausschlag an und wußte, daß er sehr viel Schmerzen bereiten mußte. Ich versuchte, die Rippendreiecke und die Wirbel in der Mitte des Brustkorbs zu palpieren, und dabei fiel sie fast in Ohnmacht.

Dann kam mir der Gedanke, wir sollten unbedingt Akupunktur ausprobieren!

Ich hatte die Bücher von Dr. Mann einmal durchgelesen. Es gab keine Schlagwortverzeichnisse. Ich begann mit dem Inhaltsverzeichnis des Buches „*Acupuncture: Treatment of Many Diseases*“. Als ich mich durch zwei Drittel des völlig unorganisierten Inhaltsverzeichnisses hindurchgearbeitet hatte, fand ich, was ich suchte: „*Intercostal Neuralgia*“ (Intercostale Neuralgie, S. 121 und 122). „Bei Schmerzen auf der linken Seite verwendet man folgende Punkte: Leber 4, 13 und 14 beidseits, Blase 17 und 18 beidseits, Pericardium 6 beidseits. Bei Schmerzen auf der rechten Seite: Leber 14 (nur rechts), Gallenblase 18 beidseits, Konzeptionsgefäß 12 und 17, Pericardium 6 (nur rechts), Magen 40 (nur links), Gallenblase 40 (nur links) und Milz 17 (nur rechts).“ Es gab keine Erklärung darüber, wie diese Punkte ausgewählt worden waren.

Ich vertraute Dr. Mann und stach 25er-Nadeln in die Punkte für Schmerzen auf der rechten Seite. Bei einigen Punkten trat Blut aus, bei anderen nicht. Innerhalb weniger Minuten ließen die Schmerzen merklich nach. Die Röte des Ausschlags ging zurück, die Haut wurde weiß, während ich hinschaute. Sie war völlig schmerzfrei, als ich mich auf einen Stuhl setzte, um sie zu beobachten. Ihre hysterischen Anfälle ließen nach. Ich korrigierte die Wirbel im mittleren Thorax auf strukturelle Art und mobilisierte die Rippen mit der Impulstechnik.

Ich habe sie noch viermal mit Akupunktur behandelt und dabei dieselben Akupunkturpunkte benutzt sowie direkte manipulative Impulstechniken. Dann war ihre Gürtelrose geheilt. Mein Behandlungsplan richtete sich danach, wie sie sich fühlte. Sie rief jeden Tag an, um mir zu berichten, wie es ihr ging. Sie war mir grenzenlos dankbar.

Innerhalb der nächsten Monate hatte ich kurz nacheinander weitere 30 Patienten mit Gürtelrose. Meine Arbeit war so erfolgreich, daß ich in kürzester Zeit eine florierende Praxis für Akupunktur hatte.

Ich hatte noch drei besondere Erlebnisse mit der Akupunktur, die meinen Geist erweiterten und die ich unbedingt vorstellen muß. Beim ersten Fall handelte es sich um eine 48 Jahre alte Krankenschwester mit einem Hirntumor. Der Tumor war von dem Neurochirurgen unseres Krankenhauses operativ entfernt worden. Doch nach der Operation traten bei ihr akute Schmerzen im Gesicht auf. Der Chirurg fragte mich, ob ich bei dieser Patientin Akupunktur anwenden könnte. Ich willigte ein, daß ich es versuchen wollte.

Ich konsultierte wieder das Handbuch von Felix Mann, dem ich inzwischen vollstes Vertrauen schenkte. Ich sah nach unter dem Thema Gesichtsschmerzen und fügte einige eigene Ideen hinzu, welche Punkte zur Lösung der Schmerzen aus den durch die schmerzhafte Region verlaufenden Meridianen geeignet wären. (Zu jenem Zeitpunkt verfügte ich bereits über kleinere subkutane Einmalnadeln.) Der Akupunkturpunkt Blase 1 liegt mehr oder weniger genau dort, wo der Nasenbügel einer Brille aufliegt. Ich habe die Nadelung durchgeführt und der Patientin gesagt, in 10 Minuten würde ich wieder nach ihr schauen, um zu sehen, wie es ihr ginge. Ich hatte eine sehr volle Praxis und war es gewohnt, mehrere Patienten gleichzeitig zu behandeln.

Als ich zurückkam, um die Nadeln zu entfernen, war diese im Punkt Blase 1 auf der schmerzhaften Seite bis zum Köpfchen in das Gewebe eingesunken und die Nadelspitze zeigte direkt zum Augapfel. Ursprünglich hatte ich diese Nadel kaum in die tiefe Seite der Haut hineingesteckt und die Spitze hatte zur Nase gezeigt, als ich die Patientin verließ. (Die Nadel auf der nicht schmerzhaften linken Seite im Punkt Blase 1 war noch genauso, wie ich sie ursprünglich gestochen hatte.) Ich fragte die Patientin, ob sie mit den Nadeln herumgespielt hätte. Sie verneinte dies und ich hatte keinen Grund, ihr dies nicht zu glauben. (Wer sticht schließlich mit einer Nadel in Richtung auf seinen eigenen Augapfel?) Ich versuchte vorsichtig, die Stellung und Ausrichtung der Nadel zu verändern und die Nadel herauszuziehen. Sie rührte sich nicht. Ich habe gegen die Nadel geklopft, sie gedreht, sie hin und her bewegt. Nichts half. Ich entfernte die anderen Nadeln. Die Nadel in Blase 1 auf der rechten Seite machte keinerlei Anstalten, sich zu lösen. Ich beschloß, rohe Gewalt anzuwenden. Ich habe gezogen, als würde ich fest verwurzeltes Unkraut ausrupfen. Schließlich kam sie heraus.

An dem letzten halben Zentimeter der Nadel hing Gewebe. Dieses Gewebe mußte ich durch ein Loch in der Haut entfernen, das zu klein war. Nur der Nadelschaft war durch das Loch hindurch gegangen. Zusammen mit dem Gewebe war der Nadeldurchmesser nun mindestens viermal so groß als ursprünglich beim Stechen.

Ich habe die Nadel mit dem Gewebe in unserem Krankenhaus histologisch untersuchen lassen. Der Pathologe fragte mich, was ich in meiner Praxis machen würde. Er berichtete, daß ein recht großes Stück fibröses Bindegewebe und Muskelgewebe mit der Nadel verschmolzen gewesen wäre. Es habe ausgesehen, als sei es durch Hitze oder Elektrizität mit dem Metall der Nadel verschmolzen worden. Er verglich es mit Fleisch, das fest am Spieß haftet, wenn man über einem offenen Feuer grillt. Er hatte so etwa noch nie gesehen, ebensowenig wie ich. Es wurde bei dieser Behandlung keine Hitze oder Elektrizität verwandt. Ich bezweifelte sogar, daß ich den metallenen Schaft der Nadel überhaupt angefaßt hatte, denn ich würde die Nadeln beim Stechen immer an ihrem Plastikkopf anfassen.

Diese Erfahrung sagte wirklich etwas über körpereigene Energie aus und darüber, daß keine äußeren Energiequellen erforderlich sind. Ich habe dies seit meiner ersten Erfahrung nicht wieder erlebt. Aber ich kann diese Beobachtung nicht einfach unter den Tisch fallen lassen, nur weil ich sie nicht noch einmal gemacht habe. Die Gesichtsschmerzen der Patientin gingen zurück auf eine Entzündung der Kieferhöhle. Nachdem die Kieferhöhle eröffnet und ein Abfluß geschaffen worden war, reagierte die Patientin gut auf die Akupunkturbehandlung.

Die nächste Überraschung erlebte ich bei einem Patienten mit sekundärem Herzversagen, der nicht auf die traditionelle, medizinische Behandlung ansprach. Harold war ein großer, robuster, glücklicher Mann und Ende Sechzig. Ich war seit einigen Jahren sein Hausarzt gewesen. Plötzlich litt er ohne für mich ersichtlichen Grund episodenweise an akuter Atemnot, Herzrhythmusstörungen, Wassersucht/Ödemen und allen anderen Symptomen von Herzasthma. Innerhalb von drei Monaten wurde er viermal als Notfall ins Krankenhaus eingeliefert. Beim vierten Mal bat ich den Kardiologen um Hilfe, denn ich kam mit dem Problem nicht weiter. Als Harold nach Hause entlassen wurde, nahm er Digitalis zur Steuerung der Tätigkeit der Vorhöfe, Prednison, um seine Lungen frei zu halten, und täglich sechs Entwässerungstabletten. Außerdem hatte er immer ein Inhalationsmittel parat für den Fall, daß er kurzatmig würde, und in seinem Wohnzimmer stand ein Sauerstoffgerät für den äußersten Notfall.

Drei Tage nach seiner Krankenhausentlassung kam er in meine Praxis. Er sagte mir, wenn er so weiterleben müsse, dann würde er lieber sterben, denn so würde das Leben keinen Spaß mehr bringen. Dabei war er immer ein „lustiger Vogel“ gewesen und ich mochte ihn sehr gern. Außerdem hatten wir sein Problem nicht wirklich gelöst und Neugier ist sehr motivierend. Er fragte nach der Akupunktur, mit der ich herumspielen würde. Ich sagte ihm, daß ich keine Ahnung hätte, wie ich ihn mit Akupunktur behandeln könnte. Er meinte, er würde mir vertrauen und ich würde schon herausfinden, was zu tun sei. Wie konnte ich da nein sagen?

Ich hatte mich mit der von Felix Mann beschriebenen chinesischen Pulsdiagnostik befaßt. Daß Akupunktur funktionierte hatte ich akzeptiert, aber daß man eine Diagnose aufgrund des Pulses stellen könnte, erschien mir absurd. Trotzdem, Dr. Mann behauptete, daß man sich auf diese Diagnostik verlassen konnte. Also untersuchte ich Harolds Pulse. Merkwürdigerweise waren sein Herzpuls und sein Lungenpuls voll und kräftig. Aber ich konnte seinen Nierenpuls nicht finden. Man konnte meine Überraschung wohl in meinem Gesicht lesen. Denn Harold ermutigte mich weiterzumachen und ich tat es.

Ich stach Nadeln in den Tonisierungspunkt der Niere, in den Quellpunkt, den Alarmpunkt und alle anderen Punkte zur Nierenstimulation, die ich auf Dr. Manns Abbildung finden konnte. Ich tat nichts weiter, sondern sagte Harold nur noch, er möge in 24 Stunden wiederkommen und all seinen Urin in einem sauberen Gefäß mitbringen.

Am nächsten Tag gegen 14 Uhr kam Harold fluchend, aber bester Laune in meine Praxis. So fröhlich hatte ich ihn lange nicht mehr erlebt. Im Wartezimmer verkündete er, daß er die ganz Nacht nicht geschlafen habe, weil er ständig „pinkeln“ mußte. Er brachte 10 Liter Urin mit, die er in der Nacht produziert hatte. Dabei hatte er laut unserer Waage 8 Kilo abgenommen. Er fühlte sich großartig.

Harold blieb mein Patient, bis ich im Jahre 1975 nach Michigan zog. Er hatte niemals wieder irgendwelche Probleme mit seinem Herzen, seiner Lunge oder seiner Niere. Er unterzog sich sogar einer Bandscheibenoperation im Jahre 1973, die ohne Komplikationen verlief. Sein Herz war in Ordnung.

Dies war mit Sicherheit eine weitere Erfahrung für mich, die meinen Geist weitete. Seitdem vertraue ich der Pulsdiagnostik und meiner Fähigkeit, diese Diagnostik anzuwenden. In den stationären Krankenhausaufenthalten zuvor hatte Harold keine Symptome gehabt, die auf Nierenprobleme deuteten. Alles hatte auf Probleme mit dem Herzen und der Lunge hingewiesen. Die Pulsdiagnostik widersprach der westlichen Diagnostik. Ich brauchte weder Harolds Nieren noch irgendein anderes seiner Organe jemals wieder mit Akupunktur oder einer anderen Methode zu behandeln. Einmal war ausreichend. Seine Nierenpulse konnte ich am nächsten Tag fühlen. Innerhalb einer Woche setzte ich seine Medikamente schrittweise ab und das Sauerstoffgerät gaben wir zurück.

Ich wußte natürlich nicht, was ich davon halten sollte. Wie konnte ein Finger auf der Pulsader darüber Auskunft geben, ob jemand primär Probleme mit dem Herzen, der Lunge oder den Nieren hat? Ich wußte es nicht. Wir in unserer Gesellschaft sind einfach nicht dafür gemacht. Es gab so viel zu lernen. Danke, Harold.

Die nächste Erfahrung mit Akupunktur, die meinen Geist erweiterte und meine Demut steigerte, war der Fall von Linda. Linda war eine sehr attraktive, junge, alleinstehende Frau Mitte Zwanzig. Sie war eine vielversprechende erfolgreiche Juristin in einer Behörde. Linda hatte einen akuten Herpes im Genitalbereich. Ihre Schamlippen waren sehr rot und entsetzlich geschwollen. Nichts durfte mit dieser Körperregion in Berührung kommen, auch keine Unterwäsche. Ihre akuten Schmerzen und ihre Verzweiflung veranlaßten mich zu Injektionen mit Steroid und einem lokalen Anästhetikum in die untere Kreuzbeinregion. Ich versuchte, die Triggerzonen dieser Region zu behandeln, wandte osteopathische Manipulation an und gab ihr ein anästhesierendes Spray zur Oberflächenbehandlung. Ich hoffte, daß dieses die Schmerzen reduzieren und vielleicht die Sensibilisierung in dem Bereich unterbrechen würde.

Nach zwei Tagen war sie wieder da. Ihr ging es nicht besser, vielleicht sogar ein bißchen schlechter, wenn das überhaupt möglich war. Ich wußte wirklich nicht, was ich tun sollte. Dann fuhr es durch mich hindurch: „Man sollte Akupunktur versuchen." Ich studierte wieder das Inhaltsverzeichnis von Dr. Manns Buch „*Acupuncture: Treatment of Many Diseases*". Dann erinnerte ich, daß Dr. Mann in einem seiner anderen Bücher dargelegt hatte, daß die Chinesen den Schmerz als „Feuer" ansehen. Also beschloß ich, ich bräuchte nur das Feuer aus den durch den schmerzhaften Bereich verlaufenden Nieren- und Blasenmeridianen abzuleiten.

Ich benutzte die Feuerpunkte, um den Schmerz aus den Meridianen zu lösen und zu mobilisieren, ferner die Ausgangspunkte, um das Feuer/den Schmerz aus dem Meridian abzuleiten, nachdem er mobilisiert worden war. Und ich benutzte die Quellpunkte, weil sie, so wie ich es verstanden hatte, über eine homöostatische Wirkung verfügten, indem sie Qi (Energie) entweder herein- oder herausließen, je nachdem was angebracht war. Ich glaubte, daß der Meridian vielleicht entleert war, nachdem all die Feuer- oder Schmerzenergie abgeleitet worden war, aber ich war mir nicht ganz sicher, daher benutzte ich den Quellpunkt. Ich stellte mir vor, daß der Akupunkturpunkt schon entscheiden würde, was richtig sei, denn ich wußte mit Sicherheit nicht, was ich tat. Noch einmal, ich habe beidseits die Feuerpunkte, Ausgangspunkte und Quellpunkte der Nieren- und Blasenmeridiane gestochen.

Wenige Minuten nach der Nadelung ließen die Schmerzen nach. Linda lag auf dem gynäkologischen Stuhl mit ausgebreiteten Beinen, so daß ich die Schamlippen beobachten konnte. Die Schwellung begann sich zurückzubilden. Ich konnte die Schamlippen berühren, ohne daß Linda vor Schmerzen aufschrie. Nach 30 Minuten waren zumindest 80 Prozent der Schwellung und der Rötung zurückgegangen.

In den folgenden Tagen habe ich Linda noch dreimal behandelt. Als wir die dritte Nachbehandlung beendeten, hatte sie keine subjektiven Symptome mehr, obwohl ich noch eine geringfügige Schwellung der großen Schamlippen wahrnahm. Die nächsten zwei Jahre kam sie alle sechs Monate zur gynäkologischen Vorsorgeuntersuchung und zur Krebsvorsorge. Der Herpes trat in jener Zeit nicht wieder auf.

Was nun? Man kann also den Schmerz aus dem Körper leiten, als wenn man einen Wasserhahn aufdreht.

6.3 Ihr gesamter Körper ist auf Ihrem Ohr?

Ich hatte die Akupunktur des Körpers akzeptiert und erfolgreich durchgeführt. Ich war überrascht gewesen, wie verläßlich die Pulsdiagnostik war. Nun wurde ich mit der „albernen Idee" konfrontiert, daß der gesamte Körper sich auf der Ohrmuschel widerspiegelt. Ich hatte gerade das Buch mit dem Titel „*Auriculotherapy*" von dem französischen Arzt Paul F. M. Nogier gelesen. Er beschrieb den Homunculus auf dem Ohr. Er erklärte, daß der Ohrknorpel die Knochen der Wirbelsäule darstelle. Die Weichteile distal zum Ohrknorpel seien der Musculus vertebralis und der äußere Rand des Ohres sei das Rückenmark.

Dies konnte ich keineswegs akzeptieren. - Bei dem Versuch, unser Haus mit einem Dach zu versehen, fiel ich von einem 5 Meter hohen Gerüst. Ich landete auf unserer Terrasse, und die Schindeln, die ich noch auf dem Gerüst stehend auf der Schulter getragen hatte, fielen mir auf den Kopf. Den Schindeln folgten zwei Teile des Brettes, das zerbrochen war, um mich von dem Gerüst fallen zu lassen. (Beim Fall vom Gerüst lernte ich, was

Zeitverzerrung bedeutet. Mir schien es viele Minuten zu dauern, bis ich von dem Gerüst bis auf den Boden gefallen war.)

Als Folge des Unfalls fiel das Bündel Schindeln und das Holzbrett auf meinen Kopf und stauchte ihn in meine Wirbelsäule bis zum dritten und vierten Brustwirbel. In meiner oberen Wirbelsäule war eine ausgeprägte Energiezyste entstanden.

Zwei meiner drei Kollegen behandelten mich ungefähr fünfzig Mal mit osteopathischen Methoden, doch mit nur geringem oder gar keinem Erfolg. Ich hatte ständig Schmerzen in der oberen Brustwirbelsäule und den dazugehörenden Muskeln[3], den Schulterblättern, den Schultern und beiden Armen. Ich hatte das Gefühl, eine riesengroße Kraft sei erforderlich, um an den Wirbeln zu ziehen und sie zu entlasten. Niemand schien mir helfen zu können.

Bei meinen nachmittäglichen Krankenbesuchen dachte ich über Nogiers Gedanken in seinem Buch „*Auriculotherapy*“ nach. (Ich mußte durch ein Gerüst fallen und mich dabei fast umbringen, um die Vorstellung zu akzeptieren, daß man mittels des Ohres vielleicht den gesamten Körper behandeln könnte.) Ich nahm mein linkes Ohr zwischen meinen Daumen und meinen Zeigefinger. Ich begann den Knorpel in den Bereichen zu drücken, die die Halswirbel und die oberen Brustwirbel und die Weichteile widerspiegelten. Ich fand eine Stelle, die wirklich „gut“ weh tat und drückte sie mit meinem Fingernagel. Während ich dies tat, tat mein Ohr stärker weh, aber die Schmerzen im gesamten oberen Rücken, in den Schultern und den Armen ließen nach. Meine Schmerzen waren groß genug, um mich zu veranlassen, diese Ohrpressur mindestens vier- oder fünfmal am Tag zu wiederholen. Die Schmerzen ließen immer mehr nach und waren nach ungefähr zwei Wochen fast verschwunden. (Ich sollte der Gerüstfirma wahrscheinlich dankbar sein dafür, daß sie mir ein defektes Brett geliefert hatte, oder dem, der für dieses Szenario verantwortlich war. Mir scheint es mehr als eine Koinzidenz gewesen zu sein.)

Bald danach wandte ich Ohrakupunktur im Zusammenhang mit Körperakupunktur an und war damit sehr erfolgreich. Dann begann ich, winzige Vitamin-B12-Drops in die Suchtpunkte am Ohr zur Behandlung von Drogensüchtigen zu stecken. Damit wurden die Entzugserscheinungen sehr gut gemildert und das Verlangen nach weiteren Drogen reduziert. Diese Erfahrung eröffnete mir wieder eine ganze neue Welt.

6.4 Das Medium

Ende der sechziger Jahre war ich noch davon überzeugt, daß Medien, Wahrsager und Wunderheiler Hochstapler und Artisten seien. (Ich war diesem Thema gegenüber vielleicht ein wenig offen, aber nicht sehr.) Ungefähr 1970 beschlossen die wahren Kräfte des Universums, sich mir in einer Reihe von Erfahrungen zu offenbaren, um meinen Geist zu öffnen für die Realität der parapsychologischen Phänomene. Ich war 38 Jahre alt und zu jener Zeit sehr gut beschäftigt in einer allgemeinen osteopathischen und chirurgischen Praxis: viele Herzanfälle, Schlaganfälle und Unfälle vom Strand waren mein täglich Brot.

Ich hatte außerdem ein Restaurant mit 200 Plätzen gekauft. (Alle Jazzmusiker wollen eines Tages ihren eigenen Club haben. Ich hatte das erreicht, welch ein großartiges Gefühl!) Eines Abends kam Gordon, mein Manager und Barkeeper, zu mir und sagte: „Herr Doktor, Sie müssen Ersatz für mich

[3] Rückblickend muß ich sagen, mein seelischer Zustand zu jener Zeit förderte die Entstehung einer Energiezyste: Ich war wütend, frustriert und hatte eine Menge Eheprobleme.

besorgen." Ich fragte, warum. (Ich dachte, Gordon sei glücklich. Soweit ich wußte, waren Gordon und ich gute Freunde.)

Gordon erzählte, daß er soeben von einer Wahrsagerin namens Harriet aus St. Petersburg käme und Harriet habe ihm erzählt, daß er innerhalb der nächsten drei Monate einen neuen Job annehmen würde mit einem Jahresgehalt von 25 000 Dollar plus Spesen plus einem Lincoln als Geschäftswagen. Er würde jeden Tag einen Anzug und eine Krawatte tragen. Ich verbarg mein Erstaunen bis zu einem gewissen Grade, aber wohl nicht sehr gut. Gordon hatte keinen Schulabschluß. Er leistete als Barkeeper gute Dienste, doch was wußte eine Wahrsagerin namens Harriet aus St. Petersburg, wie es im wahren Leben zuging? Ich habe den Vorfall sofort wieder vergessen.

Ungefähr einen Monat später kündigte Gordon mit zweiwöchiger Kündigungsfrist. Ihm war von zwei Grundstücksmaklern ein neuer Job angeboten worden. Sie hatten in dem Club einen Drink genommen, sich mit Gordon unterhalten und ihm auf der Stelle den Job angeboten, da ihnen sein Auftreten und sein Stil gefielen. Er sollte zukünftige Kunden der Immobilienfirma am Flugplatz abholen, ihnen die Projekte zeigen und sie zum Geschäftsabschluß im Büro abliefern. Für diese Aufgabe würde er 25 000 Dollar Jahresgehalt erhalten plus Spesen plus einem Lincoln als Geschäftswagen, in dem er die potentiellen Käufer chauffieren mußte, und er würde jeden Tag einen Anzug und eine Krawatte zu seiner Arbeit tragen.

Das war ein Zufall! Bei mir selbst dachte ich: „Das zeigt, wie Wahrsager ihren Ruf bekommen. Immer mal wieder treffen sie ins Schwarze mit ihren Vorhersagen." Ich sagte mir, man müsse nur genügend raten, dann würde man auch hin und wieder richtig raten. Welch ein feines Rationalisieren.

Einige Monate später erklärten meine Frau und meine Helferin, daß sie zusammen zu Harriet zu einer „Lesung" fahren würden. Als meine Frau in den Raum trat, rief Harriet aus: „Ach, Sie Arme, Ihr Mann ist im Krankenhaus." Dann beruhigte sich Harriet und meinte: „Nun, das ist in Ordnung, er ist Arzt und besucht seine Patienten." Dies stimmte. Ich hatte unseren Sohn zum YMCA zum Schwimmen gebracht, hatte dann einige Patienten im Krankenhaus besucht und war 15 Minuten vor Ende des Schwimmunterrichts wieder beim YMCA. Um 15.45 Uhr ging ich in die Bar neben dem YMCA und bestellte ein Glas Bier, das ich eigentlich gar nicht trinken wollte, da mein Magen nicht in Ordnung war. Ich trank es trotzdem und holte unseren Sohn kurz nach 16.00 Uhr ab.

Meine Frau war bei Harriet von 15.00 bis 16.00 Uhr gewesen. Sie berichtete, daß Harriet um 15.50 Uhr die Lesung unterbrochen hatte, um ihr zu sagen, wie unsinnig es sei, daß ich ein Glas Bier trinken würde, obwohl ich das eigentlich gar nicht wollte. Als meine Frau mir dies erzählte, war ich überzeugt, daß Harriet eine Masche abgezogen hatte und mich wohl beschatten ließ. Wie die schnelle Kommunikation zwischen dem Beschatter und Harriet allerdings stattgefunden haben sollte, wußte ich nicht. Aber ich war sicher, daß eine alte Wahrsagerin nicht wissen konnte, daß ich um 15.50 Uhr ein Glas Bier trank, das ich nicht trinken wollte. (Wenn ich jetzt darüber nachdenke, muß ich mich fragen, wieso der Beschatter wissen sollte, daß ich das Glas Bier nicht trinken wollte. Aber damals habe ich nicht so weit gedacht.) Rückblickend stelle ich fest, welche Umstände wir machen, mit Logik zu erklären, was wir nicht glauben wollen.

Die Begebenheiten mit Gordon und mit meiner Frau machten mich so neugierig, daß ich schließlich selbst zu Harriet ging. Ich rief bei ihr an. Eine angenehme Stimme antwortete: „Ja, bitte?" Konnte dies die mysteriöse Wahrsagerin sein? Sie hörte sich an wie eine nette Nachbarin. Ich bat um einen Termin für den nächsten Montagmorgen, wenn das möglich wäre. Harriet sagte, um 11 Uhr am Montag würde es passen. Ich fragte, ob sie meinen Namen wissen wollte. Darauf meinte sie, nein, den Namen bräuchte sie nicht, sie wüßte, ich würde kommen. Ich fragte, woher sie das wissen wollte. Darauf meinte sie, das zu wissen, sei ihr Beruf.

Um 11 Uhr am nächsten Montag stand ich am Hintereingang eines hübschen und freundlichen, alten Hauses mit einer Vielzahl von Blumen im Garten. Ich trug alte Jeans mit Farbflecken vom Malen, Turnschuhe und ein T-Shirt. Ich war mit meinem alten Austin Healy Sprite gekommen. Ich war sicher, niemand würde mich als Arzt erkennen. Ich stand oben auf der kleinen Holztreppe und klopfte an die Tür. Ich konnte durch die Tür in eine hübsche Küche schauen, die in hellen Farben, vorwiegend in Gelb, gehalten war. Eine mollige, pausbäckige ältere Dame mit weißen Haaren öffnete die Tür. Ich sagte: „Guten Tag, ich habe einen Termin um 11 Uhr, ist Harriet da?“

Die ältere Dame, die mich an meine Großmutter erinnerte, sagte: „Hallo, guten Tag. Ich habe auf Sie gewartet. Sie sind der Osteopath. Mir tut die Schulter weh und sicherlich können Sie mir helfen.“ In dieser Situation konnte ich nicht so schnell mit einer logischen Erklärung aufwarten, woher sie wissen konnte, daß ich ein Osteopath war. Ich hatte ihr nicht einmal meinen Vornamen genannt, als ich den Termin abmachte. Ich war erst einmal entwaffnet. (Aber es sollte bald noch schlimmer kommen.)

Harriet ließ mich herein und fragte, ob ich zuerst ihre Schulter angucken könnte. Sie meinte, wir hätten genügend Zeit. Nach der Konsultation hätte sie ein Mittagessen für uns beide vorgesehen. Sie saß auf einem Küchenstuhl, ich stand hinter ihr, etwas unentschlossen, was ich tun sollte. Ich begann die Fortsätze des unteren Halswirbels und der oberen Brustwirbel zu palpieren.

Sie sagte sehr schnell: „Oh nein, Sie brauchen das alles nicht zu machen. Legen Sie nur Ihre Hände auf meine Schultern.“ Ich tat es. Ich fragte nicht und machte keine Einwände. Ich umfaßte jede Schulter mit einer meiner Hände. Meine linke Hand wurde ganz warm. (Dies war das erste Mal, daß ich so etwas erlebte.)

Harriet sagte: „Ach, Sie Armer, Sie haben nicht genügend Energie. Blue Belle, komm und hilf ihm.“ Innerhalb weniger Sekunden - das schwöre ich - ging die Küchentür auf. Sehr schnell wurde meine Hand unerträglich heiß. Harriets Schulter ging es sofort besser. Sie hatte mich überzeugt. Es gab keine elektronischen Abhörgeräte oder irgendwelche Privatdetektive, die dies bewerkstelligen konnten. Ich machte eine Kehrtwende und änderte meine Meinung um 180 Grad.

Nach dieser ersten Konsultation wurden Harriet und ich recht gute Freunde. Ich besuchte sie einige Wochen lang jeden Montag. Wir machten Behandlungen und Konsultationen und aßen zusammen zu Mittag. Harriet beantwortete alle meine Fragen.

Bei der ersten Sitzung hatte sie mich total überrascht. Sie „wurde“ eine andere alte Dame und sprach Deutsch mit mir, was ich nicht verstand. Sie kehrte danach zu ihrem eigenen Ich zurück, zu Harriet, und sagte mir, die deutsche Dame sei Mary Wahl gewesen und sie hätte mir gesagt, ich sollte meine Füße warm und trocken halten, wohin ich auch immer ging. Mary Wahl war meine Großmutter väterlicherseits. Ich hatte sie einige wenige Male erlebt. Sie war gestorben, als ich drei Jahre alt war. Mary Wahl war ihr Mädchenname gewesen. Ich wußte das nur, weil ich die Geburtsurkunde meines Vaters gesehen hatte anläßlich seines Todes (damals war ich 13 Jahre alt). Wozu brauchte ich warme und trockene Füße? Ich wußte damals noch nicht, daß ich 1975 nach Michigan ziehen würde, nachdem ich 11 Jahre in Florida gelebt hatte.

Harriet erzählte mir, ich bräuchte mir keine Sorgen um das Buch zu machen, es würde fertig werden und ein großer Erfolg sein. Ich hatte damals noch nicht einmal über die CranioSacrale Therapie nachgedacht. Ich hatte mich ein wenig mit Akupunktur beschäftigt. Sie sagte mir auch, daß zwei Ärzte um meine Aufmerksamkeit konkurrieren würden. Der eine sei ein dunkelhäutiger Polynese (ich nahm an, es handelte sich um den Akupunkteur) und der andere ein großer Kaukasier namens Henry White.

Ich suchte in meiner Erinnerung nach dem Namen Henry White. Als Assistent in Kirksville, Missouri, hatte ich einen alten Lagerraum der Bibliothek als Arbeitszimmer. Dort wühlte ich mich durch Hunderte von alten, staubigen Büchern. Eins davon war ein Notizbuch aus dem Jahre 1901. Dieses Büchlein enthielt die osteopathischen Aufzeichnungen eines Studenten namens Henry White. Es hatte mir wirklich Spaß gemacht, diese Notizen zu lesen. Nachdem ich mit dem Buch fertig war, war es plötzlich verschwunden gewesen. Ich hatte mich immer gefragt, was damit passiert war. Ich wußte es noch immer nicht, aber welch ein Zufall, daß Harriet nun einen Geistführer namens Henry White sah, der mich auf einen bestimmten Pfad bringen wollte. Zu jener Zeit führte ich ungefähr 20 Akupunkturbehandlungen pro Woche aus. Der Polynesier muß dabei seine Hand im Spiel gehabt haben.

Als wir uns näher kennenlernten, erzählte mir Harriet einige Dinge, die ich Ihnen berichten möchte. Sie sagte mir, daß meine Ausbildung eine der Aufgaben sei, die sie vor ihrem Tode zum Abschluß bringen müsse. Sie sagte, an schlechten Tagen seien ihre Fähigkeiten nur telepathischer Natur und sie könnte dann die Gedanken von jemandem lesen, das würde die jeweilige Person genügend beeindrucken. An guten Tagen könnte sie sich mit den Geistführern um die Personen herum in Verbindung setzten. Wenn ein Führer nett sei, würde sie ihm erlauben, ihren Körper zur Kommunikation zu benutzen. Wenn schlechte Führer erscheinen würden, würde sie sie auffordern zu verschwinden und das würden sie auch tun, denn sie hätte keine Angst vor ihnen. Sie erzählte mir, daß die Szenarien oder Umstände eines Lebens von Geistwesen festgelegt würden, bevor wir geboren werden. Wir könnten mit den Szenarien zusammenarbeiten und ein relativ einfaches Leben haben, oder wir könnten uns ihnen widersetzen und ein schweres Leben haben. Es sei wirklich unsere freie Wahl und persönliche Entscheidung.

Harriet sagte, daß sich eine Seele teilen und in zwei oder mehr Menschen schlüpfen könnte, um ein Szenarium durchzuspielen, um eine Lektion zu lernen. (Dies erkläre bis zu einem gewissen Grade die Bevölkerungsexplosion.) Die meisten Seelen hätten keine wirkliche Freude am Erdenleben, sie müßten das nur hinter sich bringen, um sich weiter zu entwickeln und voranzuschreiten.

Bei dieser ersten Konsultation sagte Harriet auch ganz richtig voraus, daß wir in den Norden ziehen würden in ein Haus auf einem Hügel mit Wasser im Hintergrund, aber daß dieser Umzug nicht für immer sei. Im Jahre 1975 zogen wir nach Michigan und kauften ein großes Klinkerhaus auf einem Hügel mit einem Sumpf dahinter. (Harriet schickte mir einige Patienten, nachdem wir nach Michigan umgezogen waren. Dort arbeitete ich an der Universität. Harriets Patienten sagten immer: „Harriet hat gesagt, Sie könnten mir helfen.“)

Harriet überraschte mich eines Tages, als sie mir erzählte, sie sei Diabetikerin und würde sich selbst Insulin spritzen. Ich fragte sie, wieviel Kalorien sie pro Tag zu sich nehme und wieviel Einheiten Insulin sie sich täglich spritzen würde. Sie sagte, das variiere von Tag zu Tag. Diese Bemerkung forderte mich in meiner Funktion als normaler Arzt heraus und ich hielt ihr einen Vortrag darüber, daß die Anzahl der Kalorien und die Anzahl der Insulineinheiten ausgewogen sein müßten und genügend Bewegung erforderlich sei und so weiter. Sie sagte nur: „Ach, das klingt so kompliziert. Ich habe in den letzten 25 Jahren immer so viel Insulin genommen, wie Blue Belle mir morgens gesagt hat." Ich mußte einräumen, daß Blue Belle wohl mehr über die Behandlung von Diabetes wußte als ich. Harriet ist kürzlich im Alter von über 80 Jahren gestorben. Ich bin sicher, sie hat ihre Aufgabe erfüllt, und die wechselnden Insulindosen haben sicherlich nichts mit ihrem Tod zu tun. Oder vielleicht hat das Insulin ihr die Möglichkeit gegeben, von diesem in ein anderes Leben überzugehen, als ihr dies angemessen erschien.

Harriet hat auf jeden Fall mein Leben verändert.

6.5 Der Weg zu einem völlig neuen Leben

Nachdem mir die Akupunktur gezeigt hatte, wie wenig ich darüber wußte, wie Körper funktionieren, und nachdem Harriet mir gezeigt hatte, daß an parapsychologischen Phänomenen und Medien etwas Wahres dran war, muß ich wohl völlig offen gewesen sein, denn nun traf ich Delbert. Er ist der Mann, der mir, wie schon viele meiner Studenten gehört haben, unwiderlegbar die Augen für das CranioSacrale System als einem halbgeschlossenen hydraulischen System geöffnet hat. Das war im Jahre 1971.

Ich wurde von Delberts Tochter gebeten, bei ihnen auf meinem Wege zum Krankenhaus vorbeizukommen und nach ihrem Vater zu sehen. Ich war seit einiger Zeit der Hausarzt von Delberts Tochter Sandy, ihrem Mann Vinny und ihrem Sohn Raymond. (Ich hatte Sandy bei der Geburt von Raymond betreut.) Delbert hatte ich vorher nie gesehen. Ich wußte, daß er in West Virginia geboren war und im Kohlenbergbau gearbeitet hatte. Vor 10 Jahren war er Rentner geworden. Angeblich hatte er eine Kohlenstaublunge.

Ich kam gegen 9 Uhr zu Delberts Haus und wurde von seiner Tochter Sandy und seiner Frau Geneva begrüßt. Delbert lag auf dem Boden im Wohnzimmer. Es roch nach Whisky. Auf dem Boden lag Erbrochenes mit teilweise verdautem und frischem Blut. Delbert war nur bei halbem Bewußtsein und sah aus wie der Tod persönlich. Ich war ein wenig wütend auf Sandy, denn sie hatte mir verschwiegen, daß Delbert Alkoholiker war, so wie ich es im ersten Augenblick einschätzte. Ich untersuchte Delbert auf Lebenszeichen. Sein Blutdruck war niedrig, sein Herz raste. Wer konnte mir sagen, wann die Blutungen im Magen und wahrscheinlich der Speiseröhre begonnen hatten und wie stark sie waren? Wenn es sich um Alkoholismus handelte, kamen die Blutungen in der Speiseröhre wahrscheinlich von Krampfadern, die gewöhnlich durch den großen Druck von der Leber entstanden. Sollte dies zutreffen, so waren seine Lebenserwartungen wirklich gering.

Ich beschloß, ihn so schnell wie möglich mit dem Krankenwagen ins Krankenhaus bringen zu lassen. Ich wollte, daß Sandy und Geneva zugaben, daß Delbert Alkoholiker sei. Aber beide verneinten dies. Sie hatten eigentlich keinen Grund, mich jetzt zu belügen. Also mußte etwas anderes nicht stimmen. Sie sagten, er hätte morgens ein wenig Whisky getrunken, um die Schmerzen im Magen zu lindern, und habe ihn dann erbrochen. Das war, als Sandy mich angerufen hatte und daher röche das Zimmer nach

Whisky. Der Krankenwagen traf ein und wir fuhren alle ins Krankenhaus.

Nach meiner Untersuchung stellte ich die Diagnose einer Leberdysfunktion bei Delbert. Außerdem fand ich zystische Gebilde an vielen Stellen in der Leber und im Gehirn. Ich konnte allerdings keine Hinweise auf das Krankheitsbild der Leber eines Alkoholikers feststellen. Die Lungenbefunde wiesen natürlich auf eine Kohlenstaublunge älteren Ursprungs hin. Es gab einige aktive Magengeschwüre. In der Speiseröhre befanden sich keine Krampfadern, also kam das frische Blut, das ich gesehen hatte, wohl aus dem Magen.

Nun mußten wir den Grund für die Zysten und den Ulkus finden. Die Blutuntersuchungen ergaben, daß Delbert eine Anämie hatte, was nicht weiter überraschte. Eine Leberbiopsie und Blutagglutinationstests wiesen auf eine systemische Infektion durch einen Pilz namens Echinococcus hin. Delbert sprach gut an auf eine konservative Behandlung und wurde nach ungefähr drei Wochen aus dem Krankenhaus wieder entlassen. Kurz darauf rief er bei mir an und sagte, seine Fußsohlen würden derartig schmerzen, daß er nicht gehen könnte. Auf dem Weg zum Krankenhaus schaute ich eines Morgens bei ihm vorbei. Seine Fußsohlen waren rissig, die Haut schälte sich ab und hatte eine recht schwarze Farbe. Ich hatte niemals zuvor in meiner jungen Karriere etwas Derartiges gesehen. Ich fragte meine Kollegen um mich herum, doch ich bekam keine hilfreichen Hinweise. Auch der Dermatologe, zu dem ich Delbert schickte, wußte keinen Rat.

Dann überwies ich ihn ins medizinische Zentrum in Gainesville, Florida. Danach an die medizinische Fakultät der *Duke University* in Durham, North Carolina. Schließlich zum Krankenhaus für Bergarbeiter in West Virginia. Die Diagnosen, die diese Institutionen stellten, bezogen sich hauptsächlich auf eine Störung des zentralen Nervensystems, eine Erkrankung der Lungen, eine Leberdysfunktion (die zu diesem Zeitpunkt unbedeutend war) und allgemeine konstitutionelle Störungen. Sie konnten uns keine Antwort im Hinblick auf die Füße geben und Delbert beklagte sich eigentlich nur über seine Füße.

Schließlich überzeugten Sandy und Geneva mich davon, Delbert noch einmal stationär aufzunehmen, damit ich vielleicht die Antwort finden könnte. Ich war nicht sehr zuversichtlich. Ein neuer Neurochirurg hatte gerade seine Tätigkeit an unserem Krankenhaus aufgenommen. Er hatte neun Jahre lang eine Praxis für Allgemeinmedizin geführt. Dann hatte er in den USA seine Facharztausbildung für allgemeine Chirurgie begonnen. Für die Spezialausbildung zum Neurochirurgen ging er nach Japan. Er brachte einige neue Ideen mit. Zumindest waren sie für mich neu. Ich bat ihn, Delbert zu untersuchen. Er tat es und stellte die Vermutung auf, Delbert könnte Probleme in der Halsregion der Hirnhäute haben. In Japan hätte er Fälle gesehen, in denen derartige Probleme dystrophische Reaktionen in anderen Teilen des Körpers hervorgerufen hätten. Das Problem mit der Haut an den Füßen könnte auf eine Art der Dystrophie zurückzuführen sein.

Er schlug vor, eine Myelographie der Halsregion anzufertigen. (Damals gab es noch keine Computertomographie, noch keine Kernspinresonanz-Tomographie und noch keine Ultraschalluntersuchungen für diagnostische Zwecke.) Wir brachten ein strahlenundurchlässiges Kontrastmittel in den subduralen Raum. Dann stellten wir den Röntgentisch auf den Kopf, so daß das Kontrastmittel, das in der Lendenwirbelregion injiziert worden und schwerer als die Cerebrospinalflüssigkeit war, in die Halsregion gelangen konnte. Dann sahen wir es - eine epidurale (außerhalb der Dura mater) Verkalkung ungefähr einen Zentimeter im Durchmesser und vielleicht ein Fünftel eines Zentimeters dick und die Mittellinie der mittleren Halsregion bedeckend.

Als der Neurochirurg die Ansicht vertrat, die cervikale Plaque könnte verantwortlich sein für das Fußproblem, blieb ich ganz ruhig und stimmte seinen Ausführungen zu. Schließlich hatten wir keine andere Wahl. Wir beschlossen, die Plaque zu entfernen, bevor sie weitere Probleme verursachen würde, die das Rückenmark in Mitleidenschaft ziehen könnte und so weiter. Ich war ein wenig überrascht, daß eine cervikale Plaque außerhalb der Duramembran zu Schmerzen an den Fußsohlen führen sollte und dazu, daß die Haut schwarz wurde und sich schälte. Aber irgendwie konnte ich mich nicht mehr wundern nach meinen Erfahrungen mit der Akupunktur und mit meiner neuen Freundin Harriet. Ich hätte Harriet fragen sollen, was mit Delberts Füßen los war, doch daran habe ich erst sehr viel später gedacht. Auf jeden Fall entfernten wir wenige Tage nach der Myelographie die verkalkte Plaque operativ.

Für diese Operation mußte sich Delbert in einen neurochirurgischen Operationsstuhl setzen und vornüber beugen. So hatten wir einen guten Zugang zu seiner hinteren Halswirbelsäule. Wir machten einen Schnitt entlang der Mittellinie, entfernten die hinteren Anteile des C4-Wirbels und schufen so ein schönes rundes Operationsgebiet. Die äußere Oberfläche der Dura mater lag frei und dort lag auch die verkalkte Plaque. Der Neurochirurg wies mich an, die Dura mit Klammern ruhig zu halten, während er die Plaque entfernen würde, ohne die Membran einzuschneiden oder sie zu punktieren. Dies war der Augenblick, in dem ich zum ersten Mal die sich bewegende Membran sah, die das halbgeschlossene hydraulische System umschloß, mit dem ich die physiologische Funktionsweise des CranioSacralen Systems erklären sollte.

Während ich - ziemlich erfolglos - versuchte, die Membran stillzuhalten, stellte ich fest, daß sie sich rhythmisch bewegte, nach innen in das Operationsgebiet hinein und nach außen durch das Operationsgebiet hindurch in Richtung aus dem Körper hinaus. Weder der Neurochirurg noch der Anästhesist hatten so etwas vorher bemerkt. Sie reagierten ein wenig ungeduldig auf meine Fragen, weil eine Operation schnell durchgeführt und keine Zeit verloren werden soll. Trotz ihrer Ungeduld gelang es mir, acht Zyklen pro Minute für die rhythmische Tätigkeit zu zählen. Sie war nicht synchron mit der Atmung des Patienten, die man in dem Atemgerät sehen konnte. Sie war auch nicht synchron mit der Herztätigkeit, die auf dem Monitor aufgezeichnet wurde. Es war ein Rhythmus, den niemand im Operationssaal vorher gesehen hatte.

Ich hatte damals das Gefühl, daß das niemanden interessierte. Ich war etwas verwirrt, als ich beobachtete, wie sich die Dura in das Operationsgebiet hinein und wieder heraus bewegte, obwohl ich mich bemühte, sie fest zu halten. Mir schien, der einzige Mechanismus, der dies bewirken konnte, sei ein rhythmisches Ansteigen und Abfallen eines Flüssigkeitsdruckes auf der anderen Seite der Membran. Das ließ mich vermuten, die Dura sei ein Teil eines hydraulischen Pumpsystems, von dem ich sehr wenig wußte.

Diese Erfahrung bei Delberts Operation ließ mich einen neuen Weg einschlagen in der klinischen Forschung und der Grundlagenforschung und führte am Ende zur Entwicklung des Konzeptes der Cranio-Sacralen Therapie, der Energiezysten, der SomatoEmotionalen Entspannung und all dem anderen. Delberts Füße normalisierten sich innerhalb der nächsten zwei Monate nach der Operation. Delbert und seine Echinokokken haben mein Leben verändert. Danke Delbert. (Er starb an Lungenkrebs im Jahre 1981, nachdem ich an die *Michigan State University* gegangen war. Vielleicht wußte er, daß ich auf meinem Weg zu einem neuen Leben schon gut vorangekommen war.)

6.6 Ein wichtiger Schritt auf diesem Weg

In unserem zweiten Jahr am College für Osteopathie hatten wir eine Einführung in die craniale Osteopathie. Das muß Ende 1959 oder Anfang 1960 gewesen sein. Ein Vortrag wurde von einem Gastprofessor der *Cranial Academy* gehalten. Nur sehr wenige von uns nahmen diesen Vortrag ernst, denn der Professor sprach über die rhythmische Bewegung der Schädelknochen. Die meisten von uns hielten das für Unsinn. Ich dachte nicht weiter darüber nach.

Dann hatte ich meine Erfahrung mit Delbert. Ich habe die Verbindung nicht sofort gezogen, aber ich war nach wie vor verwirrt, wenn ich an die Bewegung der Dura dachte, die ich bei Delberts Operation gesehen hatte. Einige Monate nach der Operation stieß ich auf eine Ankündigung in dem „*Journal of the American Osteopathic Association*“, die zu einem fünftägigen Kurs in cranialer Osteopathie einlud. Es wurde behauptet, die Teilnehmer würden lernen, die Bewegung der Schädelknochen zu spüren und diese Bewegung zur Behandlung von verschiedenen Krankheiten zu nutzen, die mit der eingeschränkten Bewegung dieser Knochen zusammenhingen. Ich beschloß, an diesem Kurs teilzunehmen, denn er könnte mit dem etwas zu tun haben, was ich bei Delberts Operation gesehen hatte. Es wurde eine sehr eindrucksvolle Übersicht über die Anatomie des Schädels und des Kreuzbeines gegeben.

Dann gingen wir zu den Behandlungstischen, wo uns gezeigt werden sollte, wie wir mit unseren Händen das fühlen könnten, was eben in dem Vortrag dargelegt worden war. Als Dr. Anne Wales, die Kursleiterin an meinem Tisch, ihre Hände auf meinen Kopf legte, fühlte sich mein Kopf wie Wackelpeter an. Ich konnte all die Bewegungen in meinem Kopf spüren. Dann legte sie ihre Hand unter mein Kreuzbein. Es passierte dasselbe. Mein Becken wurde zu Wackelpeter. Mein Schädel und mein Becken bewegten sich rhythmisch. Als ich meine Hände auflegen sollte, kam es mir vor, als hätte ich diese Bewegung schon seit Jahren gespürt. Ich akzeptierte die Erklärung nicht, wieso diese Bewegung stattfand, aber ich konnte gewiß nicht leugnen, daß sie stattfand und daß ich sie fühlte.

Ich kehrte in meine Praxis zurück. Die ersten drei Patienten mit starken und chronischen Kopfschmerzen, die zu mir wegen Akupunktur gekommen waren, reagierten wunderbar auf meine grobe Anwendung der cranialen osteopathischen Technik. Ich hatte den Köder geschluckt und hing nun am Haken. Ich wandte die Techniken immer häufiger mit immer größerem Erfolg an.

Als sich mir die Gelegenheit bot, in einer Forschungsabteilung des *College of Osteopathic Medicine* der *Michigan State University* zu arbeiten, ergriff ich diese Chance. Ich hatte die Möglichkeit, die craniale Osteopathie zu entmystifizieren und die Mechanismen dieses Systems vielleicht besser zu verstehen, das wir später das CranioSacrale System nennen sollten.

6.7 Die Kraft der Pyramide

Kurz bevor wir im Juni 1975 nach Michigan umzogen, habe ich eine Pyramide aus Plexiglas gekauft. Ich glaubte nicht an all die Kräfte, die der Pyramide zugeschrieben werden, aber ich wollte es einmal selbst ausprobieren. Ich hatte die Pyramide in Florida nicht ausprobiert, doch als wir nach Michigan kamen, setzte ich sie oben auf ein Bücherbord in dem luftigen Gang zwischen unserem Haus und der Garage. Dieser Gang war eine Holzkonstruktion mit wenig elektrischen Drähten. Ich richtete die Pyramide zum magnetischen Nord- und Südpol aus und legte ein frisches Gänseblümchen aus dem Garten auf den Sockel unter die Pyramide. Ein Jahr lang habe ich nicht mehr daran gedacht. Dann habe ich eines Tages meine Bücher umsortiert und dabei das Gänseblümchen in der Pyramide entdeckt. Es schien in einem tadellosen Zustand zu sein. Ich holte es unter der Pyramide hervor und es war wie erstarrt. Es war nicht spröde genug, um zu zerbrechen, aber es war sehr hart. Ich legte das Gänseblümchen auf die Fensterbank in der Küche. Innerhalb von 48 Stunden waren die Blütenblätter verwelkt und einige sogar abgefallen. Nun war es ein typisches, verwelktes, nicht gewässertes, abgeschnittenes Gänseblümchen. (Seit meiner Rückkehr nach Florida habe ich versucht, die Beobachtung zu wiederholen, doch ohne Erfolg. Ich nehme an, meine Praxis ist zu sehr mit elektrischen Wellen verseucht.)

Nach dem Experiment mit dem Gänseblümchen haben wir die Pyramide auf unseren Kopf gestellt, auf unsere kaputten Knie etc. Wir haben das nie ernsthaft betrieben, doch wir haben folgende Beobachtungen gemacht:

1. Eine Pyramide über einem kaputten Knie scheint den Schmerz für ungefähr 10 Minuten zu konzentrieren und zu intensivieren, danach geht der Schmerz weg. (Bei dem Knie handelte es sich um einen blauen Fleck auf der Kniescheibe, der von einem Sturz auf dem Eis herrührte.)

2. Als ich die Pyramide auf meinen Kopf tat, fühlte es sich an, als würde mein Kopf oben gekühlt, und das war sehr angenehm. Es fühlte sich an wie ein Lüftungssystem, in dem frische, kühle Luft an den Seiten meines Schädeldaches nach oben gleiten würde. (Ich hatte das Gefühl, wenn die Pyramide dort länger bleiben würde, würde mein Kopf ein Kegel oder eine Pyramide werden.)

3. Als meine Frau die Pyramide auf ihren Kopf tat, bekam sie fast augenblicklich Kopfschmerzen und wurde ganz aufgeregt. (Ich glaube, wir kommen von verschiedenen Planeten.)

4. Ich konnte die durch die Pyramide verursachten Empfindungen dadurch verstärken oder vermindern, daß ich meinen Körper mit der Pyramide auf dem Kopf drehte und das Verhältnis zu dem magnetischen Nord- und Südpol änderte.

Wir haben auch eine Pyramide mit 2,5 Meter langen Seiten in unserem Garten gebaut. Wir hatten einen ungefähr 2000 Quadratmeter großen Gemüsegarten. Die Pyramide schien das Wachstum der Blätter und des überirdischen Teils der Pflanzen zu beschleunigen, aber nicht die Größe der Knollen. Unser Spinat zum Beispiel wurde unter der Pyramide um 50 Prozent größer und wuchs schneller. Aber die Karotten schienen die gleiche Größe zu haben wie die, die nicht unter der Pyramide waren, nur ihre aus der Erde ragenden Anteile wuchsen schneller. Wir haben die Pyramide im Garten wieder aufgegeben, weil auch das Unkraut schneller wuchs. (Wahrscheinlich haben die Pyramide und ich unterschiedliche Vorstellungen von der Definition von Unkraut. Ein Baumschulenbesitzer hat mir inzwischen erklärt, Unkraut sei alles das, was man nicht selbst pflanzen würde.)

Die Pyramide hat sicherlich eine Wirkung, und zwar eine sehr eindrucksvolle. Aber ich weiß sie nicht richtig zu nutzen. Unsere Beobachtungen bei der Verwendung am Menschen haben mir gezeigt, daß das, was dem einen gut tut, dem anderen schadet. Ich meine, wir sollten der Pyramide großen Respekt entgegenbringen und sehr vorsichtig mit ihrem Gebrauch sein. Ich möchte nicht erstarren wie mein Gänseblümchen. (Ich fragte mich, ob diese Energie ähnlich war der Energie, die das Gewebe mit der Akupunkturnadel verschmolzen hat, oder ob es sich um zwei unterschiedliche Energiesysteme handelte, zwei getrennte Methoden, dieselbe Energie zu bündeln.)

6.8 Die Energie der Hände wird deutlich

Wir waren gerade eben in unser neues Heim in East Lansing, Michigan, eingezogen. Wir hatten den Umzug selbst gemacht. Also standen da zwei Pkws und ein großer gemieteter Lkw. Nun war unsere Familie und alles, was wir besaßen, hier. Als wir die Möbel aus dem Lastwagen luden, kam Tomie, unsere Grundstücksmaklerin, vorbei. Sie war eine reizende Dame, die uns bei dem Kauf des Hauses sehr geholfen hatte, in das wir nun einzogen. (Sie hatte uns sogar einen kurzfristigen Kredit für die Anzahlung eingeräumt.) Um es kurz zu machen, als sie mich fragte, ob ich ihre rechte Schulter behandeln würde, sobald mein Behandlungstisch ausgeladen war, stimmte ich zu, obwohl ich nach dem stundenlangen Möbeltragen und Möbelrücken und einer zweitägigen Fahrt mit dem Umzugswagen keine große Lust dazu hatte. Sie wartete, bis ich den Behandlungstisch ausgeladen hatte und ich mußte nun zu meinem Wort stehen.

Wir gingen in den Raum, der eine Art Arbeitszimmer werden sollte. (Es war übrigens der Gang zwischen dem Haus und der Garage, in dem ich später die Pyramide aufstellte.) Wir stellten den tragbaren Behandlungstisch auf und sie setzte sich darauf. Ich stand hinter ihr. Ich umschloß ihre Schultern mit meinen Händen, so wie ich es bei Harriet getan hatte, die meinen Geist vor einigen Jahren erweitert hatte.

In wenigen Sekunden spürte ich, wie sich in Tomies rechter Schulter Wärme entlang einer Linie entwickelte. Es war dort, wo der 3-Erwärmer-Meridian über die Schulter verläuft (obwohl mir dies damals nicht in den Sinn kam). Die Wärme entlang der Linie wurde immer größer. Ich dachte an nichts. Ich war sehr müde und funktionierte nur eben noch. Ich stand vielleicht 15 Minuten lang hinter Tomie, als die Linie der Wärme, die über Tomies rechter Schulter verlief, plötzlich unangenehm heiß wurde. Die Wärme steigerte sich zu einem Höhepunkt. Ich fühlte, wie der Schmerz durch meine Handfläche brannte, dort wo meine Hand der Linie nahe war. Dieses unangenehme Gefühl hielt ungefähr eine Minute an. Tomie atmete schwer und schwitzte. Dann plötzlich wurde alles still. Sie lächelte und meinte, der Schmerz sei vorbei. Meine Hand fühlte sich besser an. Die Behandlung war offensichtlich vorüber. Ich hatte nicht die geringste Ahnung, was ich getan hatte, um diese therapeutische Wirkung zu erzielen, aber ich wußte, daß ich das wieder ausprobieren würde, sobald ich die Gelegenheit dazu hatte.

Nach dieser Behandlung war in meiner Handfläche drei Tage lang eine rote Linie. Diese Linie war gut ein Zentimeter breit und reichte von dem Daumenballen zum Ansatz des kleinen Fingers. Sie fühlte sich wie ein Sonnenbrand an, doch sie störte mich nicht. Nur wenn sie mit etwas in Berührung kam, brannte sie. Was war passiert? Rückblickend denke ich, daß ich meinen ersten Akupunkturmeridian mit der Hand eröffnete. Es war ein guter Zeitpunkt für diese Erfahrung, denn meine Müdigkeit hatte die linke Hälfte meines Gehirns weitgehend außer Gefecht gesetzt.

Nach dieser Behandlung hatte Tomie nie wieder Probleme mit ihrer Schulter. Das war im Juni 1975 gewesen. Ich sah sie regelmäßig, sowohl als Patientin als auch bei gesellschaftlichen Anlässen, bis wir Michigan im Dezember 1982 wieder verließen. Seitdem hat uns Tomie sogar dreimal zu Weihnachten besucht. Doch niemals hatte sie wieder Probleme mit ihrer Schulter.

6.9 Energie wird durch die Akupunkturmeridiane abgeleitet

Tomies Tochter Sandy sollte die nächste sein, die mir eine Unterrichtsstunde darin gab, wie durch Berührung Akupunkturmeridiane eröffnet werden. Das geschah im Herbst 1975. Sandy wohnte in Fort Lauderdale, Florida. Eines Sonntags wachte sie auf und konnte ihren linken Arm nicht mehr bewegen. Sie konsultierte einen Neurologen und unterzog sich auf seine Empfehlung hin einer Physiotherapie. Ihr Arm und ihre Schulter schmerzten und waren in ihrer Funktion gestört. Sie trug ihren Arm in einer Schlinge, doch trotzdem wurde er nicht besser. Sandy war Stewardeß und konnte zu mir nach Michigan fliegen, falls ich sie sehen wollte. All dies hörte ich von ihrer Mutter Tomie.

Sandy kam nach Michigan und ich behandelte sie zwei Wochen lang jeden Tag. Zu diesem Zeitpunkt befaßte ich mich mit Kirlian-Photographie. Die Aufnahmen ihrer Finger zeigten, daß die Energieabstrahlung von ihrer linken Hand sehr viel geringer war als von ihrer rechten Hand. Ich behandelte Sandy mit Akupunktur, um den Schmerz zu lindern. Das war insofern erfolgreich, als es die Schmerzen wirklich verringerte, aber die Aufnahmen der Hände, die ich nach jeder Behandlung anfertigte, zeigten noch immer einen Unterschied zwischen ihrer rechten und ihrer linken Hand. Auch kehrte die Kraft nicht in den linken Arm und die linke Hand zurück. Sandy hatte nicht genügend Kraft, um eine Tasse voll Wasser in der linken Hand zu halten. Die Kraft des Daumens und der Finger sowie des Handgelenks war sehr stark vermindert.

Der Neurologe in Fort Lauderdale hatte keine verläßliche Diagnose gestellt. Nach einigen Akupunkturbehandlungen, nach denen die Symptome gemildert wurden, führte ich einige strukturelle Korrekturen an den Halswirbeln und den oberen Brustwirbeln bis zu den Rippen durch. Ich wußte damals noch nichts von den energetischen Bögen.

Ich fragte mich, ob die durch Berührung entwickelte Energie vielleicht helfen könnte. Ich hielt ihre linke Hand mit meiner linken Hand so, wie man sich die Hände gibt beim Guten-Tag-Sagen. Ihre Hand fühlte sich kalt und recht leblos an. Meine rechte Hand legte ich um ihr Handgelenk und ich stellte mir vor, die Hand und das Handgelenk würden warm und kräftig werden. Sie wurden auch tatsächlich ein wenig wärmer. Dann hatte ich plötzlich das Gefühl, als ob eine Flüssigkeit oder dergleichen in die Hand und in das Handgelenk zu fließen begann. Ich sagte nichts und auch Sandy sagte nichts. Wir saßen fünf Minuten nur da und fühlten die Veränderungen.

Plötzlich wurde mir klar, daß ich fühlte, wie die Akupunkturmeridiane durch ihr Handgelenk liefen. Ich konzentrierte mich auf jeden Meridian einzeln. Die größte Veränderung und der stärkste Flüssigkeitsstrom schienen an der Stelle zu sein, wo Handfläche und Handgelenk aufeinandertreffen, dort wo der Pericardium-Meridian (Kreislauf - Sexus) die Energie (Qi) leitet. Dieser Meridian beginnt im Pericardium in der Brust und endet an der Spitze des Mittelfingers. Ich stellte mir vor, daß dies ein guter Meridian war, um den Arm und die Hand wieder mit Leben zu erfüllen.

Ich begann, den Meridian mit meinem Geist zu bedrängen, daß er fließen möge. Und ich stellte mir eine offene Verbindung vor zwischen ihm und dem 3-Erwärmer-Meridian, der die Qi-Energie zur Mitte des Körpers zurückführt. Das schien zu funktionieren. Bewußt oder nichtbewußt begann Sandy mit ihrer Hand Übungen zu machen. Sie begann, ihre Finger zu bewegen und den Griff zu lockern und wieder zu festigen. Ihre Hand wurde bedeutend wärmer.

Ich ließ meine Hände selbst denken. (Dies war noch, bevor ich wußte, daß meine Hände mehr wissen und intelligenter sind als mein Kopf.) Meine beiden Hände bewegten sich zu Sandys Oberarm. Sie bildeten einen Ring um den Oberarm, eben unter der Achselhöhle. Auf der einen Seite des Armes trafen sich die Daumenspitzen und auf der anderen Seite die Fingerspitzen der Mittelfinger. Allmählich begann ich, Energie aus ihrer Schulter in ihren Arm zu ziehen, als ob meine Hände magnetisch wären. Als die Energie den Arm auf der Höhe meiner Hände erreichte (die noch den Arm wie einen Ring umschlossen), bewegte ich den von meiner Hand gebildeten magnetischen Ring langsam nach distal und nahm das Gefühl der Wiederbelebung und Energie mit mir mit. Wenn ich mich zu schnell bewegte, verlor ich den Kontakt zu dem, was auch immer ich mit mir zog. (Ich denke, daß die Akupunkturmeridiane Pericardium, Herz und Lunge Energie und lebendige Aktivität von dem Körper wegleiten, daher habe ich daran gearbeitet, diese Meridiane zu öffnen. Die Meridiane Dickdarm, 3-Erwärmer und Dünndarm leiten Energie in proximaler Richtung - von der Hand zum Rumpf, daher arbeitete ich gegen sie. Ich glaubte aber, daß das in Ordnung sei, denn ich wollte sie später wieder mit Energie „rückspülen".) Jedenfalls ließ ich den Ring, den ich mit meinen Händen geformt hatte, intakt und bewegte ihn sehr langsam und vorsichtig nach distal den Arm hinunter und achtete genau darauf, daß ich das Gefühl der Belebung mitnahm. Ich bewegte den Ring meiner Hände problemlos über den Ellenbogen und weiter den Unterarm herunter zum Handgelenk.

Am Handgelenk beschlossen meine Hände, ihre Position zu ändern. Ich fühlte mich wie ein privilegierter Zuschauer. Ich sah zu, was meine Hände taten. Meine rechte Hand streckte sich aus, so daß sie den Handrücken von den Grundgliedern bis zum Handgelenk bedeckte. Meine linke Hand tat dasselbe auf der Handinnenfläche. Ich bildete ein Sandwich mit meinen Händen: Sandys Hand war das Fleisch zwischen den beiden Brotscheiben, die meine Hände waren. Die Mittelfinger meiner beiden Hände lagen parallel zum 3-Erwärmer-Meridian und zum Pericardium-Meridian. Ich begann (in meiner geistigen Vorstellung) mit meiner linken Hand auf der Innenfläche von Sandys Hand in distaler Richtung zu ziehen. Meine rechte Hand schob ich (in meiner geistigen Vorstellung) in proximaler Richtung auf dem Rücken von Sandys Hand. Für einen kurzen Augenblick spürte ich einen Widerstand. Plötzlich, sehr plötzlich wurde alles offen und weich und fließend und gut. Direkt nach dem Ereignis, das ich heute „Lösung und Entspannung" nennen würde, lächelte Sandy. Ich nahm meine Hände weg und sie fühlte sich normal.

Ich machte neue Kirlian-Aufnahmen: Die Aufnahmen der Hände waren fast gleich. Ich machte auch eine Aufnahme meiner eigenen Finger und sie zeigten überall kranzförmige Energieabstrahlungen.

Dies fand an einem Freitag statt, am Ende meiner ersten Behandlungswoche. Ich habe die Patientin auch in der zweiten Woche täglich gesehen, doch mehr für mich, als um ihren Arm und ihrer Hand zu helfen. Ihr ging es gut und das war auch weiterhin der Fall. (Ich habe keine Ahnung, warum Sandy diese Probleme hatte. Vielleicht nur, damit ich eine weitere Lehre erteilt bekam. Vielen Dank, Sandy.)

6.10 Unser eigener Körper ist das beste Übungsfeld

Es war im Herbst 1978. Unsere Forschungsarbeiten an der *Michigan State University* waren recht erfolgreich vorangekommen. Die Konzepte des halbgeschlossenen, hydraulischen Modells, der Energiezyste, der Lenkung der Energie und der SomatoEmotionalen Entspannung hatten alle ihren Platz gefunden.

Ich war zu Hause und beschnitt unsere Bäume. Das Ende eines abgeschnittenen Zweiges sprang mir ins linke Auge und verletzte meine Hornhaut. Die Schmerzen waren unerträglich. Ich erfuhr das Ausbreitungsgebiet des Trigeminus am eigenen Leibe und seine Verbindung zu den retikulären Kerngebieten. Ich mußte mich sehr zusammennehmen, um nicht laut zu schreien und wie ein Verrückter im Garten herumzulaufen. Ich versuchte, mich selbst zu beruhigen und meine Situation objektiv zu sehen. Ich öffnete mein verletztes linkes Auge. Alles war verschwommen. Ich sah Licht, aber ich war mir sicher, daß ich die Hornhaut verletzt hatte. Niemals zuvor hatte ich derartige Schmerzen gehabt.

Schließlich ging ich ins Haus und bat meine Frau, mein Auge anzuschauen. Sie sagte, auf der Pupille sähe sie einen Ratscher in der Form eines auf der Seite liegenden Y. Plötzlich war mir alles zuviel. Ich wollte keine Verletzung der Hornhaut haben. Ich wollte nicht, daß sich meine Sehkraft verschlechterte. Ich hätte sofort zum Notdienst des Augenarztes gehen müssen. Aber ich wollte nicht darüber nachdenken. Ich wußte, was der Augenarzt tun würde, und das wollte ich nicht.

Plötzlich hörte ich mich zu mir selbst sagen: „Hey, du bringst anderen ständig die V-Spreiz Technik bei, warum probierst du sie nicht an dir selbst aus?“ Ich ging ins Schlafzimmer und legte mich auf mein Bett. Ich sah auf meine Uhr. Es war 13.50 Uhr. Mit meinem linken Zeigefinger und Mittelfinger bildete ich ein V. Mein Augapfel lag zwischen den Fingerspitzen (in der Gabel des Vs). An meinem Hinterkopf suchte ich nach einer passenden Stelle für meine Energie aussendenden Finger. Die Stelle war auf der Mittellinie genau unter dem Hinterhaupthöcker. Mit meinem Zeigefinger und meinem Mittelfinger habe ich von dieser Stelle aus Energie durch meinen Augapfel geschickt. Nach ungefähr einer Minute fühlte ich, wie sich Energie bildete. Mein Augapfel begann zu pulsieren. Er schmerzte entsetzlich. Es schien eine Ewigkeit zu dauern. Ich dachte, daß es wohl nicht funktionieren würde. Die Schmerzen im Auge wurden immer schlimmer, aber ich fuhr fort mit der V-Spreiz Technik, einfach so. Plötzlich gab es einen „Knall“ in meinem Auge, der so laut war, daß man ihn meiner Meinung nach im Zimmer nebenan hören konnte. Direkt nach dem Knall war der Schmerz vorbei. Ich konnte wieder klar sehen. Meine Aufregung verschwand. Ich war begeistert. Es hatte funktioniert. Mein Auge war wieder in Ordnung.

Ich ging ins Wohnzimmer zu meiner Frau. Sie hatte den „Knall“ nicht gehört, aber die Schramme auf der Hornhaut war verschwunden.

Mein Vertrauen darauf, daß Energie in eine bestimmte Richtung gelenkt und diese Technik als therapeutisches Mittel eingesetzt werden kann - und ein reales Phänomen darstellte -, war um 100 Prozent gestiegen. Ich dankte dem Baum für seine Mitarbeit. Überhaupt danke ich dem Wesen oder der Kraft, die diese Situationen immer dann inszeniert, wenn sie angebracht sind. Nach dieser Erfahrung war ich ein völlig anderer Mensch. Ich konnte die Richtung der Energie bei allen Griffen bestimmen und dies anderen Menschen beibringen. Welch ein wunderbares Gefühl.

6.11 Ich verstehe meinen Körper und seine Reaktionen

Ich war gerade von einer zehnwöchigen Reise nach Europa und Israel zurückgekommen und sehr müde und abgespannt. Zweieinhalb Monate hatte ich aus einem Koffer gelebt, Kurse abgehalten und Behandlungstechniken vorgeführt, zwei klinische Forschungsprojekte auf den Weg gebracht. Die Belastung hatte ihren Preis gefordert. Der Flug vom Ben-Gurion-Flughafen in Tel Aviv nach Detroit hatte 27 Stunden gedauert. Dann mußten wir von Detroit nach East Lansing mit dem Auto fahren. Unser Gepäck war unterwegs verlorengegangen, aber es war schön, wieder zu Hause zu sein. Mit oder ohne Gepäck.

Auf dem Flug von New York nach Detroit bekam ich Halsschmerzen und ein enges Gefühl in der Brust. Ich führte das auf die Klimaanlage im Flugzeug zurück und auch auf die Belastung mit positiven Ionen, die durch die Reibung der Luft an dem Flugzeugrumpf entstehen. Als wir zu Hause ankamen, begann ich zu husten, und dieser Husten ging nicht weg. Ich war müde und litt unter der Zeitverschiebung. Also war ich nicht überrascht, so abgespannt zu sein. Ich nahm große Dosen von Multivitaminen und versuchte, mich auszuruhen.

Eine Woche lang veränderte sich mein Zustand wenig, er wurde nicht besser und nicht schlechter. Der Husten und die Halsschmerzen ließen nicht nach, und jeder Atemzug schmerzte. Mein Hals und meine Bronchien kratzten und schienen sich gegen die Atemluft zu wehren. Ich konnte nicht tief atmen. Alles tat weh.

Eines Abends begann ich zu husten und bekam keine Luft mehr. Vom Zwerchfell bis zum Mund tat mir alles weh. Aber ich konnte nicht aufhören zu husten. Und ich konnte nicht Luft holen, es blieb keine Zeit dafür zwischen dem Husten. Plötzlich war mir alles egal. Dann war Stille. Das Nächste, was ich vernahm, war die Stimme meiner Frau, die hysterisch meinen Namen rief.

Ich kam schnell zu mir und fühlte mich viel besser. Ich hatte keine Schmerzen mehr. Ich konnte Luft holen, und alles andere war mir egal. Ich glaubte, meine Frau würde sich unnötig aufregen, aber ich nehme an, sie hatte allen Grund dazu. Sie hatte miterlebt, wie ich hustete und hustete und dann plötzlich vornüberfiel im Stuhl und aufhörte zu atmen. Sie hatte mit ihrer Faust auf meine Brust geschlagen. Mein Körper muß eine Dosis Endorphin oder dergleichen freigesetzt haben, denn ich fühlte mich gut. Es muß die gleiche Erfahrung gewesen sein wie die, die Menschen während sehr großer Schmerzen in eine Euphorie versetzt oder die kurz vor dem Tod erlebt wird. Als Arzt hatte ich das häufig erlebt.

Jedenfalls war mir bewußt, daß sich bestimmte Teile meiner Lungen nicht mit Luft füllten, daß ich laut genug keuchte, um am anderen Ende des Zimmers gehört zu werden, und daß ich in Ohnmacht fallen würde, wenn ich mich weiter anstrengte. Ich war mir der Herztätigkeit bewußt und der Tätigkeit jedes einzelnen Muskels zwischen den Rippen, der den Brustkorb hob und senkte. Ich schaute mir zu wie ein losgelöster Betrachter. Dieses Gefühl des Abgelöstseins und der großen Schmerzlinderung hielten noch gut zwei Wochen lang an, die Zeit, die ich benötigte, um mich zu erholen.

Kurz nach meiner Ohnmacht schien es mir, als hätte ich die Bekanntschaft mit dem Tod gemacht. Er war überhaupt nicht unangenehm gewesen und ich war vollkommen bereit zu sterben, wenn dies jetzt so sein sollte. Ich hatte überhaupt keine Angst. Ich war mir nur sicher, daß ich nichts tun würde, um dem Tod dabei behilflich zu sein, mich zu holen.

Ich würde mich gegen ihn wehren, aber ich würde mich auch ohne Bedauern ihm unterwerfen. Ich war mir auch irgendwie sicher, daß ich mit unfairen Mitteln kämpfen würde, wenn ich Antibiotika einnehmen oder ins Krankenhaus gehen würde. Ich wollte nicht künstlich beatmet werden. Ich wollte erleben, was meine Gesamtheit von Körper, Geist und Seele bewirken könnte. Ich hatte den festen Glauben, daß der menschliche Körper das Zusammentreffen mit pathogenen Kräften am besten meistern konnte, wenn er seinen gesunden Menschenverstand einsetzt, sich einer manipulativen Behandlung unterzieht und ein bißchen verwöhnt wird, und daß er durch eine derartige Herausforderung gestärkt wird.

(Ich hatte seit 25 Jahren täglich ein bis zwei Packungen Zigaretten geraucht mit einer kurzen, dreijährigen Unterbrechung nach der Hälfte dieser Zeit. Nach dem oben beschriebenen Ereignis hatte ich kein Bedürfnis mehr zu rauchen. Seit damals, seit 14 Jahren, habe ich auch nie wieder eine Zigarette angerührt.)

Wie es das Schicksal wollte, hatte ich die Gelegenheit, die Fähigkeiten von drei unterschiedlichen osteopathischen Ärzten kennenzulernen und miteinander zu vergleichen. Alle arbeiteten mit ihren Händen, um die osteopathische Behandlung durchzuführen. Ich wurde täglich behandelt, einmal von dem einen, dann von einem anderen Arzt. Jeder wandte andere Techniken an.

Harold ist ein britischer Osteopath, der uns für vier Tage besuchte. Er kam mit seiner Frau aus London genau vier Tage nach meiner Bekanntschaft mit dem Tod. Nachdem er mein Keuchen gehört und meine ungesunde Hautfarbe gesehen hatte, bot er an, mich osteopathisch zu behandeln. Er hat mich vier Tage lang ein- oder zweimal pro Tag behandelt. (Er hatte Angst, daß er mich überstrapazieren würde, aber war einverstanden, als ich um die häufige Behandlung bat.)

Harold wandte fast ausschließlich die „funktionelle Technik“ an, wie die Engländer sagen, obwohl er auch einige direkte Techniken kannte wie die Impulstechnik, gelenkige Mobilisationen und die Muskelenergie-Technik. Er ist ein Schüler der *European School of Osteopathy* und lehrt dort auch. Harold legte einfach seine Hand über eine Körperregion mit anormalem Gewebe, sei es vorn oder hinten auf den Brustkorb. Manchmal benutzte er beide Hände, die eine in der krankhaften Region und die andere legte er auf den Kopf (um die Bewegung der Scheitelbeine zu kontrollieren). Oder er legte die zweite Hand irgendwo auf den Brustkorb. (Er legte die zweite Hand nicht immer auf dieselbe Stelle.) Wenn Harold die behandelnde Hand über der ausgesuchten Region hielt, passierte folgendes:

1. Dort, wo meine Haut mit seiner Hand in Berührung war, wurde meine Haut und Harolds Hand sehr warm, dann bewegte sich die Wärme weiter in meinen Körper und in meine Organe hinein, das war fast unangenehm. Wenn der Vorgang des Warmwerdens einige Minuten angedauert hatte, fühlte ich, wie dem Körper innewohnende Bewegungen in der betreffenden Region immer mehr zunahmen. Dies war häufig eine kreisende Bewegung, die sich um einen Drehpunkt tief im Gewebe herum bewegte. Während die Wärme weiter zunahm, schien sich der Drehpunkt mit minimaler Bewegung (den ich als eine Restriktion interpretiere) aufzulösen, so daß sich die behandelte Region mehr im Einklang mit dem restlichen Brustkorb zu bewegen begann. All diese Bewegungen waren rhythmisch und synchron mit der CranioSacralen Bewegung.

2. Als der Einklang zwischen der Bewegung der behandelten Region und der des Brustkorbs immer größer wurde, begann ich mit jedem Atemzug lauter zu keuchen.

3. Schließlich begann ich nach wenigen Minuten immer stärker zu husten und Auswurf zu produzieren. Das war sehr wohltuend. Vor und zwischen diesen Behandlungen war mein Husten unkontrolliert, fest und löste keinen Schleim. (Mit dem Fortgang der Behandlung wurde der Auswurf, der zunächst gelb und dickflüssig war, weiß und schaumig.)

4. Mit jeder Behandlung verringerte sich meine Atemnot. Obwohl sie zwischen den Behandlungen wieder zunahm, wurde sie nie wieder so groß wie am Beginn der letzten Behandlung. (Man könnte sagen, sie wurde drei große Schritte mit jeder Behandlung besser und verschlechterte sich danach jedesmal wieder, aber nur um zwei Schritte.)

Ich fühlte buchstäblich, wie mein Körper gegen die Infektion ankämpfte. Ich entwickelte die Fähigkeit, dies bewußt wahrzunehmen und konnte meine Aufmerksamkeit auf bestimmte verkrampft erscheinende Regionen meines Brustkorbes konzentrieren und aus eigenen Kräften einen gewissen therapeutischen Erfolg erzielen. Während sich die Wahrnehmung meines eigenen Körpers immer weiter verbesserte, war ich davon fasziniert, daß ich genau sagen konnte, wo sich die Zentren der Probleme in meinem Körper befanden. Ohne daß ich ihn darauf hinwies, behandelte Harold genau diese Regionen.

Alles in allem muß ich sagen, daß Harolds Behandlung eine durchschlagende Wirkung hatte im Hinblick auf die Reaktionen meines Körpers. Ich hege den Verdacht, daß Harolds Art der osteopathischen Behandlung mich vor dem Krankenhaus bewahrt und mein Leben gerettet hat. Ich bin jedenfalls davon überzeugt, daß er die Abwehrmechanismen meines Körpers wesentlich gestärkt und meine Krankheit verkürzt hat. Er hat dafür gesorgt, daß sie sich nicht verschlechterte und daß keine Antibiotika oder andere Medikamente nötig waren.

Nach Harolds Abfahrt wurde ich jeden Tag von Schwester Anne behandelt, einer sehr guten Freundin, die an dem *College of Osteopathic Medicine* an der *Michigan State University* studierte. Sie wandte die gleichen Behandlungsmethoden an wie Harold, aber die Wirkung war etwas weniger offenkundig.

Schwester Anne hat mich ungefähr eine Woche lang jeden Tag behandelt, nachdem Harold weggefahren war. Ich habe mich sehr bemüht, dies für sie zu einer wirklichen Lernerfahrung zu machen. Am Anfang war sie nicht sicher, ob sie Harolds Techniken erfolgreich anwenden könnte, aber sie hat es versucht und, wie ich schon sagte, das Ergebnis war ähnlich, wenn auch weniger dramatisch. Ihre Hände wurden nicht so warm, meine Körperregionen und tiefliegenden Gewebestrukturen wurden ebenfalls nicht so warm und mein Husten war nicht so wirkungsvoll, aber ich hielt durch und mein Zustand verbesserte sich etwas in dieser Woche. (Rückblickend glaube ich, sie war nicht so erfolgreich, weil sie Selbstzweifel bei der Behandlung hatte.)

Dann kam Sheldon an, ein Osteopath aus Ohio. Er übte direkte Impulse auf bestimmte paravertebrale Läsionen aus. Ich konnte keine Wirkung in dem tieferliegenden Gewebe spüren. Auch das Luftholen wurde durch die Technik nicht einfacher, aber diese Impulstechnik korrigierte die somatischen Fehlstörungen der Rippen sowie der Brust- und Halswirbel. Er wandte auch allgemeine Techniken zur Hebung der Rippen an. Dadurch ließ meine Atemnot nach, aber dies war ein sehr allgemeines Empfinden und ich hatte nicht das Gefühl, daß die eigentlichen Problemzonen behandelt wurden, so wie das bei Harold und Schwester Anne der Fall gewesen war.

Die wirkungsvollste Technik, die Sheldon meiner Meinung nach einsetzte, war die Lymphdrainage oder Lymphpumpe. Ich lag auf dem Rücken, er benutzte meine Füße als Hebel und pumpte für einen längeren Zeitraum. Wir stellten fest, daß die Wirkung dieser Behandlung verstärkt wurde, wenn ich die Luft für eine gewisse Zeit anhielt. Bei der Anwendung dieser Lymphpumpe stellte ich an mir folgende Dinge fest:

1. Durch den gesamten Körper lief eine rhythmische Bewegung im Gleichklang mit dem Pumpen. Es dauerte drei bis fünf Minuten, bis diese Körperreaktion einsetzte.
2. Allmählich entstand ein Gefühl des Gleitens zwischen der Haut meines Rückens, mit dem ich auf dem Tisch lag, und den knöchernen Strukturen des Thorax. (Ich vermute, daß ein Großteil der wohltuenden Wirkung auf die Stimulierung der Reflexzonen in den hinteren Faszien des Thorax zurückzuführen war. Bei diesen Behandlungen entdeckten wir, daß die Unterstützung der Atembewegung die therapeutische Wirkung wesentlich verstärkt.)
3. Bei fortgesetztem Pumpen bekam ich das Gefühl, als ob das Gewebe tief in den knöchernen Strukturen des hinteren Thorax, z.B. den Faszien, der Pleura und den Lungen, weicher wurde und unabhängig voneinander sich zu bewegen und zu gleiten begann.
4. Wurde das Pumpen weiter fortgesetzt, so begann ich sehr tief und immer lauter zu keuchen. (Aus dem Geräusch meiner Atmung ging hervor, daß krankhaftes, visköses Sekret dünner wurde und sich verflüssigte.)
5. Nachdem ich 30 Sekunden lang gekeucht hatte, begann ich typischerweise zu husten. Der Husten löste große Mengen gelben Schleims, der tief aus der Verästelung der Bronchien kam. Danach hatte ich weniger Atemnot.

Sheldon war zwei Tage in der Stadt, und in dieser Zeit haben wir die Behandlung dreimal wiederholt. Jedesmal reagierte mein Körper auf dieselbe Weise: Der Schleim wurde immer heller und schaumiger und verlor seine gelbe Farbe. Die Atemnot war nach den verschiedenen Behandlungen sehr viel geringer. Ich glaube, daß die Lymphpumpe in meinem besonderen Fall sehr viel bewirkt hatte.

Nachdem Sheldon uns wieder verlassen hatte, war ich davon überzeugt, daß mein Körper den Kampf gegen die Krankheitserreger gewinnen würde. Schwester Anne wandte nun jeden Tag die Lymphpumpe an. Die Behandlung war auch weiterhin erfolgreich, und kurze Zeit nach Sheldons Abfahrt schienen meine Lungen recht frei zu sein. Schwester Anne nahm auch noch einige strukturelle Korrekturen vor, da dies angezeigt erschien. Doch keine dieser Korrekturen schien eine direkte Wirkung auf die Atmung zu haben. (Strukturelle Korrekturen beeinflussen die tiefliegenden Strukturen wohl, aber zu jenem Zeitpunkt war mir als Patient dieser Zusammenhang noch nicht deutlich.)

Nun verengte sich meine Brust und ich begann zu husten, wenn ich irritierende Stoffe einatmen mußte, wie den Zigarettenrauch von anderen usw. Wenn ich dann den Raum verließ und frische Luft atmen konnte, wurde meine Brust schnell wieder frei und ich fühlte mich wieder gut. Wenn ich husten mußte, war mein Auswurf hell und schaumig.

Ich fühlte mich gut genug, um meine Arbeit wieder aufzunehmen. Der Weg von meinem Haus zur Praxis war ungefähr 5 Kilometer lang und ich beschloß, jeden Morgen zu Fuß zu gehen. Dies würde meine Genesung beschleunigen. Nach ungefähr einem Kilometer begann ich jedesmal zu keuchen. Ich ging weiter. (Meine Geschwindigkeit betrug ungefähr 5 bis 6 Stundenkilometer.) Mein Keuchen wurde schlimmer, bis ich husten mußte und Schleim produzierte. Manchmal war der Schleim gelb, doch meistens hell und schaumig. (Der Spaziergang hatte dieselbe therapeutische Wirkung für meinen Körper wie Sheldons Lymphpumpe. Die Wirkung war allerdings nicht so zielgerichtet und spezifisch wie die funktionelle Technik von Harold.)

Nach vier oder fünf Tagen trat das Keuchen später bei meinem Spaziergang auf (nach 2 bis 2,5 Kilometer), es dauerte nicht mehr so lange und schließlich verschwand es ganz. Interessanterweise konnte ich trotz des Keuchens und Hustens immer weiter gehen und fühlte mich jedesmal, wenn der Husten aufhörte, besser als zuvor. (Sechs Wochen später ging ich immer noch jeden Morgen mit derselben Geschwindigkeit zu Fuß zum Krankenhaus und hatte seit vier Wochen nicht mehr gehustet.)

Mein guter Freund Dr. Dick MacDonald hat mir über eine ähnliche Erfahrung berichtet. Dick ist ein überzeugter Dauerläufer. Er hat mir mehrfach erzählt, daß er schon häufig einen Dauerlauf gemacht habe, wenn er glaubte krank zu werden. Nach einer kurzen Zeit würden dann die subjektiven Symptome stärker werden, doch wenn er weiter laufen würde, würden sie besser werden. Er sagte, daß er sich jedesmal am Ende des Dauerlaufes besser fühlen würde. Er habe diese Erfahrung schon mehrmals gemacht, sowohl bei Halsschmerzen als auch bei Atemwegsinfektionen.

Meine eigene Erfahrung mit meiner Krankheit und mit dem Spaziergang zur Praxis scheint Dick zu bestätigen. Ich bin überzeugt, daß Spazierengehen und die Lymphpumpe der Mobilisierung der Körperflüssigkeiten dient, die mächtige Abwehrmechanismen darstellen. Es ist möglich, daß es Krankheitserreger viel einfacher haben, wenn sich die Körperflüssigkeiten in einem Zustand der relativen Stagnation und Unbeweglichkeit befinden. Es ist auch möglich, daß Krankheiten durch den Hypertonus des Sympathicus perpetuiert werden, der verglichen werden kann mit der verringerten Beweglichkeit der Körperflüssigkeiten, und daß körperliche Betätigung - sei es aktive Betätigung (wie Spazierengehen) oder passive Betätigung (wie die Lymphpumpe) - den Tonus des sympathischen Nervensystems abbaut.

Während ich dies schreibe (im Sommer 1989), verspüre ich kein Verlangen, das Zigarettenrauchen wieder aufzunehmen. Tatsächlich werde ich von dem Rauch oder dem Geruch der Zigaretten inzwischen abgestoßen.

Ich hoffe, daß dieser Überblick über meine subjektiven Erfahrungen mit den verschiedenen osteopathischen Techniken ein wenig lehrreich gewesen ist. Ich weiß, daß diese Erfahrung sehr wertvoll für mich war. Ich meine nun nicht, daß Sie auch krank werden müssen, um dann aus Ihren Erfahrungen lernen zu können. Aber ich muß sagen, daß mir diese Erfahrung sehr geholfen und mich viel gelehrt hat. Sie hat mit Sicherheit ihren Zweck erfüllt.

Seit einigen Jahren hatte ich ähnliche funktionelle Techniken angewandt wie Harold. Ich hatte die Resultate bei den Patienten gesehen, aber ich hatte mich immer gefragt (tief unten in dem wissenschaftlichen Teil meiner Seele), was da eigentlich stattfindet. Doch jegliche Skepsis diesen Techniken gegenüber war durch meine eigene Erfahrung völlig beseitigt worden. Diese funktionelle Technik war bei weitem die wirkungsvollste, sehr zielgerichtet und am wenigsten aufwendig für den Patienten. Die zweitbeste Wirkung hatte Sheldons Technik der Lymphpumpe, bei der die Füße des auf dem Rücken liegenden Patienten als Hebel benutzt werden und die Atmung unterstützt wird. Das Spazierengehen war vergleichbar, aber nicht ganz so wirkungsvoll wie die Lymphpumpe.

6.12 Meine Erfahrung mit der Inhalation von CO_2-O_2

Auf einem zweitägigen Seminar im Februar 1980 am *CME-Center* in Pontiac, Michigan, haben Dr. June MacRae und ich beschlossen, einige Voruntersuchungen über die Wirkung der CO_2-Inhalation auf die Funktion des CranioSacralen Systems durchzuführen. Dr. Meduna von der *University of Illinois* hatte eine Therapie entwickelt, nach der Patienten eine Mischung aus 20 bis 30 Prozent Kohlendioxid und Sauerstoff inhalierten. Diese Methode wurde bei Patienten mit Neurosen und verschiedenen Fehlstörungen wie Stottern und nervösem Tic angewandt. Die Frage nach einer möglichen Beziehung zwischen seiner Methode und der CranioSacralen Therapie kam mir, als ich die Fallgeschichten von Dr. Meduna las. Der klinische Verlauf vieler meiner mit CranioSacraler Therapie behandelten Patienten schien dem klinischen Verlauf vieler seiner mit Kohlendioxid und Sauerstoff behandelten Patienten zu ähneln. Die Frage, die sich mir stellte, war: „Hat das Inhalieren von Kohlendioxid und Sauerstoff eine Wirkung auf das CranioSacrale System und seine Funktion?"

Um diese Frage zu untersuchen, schien es zunächst sinnvoll, sich auf den subjektiven Eindruck zu verlassen, den ich durch meine Hände von den Patienten und dem Geschehen in ihrem CranioSacralen System erhielt, wenn sie die Mischung aus Kohlendioxid und Sauerstoff einatmeten. Nachdem ich mit meinen Händen die CranioSacrale Funktion von fünf verschiedenen Testpersonen überwacht hatte, konnte ich zu meiner Zufriedenheit feststellen, daß das Inhalieren einer Mischung aus Kohlendioxid und Sauerstoff in allen fünf Fällen zu einer spontanen Lösung von CranioSacralen Restriktionen geführt hat. Ich stellte außerdem einen bedeutenden Anstieg der CranioSacralen Amplitude fest sowie weniger membranösen Widerstand gegen die Bewegung.

Die Gasmischung bei diesen ersten Versuchen bestand aus 30 Prozent Kohlendioxid und 20 Prozent Sauerstoff und wurde verabreicht durch eine Maske oder einen Atembeutel in einem geschlossenen Beatmungssystem. Die meisten Testpersonen atmeten die Gasmischung vier- bis fünfmal ein und warteten dann drei bis fünf Minuten. Dies wurde bei jeder Person ungefähr zehnmal wiederholt. (Eine Versuchsperson machte 15 Atemzüge auf einmal hintereinander, sie hatte aber auch schon vorher Erfahrung mit dem Inhalieren von Kohlendioxid und Sauerstoff.)

Mein Eindruck bei der Überwachung der Versuchspersonen während der Inhalation von Kohlendioxid und Sauerstoff war, daß das CranioSacrale System jeder Person mit jedem weiteren Inhalieren immer besser korrigiert wurde, d.h. die Amplitude der CranioSacralen Bewegung nahm deutlich zu während des ersten und zweiten Einatmens und flachte dann während der Ruhephasen wieder ab. Nach jedem mehrmaligen tiefen Einatmen zum Inhalieren wurde die Bewegung zunehmend entspannter und leichter. Nach zwei oder drei Ruhephasen brachte das CranioSacrale System selbst seinen Ruhepunkt hervor. Diesem Ereignis folgte eine deutliche Entspannung der membranösen Restriktionen mit einer spontanen Korrektur verschiedener Verzerrungen der Bewegung. Ich bin davon überzeugt, daß bei der manuellen Behandlung für vergleichbare Korrekturen viele Minuten, wenn nicht Stunden erforderlich gewesen wären. Dies sollte unbedingt genauer untersucht werden.

Da ich mir überlegte, Kinder mit Dysfunktionen des Gehirns mit einer kombinierten Therapie zu behandeln, nämlich mit der Inhalation von Kohlendioxid und Sauerstoff und manueller CranioSacraler Therapie, mußte ich die sechste Versuchsperson sein. Ich wollte nicht die Kohlendioxid-Sauerstoff-Behandlung anwenden, ohne sie selbst an mir ausprobiert zu haben.

Dies sind meine Erfahrungen: Das erste Einatmen der Gasmischung aus Kohlendioxid und Sauerstoff schien für meinen Körper allgemein akzeptabel zu sein. Das Ausatmen war irgendwie schwierig. Das zweite Einatmen war zunächst nicht möglich, meine Brust ließ es nicht zu. Schließlich atmete ich ein bißchen aus. Das Volumen, das ich beim dritten Mal einatmete, war daher bedeutend geringer, da das zweite Ausatmen nicht vollständig gewesen war. Nach dem dritten Atemzug wurde die Maske entfernt. Ich hatte große Schwierigkeiten beim Ausatmen, aber welch eine Erleichterung, als die Maske von meinem Gesicht abgenommen worden war.

Bei der ersten Inhalationssitzung wurde mir viermal die Maske aufgesetzt, und jedesmal atmete ich dreimal tief ein zum Inhalieren. Als visuelle Halluzination sah ich einen orangefarbenen Hintergrund mit weißen Punkten drauf. Ich erinnerte mich lebhaft an einen Schwimmunfall, bei dem ich fast ertrunken wäre. Damals war ich ungefähr zehn Jahre alt. Es war an der Olsens Beach in St. Clair Shores, Michigan. Ich war dort mit meinem Freund Gordon, der besser schwimmen konnte als ich. Es waren viele Menschen im Wasser und wir beschlossen, ans Ende des Docks zu schwimmen, wo das Wasser 2 bis 2,5 Meter tief war. Ich schaffte das nicht und verlor die Kontrolle. Aber niemand achtete auf mich, da alle dachten, ich könnte schwimmen. Das Wasser hatte eine braune, unangenehme Farbe. Alle meine Reflexe wollten mich zum Ausatmen bringen, aber ich wußte, wenn ich ausatmete, müßte ich wieder einatmen und dann würde ich ertrinken. Ich erinnerte mich lebhaft daran, daß sich meine Atemorgane wehrten und versuchten, mich vom Ausatmen abzuhalten, genau so wie jetzt bei dem Inhalieren des Gasgemisches aus Kohlendioxid und Sauerstoff. Schließlich sah Gordon, wie ich mich abmühte, und rief um Hilfe. Einige größere Jungen zogen mich aus dem Wasser, legten mich auf den Bauch auf den Kai und hinderten mich weiter am Atmen dadurch, daß sie versuchten, mich künstlich zu beatmen, zumindest schien es so. Ich erinnerte mich, wie sie die Luft aus meinen Lungen pumpten, während ich versuchte einzuatmen - das war genau das gleiche Gefühl wie jetzt beim Inhalieren.

Ich erinnerte mich auch noch genau an den Ätherrausch bei meiner Mandeloperation, als ich vier Jahre alt war. Ich erinnerte mich daran, daß der Arzt sagte, er würde Wasser auf die Maske schütten. Das Wasser roch furchtbar. Ich bemühte mich so gut ich konnte. Ich konnte wirklich nicht atmen. Ich fragte mich, warum man mich umbringen wollte. Wo war meine Mutter, und was noch wichtiger war, wo war mein Vater? Ich hatte solche Angst.

In der Nacht nach dem Inhalieren des Gasgemisches habe ich sehr deutlich von dem Schwimmunfall geträumt. Ich träumte, daß ich mein Brustbein wie bei einer Autopsie entfernen und wegwerfen würde. Ich fühlte mich leichter, aber auch verwundbarer. Ich hatte gemischte Gefühle. Ich wollte mein Brustbein nicht völlig ablegen. Es war mein Schutzschild, meine Waffe. Ich nahm es mehrere Male heraus und setzte es wieder ein. Ich weiß nicht, wo mein Brustbein war, als ich um 5.30 Uhr morgens aufwachte.

Wenige Tage darauf, als ich wieder in meiner Praxis in East Lansing war, hatte ich das Bedürfnis, mehr von dem Gemisch aus Kohlendioxid und Sauerstoff einzuatmen. Es war, als wenn etwas richtig zu Ende geführt werden müsse. Ich rief Dr. MacRae an und sie willigte ein, weiter mit mir zu arbeiten. Diesmal war meine Atmung besser, aber ich wehrte mich noch immer und hatte Schwierigkeiten beim Ausatmen. Diesmal erinnerte ich mich an den Vorfall, als man mir in den Solarplexus geboxt hatte und ich nicht atmen konnte. Mein Brustkorb wollte sich einfach nicht bewegen. Es war das erste Jahr, in welchem ich in der Schule Football spielte. Ich lag auf dem Boden. Der Trainer guckte ziemlich verächtlich auf mich herab und meinte, ich sei in Ordnung. „Die haben nur die Luft aus dir rausgeboxt." Ich fühlte mich grenzenlos gedemütigt. Ich hatte das Gefühl, ich könnte mich für Stunden nicht bewegen. Ich bin davon überzeugt, die Erinnerung war eine durch die Kohlendioxid-Sauerstoff-Mischung induzierte SomatoEmotionale Entspannung.

Nachdem ich dieses Erlebnis in der Erinnerung noch einmal durchlebt hatte, ging es mit dem Inhalieren des Kohlendioxids und des Sauerstoffs besser, aber ich hatte noch immer Schwierigkeiten, voll auszuatmen. Dr. MacRae schlug vor, ich sollte jedesmal nur einmal tief einatmen, um eine bessere Entspannung zu erreichen. Das half, ich konnte tiefer inhalieren und besser ausatmen, denn ich wußte, beim nächsten Atemzug würde ich ohne Maske sein. Ich fühlte mich sicherer.

Nach einem tiefen Atemzug hatte ich das Gefühl, als hätte ich eine eiserne Stange in meiner Wirbelsäule. Um diese Stange herum fühlte sich mein Körper recht entspannt an. Dr. MacRae meinte, dieses Gefühl einer Stange im Körper symbolisiere, daß ich zu viel Verantwortung für andere übernehmen würde. In einem langen Gespräch verhalf sie mir zu der Erkenntnis, daß es nur an mir liege, ob ich die Verantwortung für andere übernehme. Sie sagte, tatsächlich trage Gott letztlich die Verantwortung für jeden. Wenn ich nicht Gott sei, brauchte ich nicht zuzulassen, daß andere von mir abhängig seien. Ich erkannte, daß ich diese Abhängigkeit herausforderte. Wenn ich dann erreichte, was ich wollte, würde ich dagegen rebellieren, weil es mir zu schwer wurde. Dies trifft wahrscheinlich auf viele Ärzte und Heilberufe zu.

Beim vorletzten Inhalieren an jenem Tag dachte ich an eine Eisenstange, die diagonal durch mein Brustbein verlief. In der Nacht träumte ich viel und stellte fest, daß eine Reihe von Ereignissen schwer auf mir lastete. Diese Ereignisse waren:

1. Als mein Vater starb, war ich gerade 13 Jahre alt. Durch die Stimme meiner Mutter wurde ich aus tiefen Schlaf geholt. Mein Vater, den ich sehr liebte, lag auf dem Sofa und meine Mutter rieb seine Brust. Sie bat mich, Dr. Cross anzurufen. Ich konnte die Buchstaben im Telefonbuch nicht unterscheiden. Ich konnte nicht mehr lesen. Meine Mutter schrie mich an in ihrer Panik. Sie ließ meinen Vater allein und kam, um selbst den Arzt anzurufen. Als der Rettungsdienst ankam, war mein Vater tot. Ich war völlig durcheinander. Ich fühlte mich verantwortlich für den Tod meines Vaters. Ich liebte ihn so sehr; es war meine Schuld, daß er in jener Nacht gestorben war.
2. Bei der Beerdigung meines Vaters schluchzte ich unkontrolliert und konnte keine Luft bekommen. Es fühlte sich genauso an wie beim Inhalieren des Gemisches aus Kohlendioxid und Sauerstoff.
3. Nach der Beerdigung hatte mir jemand gesagt, daß ich nun der Mann in der Familie sei. Ich sei verantwortlich für meine Mutter. Ich erinnerte mich an das Gesicht der Person nicht mehr, aber ich konnte die Stimme hören. Ich hatte große Angst und fühlte mich unzulänglich.
4. Ich fragte den Pastor unserer Kirche, warum mein Vater vom lieben Gott weggenommen worden sei. Der Pastor verlor

die Geduld bei meiner Fragerei und sagte mir, ich solle weggehen und nicht wiederkommen, bevor ich nicht meinen Glauben an Gott wiedergefunden hätte und seine Werke akzeptieren würde. Ich bin niemals wieder hingegangen.

Alle diese Dinge waren mir in meinen Träumen in jener Nacht nach dem weiteren Inhalieren klar geworden. Am Morgen wußte ich, daß ich Verantwortung tragen wollte und mich darum bemühte, andere von mir abhängig zu machen. Wenn die Verantwortung dann zu schwer werden würde, würde ich rebellieren. Die Menschen, die von mir abhängig waren, würden sich dann verletzt fühlen und böse werden durch meine Weigerung, weiter für sie verantwortlich zu sein. Dadurch würde ich mich schuldig fühlen. Ich überlegte, vielleicht spiele ich Gott, weil ich besser sein will als er, der so grausam meinen Vater weggenommen hat. – All dies machte meinen vorderen Brustkorb unbeweglich, so daß ich nicht ordentlich atmen konnte.

Nun war es vorüber. Am nächsten Morgen ging ich zu Fuß zu meiner Praxis, meine Rippen spannten sich vor Freude darüber, daß sie so beweglich waren. Ich atmete tief ein wie ein Kind. Ich hatte ein neues Spielzeug gefunden, meinen Atem. Ich begann zu laufen, ohne kurzatmig zu werden. Ich war kurzatmig gewesen, seitdem ich ein Teenager gewesen war. Ich hatte deswegen mit Basketball aufgehört und keine Leichtathletik mehr gemacht. Stattdessen hatte ich Football und Hockey gespielt und Gewichte gehoben. Es ist merkwürdig, wie manche Ereignisse unser Leben beeinflussen. Wenn ich dieses neurotische Verhaltensmuster nicht entwickelt hätte, wäre ich heute wahrscheinlich kein Osteopath und würde wohl nicht über die Wirkung des Inhalierens von Kohlendioxid und Sauerstoff auf das CranioSacrale System nachdenken. Danke, wem auch immer ich dies zu verdanken habe.

6.13 Reinkarnation? Was noch?

Im Juli 1978 sagte mir Jean-Pierre Barral, ein französischer Osteopath, daß ich Krämpfe im linken Harnleiter hätte. Im Juli 1979 erzählte er mir dasselbe. Ich konnte nur insoweit mit ihm übereinstimmen, daß ich hin und wieder unter einer aufflackernden Gürtelrose litt, wenn ich zu sehr unter Streß stand, die ich selbst mit Akupunktur behandelte (auf der Höhe des achten Intercostalnerven auf der linken Seite und entlang des Verlaufs dieses Nervs).

Im Januar 1980 besuchte uns Jean-Pierre Barral in Michigan. Er untersuchte mich „weg vom Körper“, wie er es immer tat. Er sagte mir, es gäbe ein anormales Wärmemuster über meinem linken oberen Abdominalquadranten und über meiner linken unteren Rippenregion. Er benutzte Wärme- und Energiemuster, um festzustellen, wie alt eine betreffende Person beim ersten Auftreten einer Verletzung oder Krankheit war. Für diese Feststellung brauchte er nur das derzeitige Alter der betreffenden Person. Ungläubigkeit machte sich auf seinem Gesicht breit. Seine Stimme klang sehr überrascht, als er schließlich sagte: „John, dies ist eine Verletzung von vor über 140 Jahren.“ (Das wäre aus dem Jahre 1840.)

Als er dies sagte, erinnerte ich mich an eine Erfahrung vor unserem Umzug nach Michigan im Jahre 1975. Zusammen mit einem Freund habe ich mich mit Hypnoregression beschäftigt. Ich war in Hypnose und sah mich als einen schwarzen Sklaven in Charleston, South Carolina. Ich hatte mich entschlossen wegzulaufen, lief einen Tag lang und versteckte mich in der ersten Nacht in der Scheune eines Bauernhofes. Am nächsten Morgen fand mich der Bauer in der Scheune. Als ich aufwachte, stand er über mir und wollte eine Mistgabel in meinen Körper rammen. Bevor er mir links in den oberen Bauch und in den unteren Brustkorb stechen konnte, starb ich vor Schreck. Während ich starb, flog ich nach oben und sah zu, wie der wütende Bauer die Mistgabel in meinen verlassenen Körper rammte. Ich lachte höhnisch.

Rückblickend denke ich über mein Verhalten zum Zeitpunkt des Todes nach. Ich bedaure meinen damaligen Spott und Hohn. Ich kann den wütenden Bauern sehen, der so getrieben war von seinen Gefühlen, seinen Vorurteilen, seinem Haß und so unmenschlich handelte gegen einen Mitmenschen. Ich erinnerte mich an dieses Ereignis, als Dr. Barral nonverbal mit mir arbeitete. Plötzlich hatte ich mit dem Bauern unendliches Mitleid. (Ich hoffe, daß ich ihn eines Tages wiedersehen werde und ihm dann helfen kann, sofern es in meiner Macht steht. Er muß sich von seinen negativen Gefühlen befreien. Vielleicht haben wir uns seit 1840 schon getroffen?)

Danke, Jean-Pierre. Ist es möglich, daß wir ein Trauma aus dem einen in ein anderes Leben mit uns tragen? Seit jener Erfahrung glaube ich daran. Ich bin davon überzeugt, daß wir diese Traumen mit uns tragen, wenn der Tod ein nicht akzeptiertes Ende ist. Mein Hohngelächter über den Bauern, der mich mit der Mistgabel erstach, war ein nicht akzeptiertes Ende jenes Lebens. Ich verstehe das jetzt und die Symptome sind verschwunden.

Seit Jean-Pierres Untersuchung und meiner erfolgreichen Auseinandersetzung mit dieser „Erfahrung“ habe ich keine weitere Gürtelrose mehr gehabt. Er sieht auch meinen Harnleiter nicht mehr als ein Problem an. Zumindest hat er in der letzten Zeit nicht mehr davon gesprochen.

6.14 Eine weitere Einsicht

Gegen Ende April 1980 fühlte ich, wie sich in mir eine große Unruhe und Unzufriedenheit aufbaute. Anfang Mai fuhr ich nach Crystal River, Florida, um an einer Fortbildung der *Florida Academy for Osteopathy* mitzuarbeiten. Die beiden anderen Vortragenden waren Dick MacDonald und Herb Miller. Ich erinnere mich daran, daß ich Dick sagte, daß ich mich fühlte, als hätte ich 30 Tage im Gefängnis gesessen. Das Leben sei so langweilig. Ich wüßte, bald würde alles vorbei sein, und ich wünschte, daß das schnell der Fall sein möge. Dick wurde über meine Unzufriedenheit ein bißchen böse. Er meinte, es würde noch viel Arbeit auf mich warten. Aber ich glaubte, schon alles erledigt zu haben.

Nach der Fortbildung machte Dick den Vorschlag, mich zu behandeln. Ich saß auf dem Behandlungstisch. Nach kurzer Zeit war mein Kopf auf dem Boden und mein Gesäß immer noch auf dem Tisch. Ich war ziemlich überdehnt, aber das fühlte sich gut an. Ich fühlte, wie sich Dinge lösten und entspannten, von denen ich nicht im Traum erwartet hätte, daß das möglich wäre. Schmerzen und Fehlstörungen, die ich jahrelang mit mir herumgeschleppt hatte, kamen hervor und lösten sich auf.

Dann machten wir uns daran, einen besonderen Vorfall aufzuarbeiten. Ich war in der 11. Klasse. Es war das erste Football-Spiel der Saison. Ich war der erste Linebacker. Bei unserem ersten Verteidigungsspiel riß unsere Linie auf meiner Seite und ein großer Fullback brach durch die Lücke. Ich senkte meinen Kopf und griff ihn wie ein Stier an. Ich erinnere mich an einen großen Knall, als mein Helm auf seinen Hüftschutz aufschlug. Am Ende der zweiten Spielzeit (eine Stunde später) kam ich wieder zu Bewußtsein. Ich habe mich oft gefragt, warum ich so lange bewußtlos gewesen war. Ich konnte gehen und sprechen. Ich wußte aber nicht, welcher Tag es war und wieviel Finger der Trainer an seiner Hand hatte, die er vor mich hielt. Ich hatte eine Gedächtnislücke von dem Zusammenstoß bis zu dem Augenblick, als mein Freund Richard mich fragte, ob ich wüßte, wo ich sei.

Während Dicks Behandlung erlebte ich den ganzen Vorfall noch einmal. Mit dem Vorderteil des Schutzhelms stieß ich auf den Hüftschutz des Spielers, der den Ball trug. Mein Schutzhelm schnellte zurück und brach mir fast das Genick. Ich fühlte, wie sich mein Kopf leicht nach links drehte. Ich fühlte, wie mein Kopf den Atlas übermäßig beanspruchte und überdehnte und wie dann Schritt für Schritt die einzelnen Halswirbel überdehnt wurden von den oberen zu den unteren Halswirbeln und wie dann die Brustwirbel einer nach dem anderen bis zum fünften Brustwirbel überdehnt wurden. Dann wurde die Region zwischen Brustkorb und Lendenwirbeln und dann jene zwischen dem Kreuzbein und dem rechten Becken überdehnt. Ich fühlte auch einen scharfen Schmerz im linken Knie. Ich hatte mich vorher an nichts davon erinnern können.

Nach dieser Behandlung tat es mir einige Tage lang überall weh, aber es fühlte sich gut an. Während ich den Zusammenstoß mit dem anderen Spieler wieder durchlebte, fühlte ich, wie viel Energie in meinen Kopf gelangte. Nach der Behandlung strahlte diese Energie aus meiner rechten Stirn. Diese Strahlung hielt den Rest des Tages und noch den nächsten halben Tag an. Ich fühlte mich weicher und war weniger kritisch. Meine Frau und meine Kinder waren erstaunt über die Veränderung meiner Persönlichkeit, als ich von der Fortbildung nach Hause kam. Ich war Fehlern gegenüber toleranter. Ich war weniger arrogant und viel vernünftiger und zugänglicher.

Diese Erfahrung warf einige Fragen auf:

1. Kann eine Kopfverletzung zur langfristigen Retention einer Energiezyste führen?
2. Kann eine Energiezyste zu Veränderungen der Persönlichkeit führen?
3. Kann die Lösung einer Energiezyste die Persönlichkeit wieder zurückverändern?
4. Könnte dieselbe Wirkung durch eine Kohlendioxid-Sauerstoff-Therapie oder durch Psychotherapie sowie durch SomatoEmotionale Entspannung erzielt werden?

6.15 Das Trauma eines anderen Menschen kann übernommen werden

Ich war ungefähr vier Jahre alt und spielte draußen vor der Tür unseres Hauses in der Cadillac Avenue in Detroit. Das war im Jahr 1936. Die vierspurige Straße war auch schon zu jener Zeit recht befahren. Ein sechs- bis siebenjähriges kleines Mädchen wohnte auf der gegenüberliegenden Straßenseite. Wir mußten über die Straße hinweg schreien, um uns zu unterhalten und uns näher kennenzulernen, denn wir durften die Straße nicht überqueren.

Spät an einem Morgen im Sommer waren weder ihre Eltern noch meine Eltern in Sichtweite und wir beide waren vor unseren Häusern und schrien uns über die Straße hinweg zu. Während wir uns unterhielten, gingen wir immer dichter an die Straße heran, um uns besser zu verstehen. Schließlich beschlossen wir, daß einer von uns über die Straße kommen sollte, damit wir zusammen spielen konnten. Da sie die ältere von uns beiden war, sollte sie auf meine Straßenseite kommen. Sie rannte zwischen den Autos über die Straße. Sie war noch nicht lange in meinem Garten, da bekam sie Angst, ihre Mutter könnte entdecken, daß sie die Regeln nicht eingehalten hätte.

Ich erinnere mich noch lebhaft daran, daß sie in Panik geriet und auf die Straße lief, um wieder auf ihre Seite zu gelangen. Als sie fast drüben war, wurde sie von einem Auto angefahren. Ich erinnere mich noch ganz genau: Das Auto erfaßte sie an ihrem rechten Knie. Sie flog in die Luft, landete auf dem Kotflügel und fiel auf die Straße. Die Autohupe und die quietschenden Bremsen ließen sämtliche Mütter in der Straße aus ihren Häusern stürzen. Das Mädchen war auf die andere Seite des Autos gefallen, ich konnte sie nicht sehen. Ein Mann nahm sie hoch, trug sie in ein Auto und fuhr mit ihr weg. Ich sah sie nie wieder.

Die Polizei kam und es gab ein großes Durcheinander. Ich fühlte mich entsetzlich schuldig dafür, daß sie über die Straße gekommen war und von einem Auto angefahren worden war. Die Polizei fragte mich (ausgerechnet mich), wie schnell das Auto gefahren sei, als es das Mädchen anfuhr. Ich sagte: „55 Stundenkilometer." Mein Vater nannte diese Geschwindigkeit häufig, wenn er irgendwohin fuhr. Ich hatte keine Ahnung, wie schnell das Auto fuhr. Hoffentlich hatte ich dem Autofahrer keine Schwierigkeiten gemacht. Der Fahrer des Autos, das das Mädchen verletzt hatte, weinte.

Im Jahre 1983 haben Dick MacDonald und ich uns abwechselnd behandelt. Er begann mit meiner Behandlung, während ich stand. Ich fühlte einen Schmerz an der Seite meines rechten Knies. Dann knickte mein Knie nach medial ein. Ich fiel seitwärts auf den Tisch und dann auf die andere Seite. Ich hatte so etwas noch nicht vorher erlebt, aber es fühlte sich sehr real an und die Spannungslösung war überwältigend. Plötzlich erinnerte ich mich ganz genau an den oben beschriebenen Unfall. Ich ließ eine Menge Energie, Schmerz, Angst und Schuldgefühl aus mir heraus. Ich ließ auch wieder etwas von meinem Gefühl, verantwortlich zu sein, heraus.

Nun? Offensichtlich kann man eine Verletzung absorbieren, die einer anderen Person zugefügt worden ist, mit der man verbunden ist, sei es emotional, geistig oder durch irgendwelche anderen Umstände. Vielleicht nahm ich die Verletzung des Mädchens auf mich, weil ich glaubte, es sei meine Schuld, daß sie von dem Auto angefahren worden war. Da ich sie nie wieder gesehen habe, habe ich den Verdacht, daß sie bei dem Unfall getötet worden ist.

6.16 Und wieder offenbart sich die Perfektion des therapeutischen Prozesses, Januar 1988

Ich habe es mir zur Gewohnheit gemacht, in den letzten ein bis zwei Stunden des letzten Nachmittages eines Kurses für Fortgeschrittene der CranioSacralen Therapie meinen Körper den zehn Teilnehmern zur Untersuchung und Behandlung zur Verfügung zu stellen. (Bei diesem Kurs erleben die Teilnehmer zu 99,9 Prozent eine Erweiterung und ein Wachsen ihrer Persönlichkeit. Einige wenige sträuben sich dagegen, aber es sind nur wenige. Doch Verzeihung, ich schweife ab. Ich möchte Ihnen meine Erfahrung schildern als Patient dieser einen besonderen Gruppe von ausgezeichneten Therapeuten, die alle in der Woche in ihrer Persönlichkeit gewachsen waren.) Die Gruppe wählt unter sich einen leitenden Therapeuten aus.

Im Januar 1988 lag ich auf dem Tisch und erlebte das Gefühl grenzenlosen Vertrauens, als Susan, die auserwählte leitende Therapeutin, die Positionen der anderen neun Paar Hände auf meinem Körper festlegte. Ich versuchte nicht, den Prozeß bewußt zu analysieren oder nur sehr wenig. Es war sehr natürlich und einfach, mich dem Prozeß hinzugeben. Nach wenigen Minuten begann ich, mich vage in das Gefühl einer Geburt hinein und wieder hinaus zu bewegen. Das

Gefühl verfestigte sich, ich konnte die Hände von Dr. William Naggs auf meinem Kopf spüren und wie er bei der Geburt nachhalf. Ich zog meinen Hals ein. Die Therapeutin, die meinen Kopf hielt, kommentierte dieses Phänomen. Für einen kurzen Augenblick fühlte ich mich wie eine Schildkröte, die sich in ihren Panzer zurückzieht. Dann schien ich meine Schultern und Arme gegen die inneren Wände des Geburtskanals zu stemmen, um mich gegen das Gezogenwerden von dem Arzt zu wehren. Dr. Naggs versuchte zu helfen. Ich sah das aber nicht so.

Susan fragte mich, warum ich nicht geboren werden wollte. Das war nicht das Problem. Mir wurde bewußt, daß der Arzt gegen den natürlichen Geburtsvorgang mit gutgemeinter, aber falscher Absicht arbeitete. Ich wollte langsamer geboren werden, damit der Geburtsverlauf dem Plan der Natur entspräche.

Ich teilte Susan dies mit (ich glaube, es war Susan) und sie machte den weisen Vorschlag, ich sollte den Arzt auffordern, mit dem Ziehen aufzuhören und der Natur ihren Lauf zu lassen. Ich tat dies und er hörte auf mich. (Zumindest geschah dies in meiner Phantasie.) Für einen unbestimmten Zeitraum - ich glaube eine recht lange Zeit - erlebte ich, wie mein Hals, mein Rumpf und schließlich meine Beine hin- und hergedreht wurden, sich entspannten und in die Länge gezogen wurden. Es fühlte sich an, als würde meine Wirbelsäule zum ersten Mal manuell behandelt und es war bis zum heutigen Tag die schönste und angenehmste Behandlung. Doch ich möchte keinen der wundervollen Therapeuten verletzen, die ihre Fähigkeiten an meinem Körper gezeigt haben. (Ich unterstütze jetzt Dick MacDonalds Behauptung, daß die natürliche Geburt die erste Behandlung der Wirbelsäule ist. Sie ist auch eine erste Einführung in die CranioSacrale Therapie.) Die Geburt ging langsam und ohne Hast voran. Der Doktor zog und drängte nicht mehr. Ich bin sicher, daß sich meine Realität durch meine Bitte geändert hatte. Mein Körper streckte und entwirrte sich wunderbar. Es war ein wundervolles Gefühl, als ich den Schoß verließ und in die Welt nach draußen trat. Bemerkenswert war die Wahrnehmung, daß einer der Therapeuten (Scott) eine Faust unter meinen Thorax auf der Höhe von T3 und T4 hielt und ziemlich fest nach unten zu drücken schien. Die Faust fühlte sich an wie das Schambein meiner Mutter. Als ich das Schambein überwunden hatte, gab es keine weiteren Probleme.

Dann fragte mich einer der Therapeuten (ich glaube, es war Scott), ob ich Probleme mit dem Herzen oder der Atmung bei der Geburt gehabt hätte. Ich wußte nichts davon und es fühlte sich auch nicht so an, als hätte es welche gegeben. Dann hatte ich das Gefühl, als ob vier Hände und ein Unterarm meinen Brustkorb fest nach hinten drücken würden. Dann sah ich das Bild meines Vaters. Er war traurig und hatte Tränen in den Augen. Er war bei der Geburt seines Sohnes dabei. Ich wußte plötzlich, die Geburt erinnerte ihn an seine erste Frau. Sie hatte ihm zwei Töchter geboren und war dann an Krebs gestorben. Dann heiratete er meine Mutter. Sie haben mich gezeugt und ich wurde am 10. Februar 1932 geboren. Er war sehr traurig. Er liebte seine verstorbene Frau noch immer sehr. Ich fühlte soviel Mitleid mit ihm, daß ich seinen Kummer und seine Trauer in meinen Körper aufnahm, um ihm zu helfen. (Die Lungen sind in der chinesischen Medizin die Organe der Trauer.) Als ich mir dies vorstellte, wurde seine Haltung sichtlich zuversichtlicher und er richtete sich auf. Ich erkannte, ich würde seine Trauer auf mich nehmen und sie später im Leben verarbeiten. - Das waren viele Überlegungen für ein Neugeborenes, aber für mich war das ganz klar und deutlich.

Dann machte ich eine bemerkenswerte Feststellung, als der Therapeut mir dabei half, die in meiner Lunge sitzende Trauer aus meiner

Brust zu lösen. Ich erkannte/wußte, daß ich eigentlich meinem Vater und seiner ersten Frau geboren werden sollte. Daß sie an Krebs starb, war nicht vorgesehen gewesen. Da beschlossen worden war, daß er mein Vater in diesem Leben sein sollte, mußte er für mich eine andere Mutter finden. Meine Mutter paßte in diese Situation nie so ganz hinein, solange ich mich erinnern konnte. Nun wußte ich warum. Sie war eine zweite Wahl. Mein Vater liebte sie sehr, aber es war nicht ganz dasselbe. Welch eine Erkenntnis war dies für mich.

Langsam kam ich wieder zurück in die Gegenwart. Ich war erstaunt, als ich feststellte, daß eine Stunde und 45 Minuten vergangen waren. Es war ein wunderschönes Erlebnis. Ich fühlte mich wunderbar und tue es noch immer. Es fällt wirklich schwer, den therapeutischen Prozeß in Frage zu stellen, wenn Ereignisse wie dieses aus unserer Erinnerung freigesetzt werden. Was für eine herrliche Lektion. Vielen Dank.

6.17 Ein weiterer Durchbruch, März 1988

Als ich das nächste Mal am Ende eines Kurses für Fortgeschrittene behandelt wurde, öffneten sich mir mehr Türen als je zuvor. Nachdem die Teilnehmer des Kurses ihre Hände aufgelegt hatten, begann der leitende Therapeut Stan, mich sanft zu therapeutischen Bildern und einem therapeutischen Gespräch zu drängen. Ich sah ziemlich beständig einen schwarzen Hintergrund mit knallroten Flecken. Ich dachte an die Trauer meines Vaters und daran, daß ich sie übernehmen sollte, wie ich im letzten Abschnitt beschrieben habe. Meine linke Hirnhälfte war nicht ruhig. Ich dachte an viele vergangene Erfahrungen bei meiner Arbeit mit der SomatoEmotionalen Entspannung. Stan ließ nicht nach, er drängte weiter.

Ich sah das Neonschild meines Vaters an der Veranda des Hauses in der Cadillac Avenue. Auf dem Schild stand „Notar". Mein Vater lehrte mich, es vorwärts und rückwärts zu lesen. Es war nachts. Ich saß in der Schaukel auf der Vorderveranda. Mein Vater brauchte sich nicht mehr um Zwangsräumungen zu kümmern. Meine Mutter wollte, daß ich ins Bett ging. Wenn ich weiter auf das Neonschild gucken würde, bräuchte ich nicht ins Bett zu gehen. Ich sah wieder eine schwarze Grenze mit einem roten Zentrum. In dem roten Zentrum entstand ein leuchtender Punkt. Der Punkt war wie ein rot-violett strahlender Kristall. Nach einigem Drängen von Stan kam der Kristall näher und wurde größer. Er wurde silbern. Ich guckte weiter auf die silberne Stelle. Dann sah ich darin ein Gesicht, das aussah wie ein Delphin. Ohne zu zögern, fragte mich Stan nach dem Gesicht und seinem Zweck. Er benutzte dabei ein Wortspiel[4]: Ich amüsierte mich über das Wortspiel und entspannte mich. Die Barriere, mit der ich kämpfte, löste sich auf. Der Delphin wurde zu einem Raumschiff. Das Raumschiff hatte eine Stimme. Es begann eine Kommunikation, zuerst sprach es mit mir, dann durch mich mit dem Rest der Gruppe. Die Punkte, die es besprach und an die ich mich so gut erinnern kann, waren:

1. Die Insassen des Raumschiffes waren sich nicht sicher, ob ich bereit wäre, das aufzunehmen, was sie mir mitteilen wollten.
2. Ich sei einer von ihnen, aber ich sei vor ungefähr fünf Jahrtausenden der Erde zu-

---

[4] purpoise (engl.) = Delphin (dtsch.)
purpose (engl.) = Zweck (dtsch.)
Beide englischen Wörter werden mehr oder weniger gleich ausgesprochen.

geteilt worden und hätte in diesen fünftausend Jahren viele Leben durchlebt. Ich sollte mich jedoch nicht von dem irdischen Leben einfangen lassen. Ich müßte immer wissen, daß ich ein Gesandter aus dem Jenseits sei.

3. Meine Aufgabe seit dem Beginn meiner Zeit auf der Erde sei es, die Erdenbewohner „weicher zu machen". Eine der Möglichkeiten, dies zu erreichen, sei, daß wir die „weiche, sanfte Berührung" lehren würden. Die CranioSacrale Therapie diene dazu, die sanfte Berührung zu lernen, die Furcht zu nehmen und Wut und Frustration zu verringern. Die sanfte Berührung fördere Liebe und Vereinigung.
4. Wir kämen aus der Unendlichkeit jenseits aller auf der Erde vorstellbaren Wissenschaften.
5. Der Gott der Erdenbewohner sei ein Helfer des Gottes des Universums. Die Vorstellungen der Erdenbewohner von dem Universum seien winzig verglichen mit dem, was dort draußen wirklich sei.
6. Unser Planet sei wie eine Person. Er sei unsere Mutter. Das Sanftwerden der Erdenbewohner durch sanfte Berührung und Liebe bewirke, daß Mutter Erde geliebt und respektiert würde von denen, die sie unterstütze. Sie verdiene geliebt und respektiert zu werden. Sie schenke selbstlos und ohne zu fragen. Ihre Geschenke würden zur Neige gehen.

Meine Mutter gab mir Stärke, mein Vater gab mir Mitgefühl. Beides ist notwendig für diese Aufgabe.

Als mich der leitende Therapeut fragte, ob andere Personen zugegen wären, die von dort kommen würden, zeigte ich mit geschlossenen Augen um einen Therapeuten herum auf den Tisch auf der anderen Seite des Raumes, auf den sich gerade Stans Frau (so sagten sie mir) legte, nachdem sie in den Raum gekommen war.

Die Zeit wird es zeigen. Ich weiß nicht, was dieses Ereignis zu bedeuten hat, aber es war informativ und wundersam.

6.18 Mehr aus dem Kurs für Fortgeschrittene, Juni 1988

Drei Monate später begann ich, sofort Bilder zu sehen, als die zehn Paar Hände sanft auf mir lagen und Energie spendeten. Zuerst sah ich mich und fühlte ich mich, als sei ich in einem Zylinder aus durchsichtigem Material. Ich war sehr ruhig und meinte, alles ginge seinen normalen Gang. Dann wurde ich wie ein Torpedo aus dem Zylinder hinauskatapultiert. Ich flog durch den Weltraum auf die Erde zu. Ich umflog die Erde einige Male und landete dann nicht weit entfernt von einer Schloßburg. In dem Gebäude wimmelte es von Barbaren. Es gab einen Wallgraben mit einer Zugbrücke.

Ich befand mich etwas entfernt davon in einem Baum und niemand hatte mich gesehen. Ich sah an mir herunter und stellte fest, daß ich die falsche Kleidung anhatte. Ich wollte in die Burg gehen und mich unter die anderen mischen, aber nicht auffallen. Ich trug eine Art schicker Naziuniform. Ich stellte fest, daß ich meine Uniform durch Gedankenarbeit verändern konnte. Ich wechselte sie aus gegen eine zerrissene Kleidung, so wie die Soldaten sie trugen. Ich mußte dichter herangehen, um mich und meine Kleidung richtig anzupassen, aus der Ferne konnte ich die Einzelheiten nicht sehen. Ich ging dichter heran. Ich war sehr nahe. Dann ließ meine Sorge um meine richtige Bekleidung und mein richtiges Auftreten nach, denn ich merkte, daß mich die barbarisch anmutenden

Soldaten nicht sehen konnten. Ich war unsichtbar. Ich ging in die Burg und schaute mir die herumlaufenden Soldaten an. Viele kauten Fleisch, das sie von Knochen abrissen. Sie redeten laut miteinander und wedelten dabei mit den Knochen herum. Mir kam das Wort „Husaren“ in den Sinn, als der Therapeut mich fragte, was das für Leute seien.

Wir befanden uns in Osteuropa. Es war später Nachmittag. Es war ziemlich kalt. Hier und da lag etwas Schnee. Als ich weiter um mich sah, wurde mir klar, daß dies kein guter Platz für meinen Auftrag war, also ging ich fort. Es war wunderbar. Ich war unsichtbar, also flog ich einfach fort. Ich benachrichtigte meine Heimatstation, daß ich den Ort wechseln würde. Ich schien mehrere Male ohne Probleme um die Erde zu schweben, dann sah ich ein Schild, auf dem „Tennessee“ auf einem weißen Hintergrund stand. Der weiße Hintergrund hatte die Form des Staates Tennessee. Ich befand mich auf einem Kontinent, der wie Nordamerika aussah.

Ich ging nach Tennessee. Während ich näher herankam, wurde der weiße Hintergrund zum Staat selbst. Ich landete auf einem Schlachtfeld und wurde Soldat der *Tennessee Volonteers*. Ich hatte einen Verband um meine linke Schulter und meinen oberen Brustkorb. Da war viel Blut. Ich wußte, daß ich eine Kugel in meiner Achselhöhle hatte, die gegen meine oberen Rippen und mein Schultergelenk drückte. Ich beschloß, diese Situation beizubehalten. Ein Chirurg aus den Nordstaaten war dabei, die Kugel aus meinem Körper zu entfernen. Er hielt ein Eisen zum Kauterisieren ins Feuer. Mit diesem Eisen würde er meine Wunde sterilisieren, nachdem er die Kugel aus meiner Achselhöhle herausgeschnitten hatte. Ich sah mir zu. Ich wußte, daß ich diesen Schmerz und das, was daran so aufregend und schön war, erfahren und durchmachen mußte, um die Faszination des Schmerzes für die Erdenbewohner verstehen zu können.

Während ich das Bild sah, wie die Kugel entfernt wurde, löste der Therapeut eine große Energiezyste aus meiner linken Achselhöhle. Die Gleichzeitigkeit dieser beiden Ereignisse war perfekt. Dann sterilisierte der Chirurg im Bild meine Wunde mit dem rotglühenden Eisen. Ich fand nichts daran schön. Ich fragte mich auch weiterhin verwirrt, warum die Erdenbewohner sich dies immer wieder gegenseitig antun.

Ich teilte meine Erfahrung und meine Eindrücke meiner Heimatstation mit und kehrte zur Reparatur und Verjüngung zu einem Außenposten zurück. Diese Mission war ein Mißerfolg. Ich hatte versucht herauszufinden, warum die Erdenbewohner Schmerzen, Zerstörung und den Tod ertragen und sich gegenseitig zufügen. Die Vernunft hatte mir gesagt, daß irgend etwas daran schön sein und Freude machen müsse. Doch mein Erdenkörper hatte keine Freude und keine Befriedigung in den Schmerzen gefunden, die ich durchlebte, als mir die Kugel entfernt und meine Wunde mit dem Eisen sterilisiert wurde. Ich war nicht klüger geworden und bin es bis heute noch nicht.

6.19 Ein Erlebnis der Ruhe, September 1988

Meine nächste Behandlung durch die Teilnehmer eines Kurses für Fortgeschrittene erhielt ich im September 1988. Diese Behandlung brachte mir eine ruhige, verjüngende Erfahrung. Während des fünftägigen Kurses stellte eine der Teilnehmerinnen (Toni) einen Führer namens Ramus für ihre Behandlungen vor. Er wurde so gegenwärtig in unserem Kurs, daß die Gruppe ihn zum leitenden Therapeuten meiner Behandlung wählte.

Ramus forderte die Kursteilnehmer auf, heilende, allgemeine, an keine Fesseln gebundene Energie in meinen Körper fließen zu lassen. Während dies geschah, fühlte ich, wie Ramus mein Knochenskelett nach angeschlagenen Stellen, nach Dellen und Schwachpunkten absuchte und sie reparierte. Dann tat er dasselbe mit meinen Muskeln, mit meinen Bändern und Sehnen, er reparierte jede schadhafte Stelle. (Er tat dies nicht mit meinen Eingeweiden. Es wurde nicht darüber gesprochen, doch ich fühlte, daß zu jenem Zeitpunkt eine Heilung der Eingeweide nicht angebracht war.) Es war eine wunderbare, ruhige Erfahrung ohne irgendwelche Aufregungen. Als es vorüber war, war ich heiter und gelassen. Ich fühlte mich wie geölt, abgeschmiert, instandgesetzt und wieder in Schwung gebracht.

6.20 Ein Stück Einsicht, November 1988

Als die Teilnehmer des nächsten Kurses für Fortgeschrittene mich im November 1988 behandelten, machte ich eine sehr schöne belebende Erfahrung. Der leitende Therapeut (Chris) bat meinen inneren Arzt hervorzukommen. Ein großer, wundervoller, sanfter, absolut nicht furchterweckender Gorilla erschien.

Er sagte, ich sollte nicht vergessen, daß ich einer seiner Nachfahren sei. Er sagte mir, ich hätte mich seit einiger Zeit gefragt, welchen Zwecken die Herden grasfressender Tiere wie Gnus, Elche und Caribous auf diesem Planet dienten. Sie fräßen Gras und würden den Dünger für mehr Gras liefern. Doch was würde das zum Ökosystem beitragen? Er erklärte mir, daß alle grasenden Herden positive Gedankenformen produzieren würden. Sie seien notwendig, um ein Gegengewicht zu all den negativen Gedankenformen zu bilden, die von so vielen Menschen und auch einigen Tiere hervorgebracht würden. Das war unsere Lektion an jenem Tag.

6.21 Noch mehr Spaß, Mai 1989

Die Behandlung durch den Kurs für Fortgeschrittene im Mai 1989 war sehr gut. Shari war der leitende Therapeut. Zwei Führer stellten sich während der Sitzung ein. Sie hießen Reynaldo und Umberto.

Reynaldo war sehr ernst. Er teilte mir mit, ich hätte noch viel Arbeit zu tun. Ich müßte herausfinden, welche Motivation hinter der Gewalt und den zerstörerischen Tätigkeiten stehen würde, der sich so viele Erdenbewohner hingeben würden. Er sagte, daß meine bisherige Arbeit gut sei, aber ich keine Zeit verlieren dürfte, wenn die Erde gerettet werden sollte.

Umberto dagegen bestand darauf, daß wir alle auch Spaß haben müßten. Wir müßten Wein trinken und tanzen. Er sagte, daß er, Shari und ich in Florenz zusammen gelebt hätten. Wir hätten uns alle sehr gern gemocht und seien Freunde gewesen. Wir hätten eine wunderbare Zeit miteinander verbracht.

Wir hatten eine Lektion darin erteilt bekommen, daß ein ausgewogenes Gleichgewicht bestehen sollte zwischen ernster Arbeit und echtem Spaß.

6.22 Bestätigung, Juli 1989

Im Juli 1989 erfuhr ich mit dem Kurs für Fortgeschrittene Bestätigung und Erweiterung. Ich rezitierte vor dem Kurs die Worte, die von irgendwoher kamen, über die ich aber vorher nicht nachgedacht hatte. Ich weiß nicht woher sie kamen.

Die leitende Therapeutin (Lisa) ging am Anfang etwas schnell voran. Sie sagte, sie hätte niemals zuvor einen Patienten behandelt, der keinen Widerstand aufbauen würde. Da ich keinen Widerstand leistete, wußte sie nicht so recht, was sie tun sollte, sie redete einfach. Als wir darüber hinausgingen, fing ich mit dem Rezitieren an.

Im wesentlichen sagte ich folgendes:

1. In dem menschlichen Gehirn gibt es spezifische Kerne, die aktiviert werden durch Gewalt und zerstörerisches und tödliches Verhalten. Es ist vergleichbar mit dem Phänomen, daß viele Menschen einen Nervenkitzel brauchen und suchen. Wenn diese Kerne aktiviert sind, verbreiten sie ein Gefühl der Freude und Genugtuung.
2. Die CranioSacrale Therapie stimuliert die Entwicklung der Gehirnkerne, die ein Gegengewicht zu der Wirkung dieser auf Gewalt reagierenden Kerne bilden. Die CranioSacrale Therapie beinhaltet mehr als nur die Berührung und die Struktur: Der Zustrom von Energie hat einen positiven Einfluß auf die Entwicklung und die Macht der Chromosomen. Die Energie stimuliert die Entwicklung jener liebenswerten Gehirnkerne.
3. Das Vergnügen, das bei Gewalt, Zerstörung und Töten empfunden wird, wird gedämpft und reguliert durch die CranioSacrale Therapie. Außerdem verbreiten die neu entstehenden ausgleichenden Kerne Freude durch Tätigkeiten der Liebe.
4. Das paßt zusammen mit der fortschreitenden Modifizierung der Chromosomen.
5. Wenn das Niveau an negativer Energie eine bestimmte Höhe erreicht, wird die Oberfläche der Erde spontan ausgelöscht werden. Obwohl wir gegenwärtig von diesem Niveau noch weit entfernt sind, dürfen wir nicht selbstzufrieden werden.

Wir befinden uns in diesem Prozeß und das Niveau der Freude über Gewalt und Zerstörung ist grenzenlos hoch. Wir dürfen in unserer Arbeit nicht nachlassen.

6.23 Zum Abschluß

In diesem Kapitel habe ich Ihnen Einblick gewährt in einige sehr persönliche Erfahrungen, die mein Leben und meine Entwicklung ganz wesentlich beeinflußt haben. Ich versuche nicht, Sie von irgend etwas zu überzeugen. Ich berichte nur über meine Erfahrungen. Sie können damit machen, was Sie wollen. Ich hoffe, daß meine Erzählungen helfen werden, auch Ihren Geist zu öffnen, so wie diese Erfahrungen meinen Geist geöffnet haben.

Sobald der Geist offen ist, scheinen Dinge zu passieren, die den Geist immer weiter öffnen. Es ist, als ob unser Panzer einen Riß bekommen hat und es Kräfte gibt, die wissen, daß dieser Riß oder Spalt immer weiter geöffnet werden möchte.

Ich weiß nicht, was meine Erfahrungen bedeuten. Ich begnüge mich mit der Feststellung, daß es unendlich viel Dinge dort draußen gibt, von denen ich nichts weiß. Ich hoffe, daß auch Ihr Wohlbefinden durch diese Feststellung gesteigert wird.

7 Channeling???

Ob meine Erfahrungen nun wahr sind oder eingebildet,
durch sie habe ich vieles gelernt und dafür bin ich dankbar.
John E. Upledger, D.O.,O.M.M.

Wenn Sie immerfort mit Charakteren wie dem inneren Arzt, dem höheren Bewußtsein, der inneren Weisheit arbeiten, besteht die große Wahrscheinlichkeit, daß Sie in eine Situation gelangen, in der es so klingt und Sie das Gefühl haben, als würden Sie mit einem Wesen außerhalb des direkten und persönlichen Bewußtseins des Patienten in Verbindung treten. Einige nennen dies „Channeling". Sie können das Gefühl haben, mit einem Führer zu sprechen, der keine persönliche Gestalt hat, der aber mit dem Patienten auf esoterischer oder geistiger Ebene verbunden ist. Wenn Sie wissen wollen, ob dies wahr ist, so haben Sie ein echtes Problem, denn es ist nicht möglich, eine derartige Situation zu beweisen oder zu widerlegen.

Es kann argumentiert werden, daß der „Geistführer" ein Phantasieprodukt des Patienten ist. Klinische Veränderungen, die nach dem Gespräch oder Treffen zwischen dem Therapeuten und dem Geistführer auftreten, können natürlich auch die Folge von Anregungen, therapeutischen Bildern, einem Placebo oder dergleichen sein. Andererseits geschehen manchmal Dinge, die schwer zu erklären sind, so daß es sinnvoller erscheint einen geistigen Führer für die Erklärung zu bemühen, als noch weiterhin die Logik zu strapazieren, skeptisch zu bleiben und in einer traditionellen, wissenschaftlichen Geistesverfassung zu beharren.

Am Ende muß jeder einzelne Patient und auch jede Gruppe von Therapeuten für sich entscheiden, ob sie glauben, mit einem spirituellen Wesen in Kontakt gekommen zu sein und von einem derartigen Wesen Hilfe oder Widerstand erfahren zu haben oder nicht. Ich glaube, es spielt nur eine geringe Rolle, was der persönliche Glauben eines Therapeuten zuläßt. Ich gehe davon aus, daß der Therapeut bei seiner Arbeit mit einem Patienten mit dem Glauben des Patienten und seinen besonderen Umständen einhergeht, solange sie als wahr und richtig erscheinen und den CranioSacralen Rhythmus nicht beeinträchtigen (wenn dieser Rhythmus als Signifikanzanzeiger benutzt wird). Sie sollten mit dem Patienten eins werden, ein Teil von ihm werden. Lassen Sie Ihre Vorstellungen von dem, was Sie glauben oder nicht, und Ihre Vorurteile draußen vor der Tür.

Ich weiß, daß ich die Fragen bezüglich Channeling nicht so einfach beiseite räumen kann. Aber mein Verhaltenskodex als Therapeut besteht darin, völlig außer acht zu lassen, ob ich etwas glauben kann oder nicht. Was ich persönlich glaube, wird wohl am besten beschrieben durch einige Erfahrungen, die meine derzeitige Meinung zu diesem Thema beeinflußt haben. Dann werden Sie sicher das „Wie und Warum" meiner Anschauungen und meines Glaubens besser verstehen. Einige meiner Erfahrungen, die ich in der Rolle als Patient gemacht habe, wurden bereits im Kapitel 6 beschrieben. Die Erfahrungen, die ich jetzt schildern möchte, habe ich alle in meiner Funktion als Therapeut gemacht.

Ich habe mit dem Nichtbewußten der Patienten seit einigen Jahren gearbeitet. Häufig erscheint das Nichtbewußte sehr weit weg von dem Zentrum der bewußten Wahrnehmung. Das Nichtbewußte ist oft schüchtern und in sich gekehrt. Damit es in den Vordergrund kommt und mit dem Bewußtsein des Patienten und mit Ihnen Verbindung aufnimmt, ist oft viel sanftes, geduldiges Drängen erforderlich.

7.1 Die erste Begegnung: Frederick, der Arzt für Innere Medizin, ruft einen Ratgeber herbei

Es war in dem Zustand einer tiefen Entspannung und intensiver Konzentration, als ich zum ersten Mal feststellte, daß ich mit dem nicht personifizierten geistigen Führer eines Patienten in Verbindung treten konnte. Seitdem habe ich dieses Phänomen häufig wieder erlebt.

Dieses erste Erlebnis fand 1981 statt. Bei der Patientin handelte es sich um eine sehr nette praktizierende Psychologin und Psychotherapeutin. Sie war mittleren Alters und seit einem Autounfall vor zwei Jahren hatte sie chronische Schmerzen im linken Arm, der Schulter, dem oberen Brustkorb, im Nacken und im Kopf. Sie hatte das ganze therapeutische Spektrum durchlaufen vom Orthopäden zum Physiotherapeuten, zum Chiropraktiker und zum Spezialisten für Biofeedback. Ich fand keine strukturelle Erklärung für ihre Schmerzen, aber es schien eine Vielzahl von traumatisch bedingten Energiezysten zu bestehen.

Ich führte die Auflösung ihrer Energiezysten herbei und gelangte mit ihr in den Prozeß der SomatoEmotionalen Entspannung, bei dem viel Material aufgearbeitet wurde, das aus Zeiten vor dem Autounfall stammte. Ich bat um die Hilfe des inneren Arztes, dieser erschien, war sehr hilfsbereit und zuvorkommend. Den inneren Arzt nannten wir „Frederick“. Er war sehr kooperativ, denn er bestätigte, wann die genauen Körperpositionen zur Lösung der Energiezysten erreicht waren. Er sagte uns auch, wann das Höchstmaß an möglicher Entspannung in einer bestimmten Position erreicht war.

Er informierte uns, daß die Retention der traumatischen Energie aus dem Autounfall weitgehend darauf zurückzuführen sei, daß viel Unmut und Wut fortbestand wegen der Scheidung der Patientin nach 22 Ehejahren im Jahre 1978. Aus dieser Ehe stammten fünf erwachsene Kinder.

Nachdem ich über ein halbes Dutzend Sitzungen mit der Patientin und mit Frederick durchgeführt hatte, war mein Verhältnis zu ihm sehr freundlich und entspannt. (Die Patientin war sich unserer Gespräche völlig unbewußt.) Frederick sagte mir, daß die Schmerzen nicht aufhören würden, bevor die schlechten Gefühle bezüglich der Ehe nicht vollständig aufgearbeitet und aufgelöst wären. Ich fragte ihn ständig, wie wir diese endgültige Lösung der Wut und des Unwillens am besten herbeiführen könnten. Frederick gab einige Hinweise, aber sie waren etwas vage und er schien unsicher, als wir weiter daran arbeiteten, daß die Patientin ihre Scheidung annahm. Unser Bemühen in dieser Hinsicht war nicht sehr erfolgreich.

Bei der sechsten Sitzung fragte ich Frederick, ob es einen Ratgeber geben würde, den wir zu unseren Gesprächen einladen könnten - jemand, der willens und fähig wäre, uns bei dem letzten Rest der Schmerzen und der damit verbundenen Wut und dem Unwillen zu helfen. Da sie eine recht erfahrene Psychologin und Psychotherapeutin war, konnte diese Patientin nicht ohne Schwierigkeiten dazu bewegt werden, die bösen Gefühle, die sie gegen ihren früheren Ehemann hegte, völlig aufzugeben. Ihre Verteidigungsmechanismen funktionierten bestens. Sie hatte einige Episoden der Untreue und des Anbändelns mit anderen Frauen ertragen. Der Dank, den sie schließlich für ihre Geduld erhielt, war, daß ihr Mann die Scheidung verlangte. Dies hatte ihren Stolz wirklich verletzt und sie veranlaßt, ein ungesundes Maß an selbstgerechter Wut zu entwickeln und das Verlangen nach Rache.

Als wir um einen Ratgeber baten, wurde die Stimme der Patientin sehr tief und entwickelte einen Akzent, den ich nicht identifizieren konnte. Sie war schwierig zu verstehen. Die neue Stimme stellte sich als EUPHEMUS[1] vor und buchstabierte den Namen für mich. EUPHEMUS kam nicht aus dem Nichtbewußten. (Zu jener Zeit gebrauchte ich noch das Wort „Unterbewußtsein".) Vielmehr hatte er den Auftrag, der Patientin bei einem Problem zu helfen, das für sie seit mehreren hundert Jahren bestand. EUPHEMUS erklärte außerdem, daß er die Patientin zu mir gelenkt habe, weil er wisse, daß ich „offen" sei und ihm und anderen erlauben würde, durch mich zu arbeiten.

Ich beschloß, auf dieses Szenario einzugehen. Ich fragte EUPHEMUS, ob wir uns von früher kennen würden. Er rief: „Natürlich, wie kannst du vergessen haben, daß wir damals im antiken Griechenland und in Ägypten zusammen waren." Ich versuchte, meine fünf Sinne beisammen zu halten und erinnerte den ein wenig beleidigten EUPHEMUS daran, daß ich zur Zeit ein Erdenbewohner sei. So wie die Dinge auf der Erde liefen, hätte ich keine Erinnerung an meine früheren geistigen Existenzen und weitgehend auch nicht an meine früheren Leben auf der Erde. EUPHEMUS entschuldigte sich dafür, vergessen zu haben, wie die Dinge auf der Erde seien. Er versprach, daran zu denken und mit mir Geduld zu haben. Jedenfalls erzählte mir EUPHEMUS, daß wir beide Heiler gewesen seien in Ägypten. Davor habe er von mir gehört, als ich in Griechenland zum Heiler ausgebildet worden sei und mich recht frühreif und rebellisch aufgeführt hätte. Er erzählte mir, daß ich im 4. Jahrhundert vor Christi Geburt im gesamten Mittelmeerraum bekannt gewesen sei. Tatsächlich sei ich zu bekannt gewesen. Ich hätte mein Talent ohne jegliche Zurückhaltung ausgeübt. Daher sei ich im Alter von 12 Jahren geköpft worden von politisch orientierten, neidischen Lehrern. EUPHEMUS erzählte mir, daß drei der für meinen Tod verantwortlichen Lehrer gerade jetzt auf der Erde weilten und daß sie mich sehr gern wieder enthaupten würden. Er sagte, ich sei im Augenblick in keiner größeren Gefahr, aber ich sollte mich vor Eifersucht hüten und vorsichtig sein. Ich dankte EUPHEMUS für seinen Rat. Ich versicherte ihm, daß ich auf die Gefahr achtgeben würde und wechselte das Thema zurück zu der Patientin.

Laut EUPHEMUS hatte diese Patientin in Atlantis gelebt. Er berichtete, daß sie in ihrem damaligen Leben teilweise dafür verantwortlich gewesen war, daß ihr heutiger Ex-Ehemann zu jener Zeit sein Ansehen verlor, schließlich entlassen wurde und an der Schmach darüber gestorben sei. EUPHEMUS erklärte, die Patientin müsse erkennen, daß die Streitigkeiten zwischen ihnen und die Rachegefühle schon seit einigen Erdenleben ihr Zusammenleben gekennzeichnet hätten. Die Probleme würden so lange bestehen bleiben, bis sie endlich beide gemeinsam die Verantwortung dafür übernehmen und mit ihren Rachegelüsten aufhören würden. Das würde immer so weiter gehen, bis die Patientin die Tatsache akzeptieren würde, daß das, was ihr Ex-Ehemann getan habe, unbedeutend sei in der Gesamtsicht über die Jahrhunderte hinweg. Dann, und nur dann, würde es keinen Grund mehr für den Schmerz geben, der sie zu mir gebracht habe.

Ich fragte EUPHEMUS, wie ich die Lösung der Probleme zwischen diesen beiden Seelen fördern könnte. Er erläuterte mir, ich müsse

[1] In diesem Kapitel werden die Namen der Geistführer mit großen Buchstaben geschrieben, um sie abzuheben von den Namen für den inneren Arzt, die innere Weisheit, den Tumor.

diese Patientin allmählich darüber aufklären, daß sie die Gründe für ihre Symptome erkennen und ertragen müsse. Er warnte mich davor, ihr zu viel auf einmal zu erzählen. Ich schnitt das Thema an, nachdem sie wieder ins Bewußtsein zurückgekehrt war. Die Patientin war sehr aufnahmebereit und schien gewillt zu sein, an der Lösung eines Problems zu arbeiten, das vor mehreren Jahrhunderten in Atlantis begonnen hatte. Ich hatte drei weitere Sitzungen mit dieser Patientin nach der ersten Unterredung mit EUPHEMUS. Sie wurde von ihren Schmerzen völlig befreit.

EUPHEMUS ermutigte mich, weiterhin offen zu bleiben. Er erzählte mir auch, „sie" würden meine Dienste jetzt, da ich offen sei, viel mehr in Anspruch nehmen. Er verabschiedete sich von mir für eine gewisse Zeit und sagte mir, ich solle mir keine Sorgen machen. Ich würde so arbeiten, wie sie es von mir erwarteten. Er sagte mir auch, diese Patientin könne den Rest ihres Problems mit ihrer Hilfe lösen. Er meinte nicht, daß sie meine Hilfe noch weiter brauchen würde, doch wenn sich ein anderes Problem als zu schwierig erweisen würde, würde er dafür sorgen, daß sie zu mir zurückkommen würde. Ungefähr sechs Monate später kam sie zurück für zwei Sitzungen, in denen ich auf energetischer Ebene mit ihrer Leber und mit den Energiezentren des zweiten und vierten Chakras arbeitete. Es gab keine Verbindung zu EUPHEMUS. Ihr geht es jetzt gut.

Ich wußte wirklich nicht, was ich von dieser Erfahrung halten sollte. Weder lehnte ich sie ab, noch akzeptierte ich sie als buchstäblich wahr. Ich konnte den Fall einer Vergebung konstruieren, der Stolz und das Gefühl der eigenen Würde im Wege standen, doch fühlte ich mich dabei, als würde ich mühsam versuchen, auf mir bekanntem Boden zu bleiben. So beschloß ich, nichts zu beschließen, sondern vielmehr offen zu bleiben und abzuwarten, was als nächstes passieren würde.

7.2 Theo und die Schauspielerin

Vier Tage nach meiner letzten Verbindung zu EUPHEMUS kam eine Schauspielerin zu mir als Patientin, sie war Mitte Sechzig. Sie klagte über Synkopen und Schwindel. Sie hätte diese Symptome seit ungefähr 15 Jahren. In der letzten Zeit seien sie schlimmer geworden und behinderten sie in ihrer Tätigkeit als Schauspielerin. Sie hatte Angst, ihr könnte auf der Bühne schwindelig werden und sie könnte in Ohnmacht fallen. Bisher war das nicht passiert, aber die ständige Angst nahm ihr das Selbstvertrauen, und daher konnte sie sich ihrer Rolle nicht mehr ganz hingeben. Sie hatte obendrein ganz deutlich eine strukturelle, somatische Dysfunktion der sechsten Rippe auf der rechten Seite, die sie daran hinderte, tief zu atmen.

Sie setzte sich auf den Behandlungstisch und ich stand hinter ihr und legte meine Hände auf ihren Rücken auf die Rippen, um die Funktion der Rippen zu untersuchen. Dies war in den ersten Minuten ihres Besuches. Sie schien in Trance zu fallen, als ich meine Hände auf ihren Rippen hatte. Fast augenblicklich erklang eine tiefe Stimme aus ihr. Die Stimme sagte: „Mach dir keine Sorgen um die Rippen, mein Sohn. Das Problem ist sehr leicht zu korrigieren und es korrigiert sich von allein, sobald sie sich in ihrer gegenwärtigen Realität akzeptiert hat." Überrascht schrieb ich diesen Ausspruch auf, damit ich ihn nicht vergaß. Mein Geist sprang von Erstaunen zu Skepsis. Ich begann nach Gründen für ihr Verhalten zu suchen. Sie war eine melodramatische Schauspielerin, vielleicht hatte sie viele Probleme mit ihrer Persönlichkeit, vielleicht war sie „verrückt" oder ähnliches.

Dann sagte mir die Stimme, sie sei zu mir gelenkt worden, weil ich offen sei. Ich verstand dies als Aufforderung, meine Skepsis aufzugeben und mich dafür zu öffnen, was passieren würde. Erfolgreich entfernte ich mein eigenes „Gepäck“ aus dem Raum. Die Stimme fuhr fort und sagte uns beiden - denn die Patientin konnte sich am Ende der Sitzung an alles erinnern -, daß mehrere Seelen mit ihr in Verbindung treten wollten, aber daß sie Angst hätte. Wegen dieser Angst habe sie seit langer Zeit die Kommunikation abgelehnt. Ich fragte die tiefe Stimme, wie ich sie nennen sollte. Sie nannte THEO als Namen.

Ich fragte THEO, ob wir uns schon früher begegnet seien. Er verneinte das, sagte aber, er habe von meinen therapeutischen Fähigkeiten gehört, als ich ein Schüler im antiken Griechenland gewesen sei. Er sagte mir, daß ich sehr bekannt gewesen sei und die älteren Lehrer auf mich wegen meines Ruhmes eifersüchtig gewesen seien. Er meinte dann, ich sollte vorsichtig sein, weil sie mich einmal geköpft hätten, als ich noch sehr jung war. Ich sollte aufpassen, daß das nicht wieder passierte. Er erzählte auch, daß ich offen sei und daher meine Hilfe häufig in Anspruch genommen werden würde, um Seelen zu helfen, die über bestimmte Hindernisse gelangen müßten. Sie könnten das, was ich bräuchte, in meinen Kopf setzen und ich würde diesen Seelen helfen können, wieder auf den richtigen Pfad zu gelangen.

Ich sah diese Patientin dreimal mit monatlichen Abständen. Ich hatte keinen Kontakt mehr zu THEO, aber sie schien häufig mit ihrem Großvater zu kommunizieren, der vor ungefähr zwanzig Jahren gestorben war. Er schien ihr viele Ratschläge zu geben. Da sie die Gegenwart ihres Großvaters ohne Angst akzeptieren konnte, hörten die Synkopen und die Schwindelanfälle auf, ebenso die Angst davor. (Das Problem der Rippen war am Ende der ersten Sitzung ohne Schwierigkeiten mit der direkten Impuls-Technik behoben worden.) Ich habe die Patientin nach der dritten Sitzung nicht wieder gesehen. Diese Erfahrung mit THEO hätte man leicht abtun können, wäre sie nicht verbunden gewesen mit der zuvor beschriebenen Erfahrung durch die Geschichte meiner Enthauptung in Griechenland. Es wurde schwieriger, diese Erfahrungen einfach nicht zu akzeptieren.

Als nächstes kam die Trumpfkarte.

7.3 Bob, Gordon und CAUTHUS

Eine Woche nach meinem Zusammentreffen mit THEO kam Bob, ein 42 Jahre alter Mann von der Nordostküste, zu mir zur Behandlung für eine Woche. Das heißt, er kam regelmäßig am Montag, Dienstag, Donnerstag und Freitag jener Woche zu 45minütigen Sitzungen.

Am Montag verlief die Sitzung ruhig. Ich wandte die meisten der 10 Schritte des Untersuchungsprotokolls ohne Probleme an. Am Dienstag führte ich die Arbeit am Zungenbein und am Hals zu Ende und die Arbeit am Kiefergelenk. Ich war nicht sehr weit in die Tiefe gelangt mit der Arbeit am Zungenbein und am Hals. Am Ende der Sitzung fragte ich ihn, warum er zu mir gekommen sei. Es scheine keine wesentlichen Areale mit Dysfunktionen oder Schmerzen zu geben. Bob sagte, er wollte einfach die Arbeit erleben, für die ich bekannt sei. Er meinte, er könnte sich diesen Luxus leisten.

Am Donnerstag begann eine SomatoEmotionale Entspannung, die eine alte Verletzung betraf, die er sich als halbwüchsiger Eishockeyspieler zugezogen hatte. Er war hingefallen auf das Eis, er war wütend und fühlte sich blamiert. Niemand hatte ihn geschubst oder behindert. Er war nicht hinter dem Puck hergelaufen. Bob glitt relativ friedlich auf dem Eis dahin, als seine Füße schneller wurden als der Rest seines Körpers. Es war an einem Sonntag gewesen. Er spielte für eine lokale Wäscherei und sein

Vater hatte zugeschaut. Er schämte sich und war wütend. Wir durchlebten den Sturz auf sein Steißbein noch einmal. Wir setzten eine Energiezyste aus der unteren Lendengegend durch das Steißbein hindurch frei. Zusammen mit der Energiezyste lösten sich Gefühle wie Verlegenheit, Demütigung und Scham über sein Onanieren. Er fluchte richtig über sich. Er entschuldigte sich bei seinem Vater, der sehr verständnisvoll gewesen sei. Schließlich erkannte er den Humor in der ganzen Situation und lachte über sich selbst.

Zu diesem Zeitpunkt befand er sich in einer tiefen, wundervollen Entspannung. Ich fragte seinen inneren Arzt, ob er reden könne und dieser erwiderte „natürlich". Der innere Arzt hieß „Gordon". Gordon sagte, daß das, was wir erreicht hätten, Bobs Selbstwertgefühl wesentlich helfen würde und daß an diesem Tag nichts weiter getan werden könnte, aber am folgenden Tag hätten wir ein bestimmtes Projekt zu Ende zu führen.

Am Freitag kam Bob zu seiner letzten der vier Sitzungen. Am Abend wollte er nach Hause fliegen. Bob sagte, er hätte eine gute Nacht gehabt. Er sagte auch, daß er viel an sich selbst gezweifelt hätte. Er glaubte, daß das nun vorüber sei. Er hatte wirklich ein sehr viel besseres Gefühl von sich und seinen Fähigkeiten. Ich glaubte nicht, daß er sich noch weiter so beweisen müßte wie bisher.

Ich begann die Sitzung mit der CV-4-Technik. Bob wurde fast augenblicklich in den Zustand einer tiefen Entspannung versetzt. Ich fragte Gordon, ob er sich zu uns gesellen wollte. Gordon antwortete, daß er bereits anwesend sei und daß er mir jemanden vorstellen wollte. Ich machte deutlich, daß es mich sehr freuen würde, denjenigen, den Gordon mir vorstellen wollte, kennenzulernen. Gordon machte mich mit CAUTHUS bekannt.

CAUTHUS Stimme war anders, weicher und doch fester. CAUTHUS sagte: „Es freut mich, dich kennenzulernen, mein Sohn." Er erzählte mir, daß er es gewesen sei, der Bob zu mir gelenkt hätte und daß er zufrieden sei mit dem, was ich erreicht hätte. Ich brachte mein Erstaunen darüber zum Ausdruck, daß jemand so Erhabenes wie CAUTHUS an der Auflösung der Überreste eines Sturzes auf das Eis interessiert wäre. CAUTHUS wurde ein ganz klein wenig ungeduldig. Er sagte mir, daß die Arbeit, die wir vollbracht hätten, viel tiefer ginge als bis zum Sturz. Er zeigte auch seine Überraschung darüber, daß ich mir nicht darüber bewußt sei. Ich sagte CAUTHUS, daß ich einfach meinen Händen folgen würde und geschehen lassen würde, was auch immer geschieht. Ich versuchte, nicht im Wege zu sein. CAUTHUS' Stimme wurde wieder weicher und er sagte: „Natürlich, mein Sohn. Du bist offen. Deswegen können wir durch dich arbeiten."

Dann folgte ich einem Impuls und fragte CAUTHUS, ob wir uns schon einmal begegnet wären. CAUTHUS erzählte, er habe gehofft, mit mir zusammen im antiken Griechenland den Heilberuf erlernen zu können, doch sei ich von einer Gruppe politisch interessierter Heiler getötet worden, bevor er dazu Gelegenheit gehabt hätte. Ich fiel fast von meinem Stuhl. Dies war das dritte Mal, daß mir dieselbe Geschichte von einem Geistführer erzählt wurde. Die Patienten der Geistführer kannten einander nicht, zumindest in dem Hier und Jetzt kannten sie einander nicht. CAUTHUS sagte mir, daß es immer Leute geben würde, die einen zerstören wollten, wenn man aus der Masse herausragen würde.

Innerhalb von drei Wochen wurde mir dreimal von anscheinend unabhängigen Quellen erzählt, daß ich im alten Griechenland von Ärzten oder angeblichen Heilern getötet worden sei, weil ich zu selbstbewußt gewesen sei und ein zu großen Ansehen genossen hätte. Alle drei warnten mich vorsichtig vor heutigen Neidern in meinem Berufsstand. Alle drei sagten, daß sie die Patienten zu mir gelenkt hätten, weil ich „offen" sei. Es wird sehr schwierig, die Echtheit einer Information anzuzweifeln, wenn sie zu ein und derselben Zeit aus drei verschiedenen Richtungen kommt.

Ja, ich glaube, daß es Geistführer wirklich gibt. Und ich weiß ganz tief in mir, daß, wenn man mit dem Fluß der Dinge mitgeht, diese Führer einem genau sagen, was man tun und wie man sein Leben führen soll. Seit den oben beschriebenen Erfahrungen bin ich zu der Erkenntnis gelangt, daß es Geistführer gibt. Dies ist kein rationales Wissen, es ist ein Wissen „mit dem Bauch". Jetzt, seitdem ich offen bin, habe ich mehrere Erfahrungen mit Patienten gehabt, in denen Führer eine wesentliche Rolle gespielt haben.

7.4 Samantha und ihre Gruppe internationaler Geistführer

Jetzt möchte ich Ihnen einen äußerst bemerkenswerten klinischen Fall vorstellen, in dem Geistführer eine größere Rolle spielten, als ich mir hätte jemals vorstellen können. Mir wurde ganz einfach klar, daß ich so viele vorläufige Erlebnisse gehabt hatte, nur um auf diese besondere Patientin vorbereitet zu werden. Sie war 37 Jahre alt und in großer Not. Ich möchte sie Samantha nennen, um ihre Privatsphäre zu schützen. Allerdings ist sie um ihre Privatsphäre nicht sonderlich bemüht. Sie hat ihre Geschichte vor einem Kurs für SomatoEmotionale Entspannung und drei Kursen für Fortgeschrittene der CranioSacralen Therapie erzählt.

Samantha war eine erfolgreiche Managerin, als sie das erste Mal am 4. Februar 1988 zu mir kam. Seit 15 Jahren hatte sie in ihrem Beruf Erfolg gehabt. Seitdem sie Anfang Zwanzig war, hatte sie an Endometriose gelitten. Ein Zustand, der zu schmerzhaften Menstruationszyklen führt, weil sich Gebärmutterschleimhaut an Stellen außerhalb des Uterus befindet. Bei der Menstruation blutet auch diese außerhalb der Gebärmutter lokalisierte Schleimhaut. Blutzysten können sich in dem Gewebe zur Auskleidung der Beckenhöhle bilden, auf den Eingeweiden, außen auf dem Uterus, auf den Eierstöcken, den Eileitern, den Bändern etc. Dies kann zu sehr großen Schmerzen führen. Sie sagte, daß sie erfolgreich mit einem Medikament behandelt worden wäre, an dessen Namen sie sich nicht mehr erinnere. Sie habe in den letzten zehn Jahren immer mal wieder die Antibabypille genommen. Vor zwei Jahren hätte sie die Pille endgültig abgesetzt. Sie sei niemals verheiratet und niemals schwanger gewesen. Seit mehreren Jahren rauche sie 20 bis 30 Zigaretten pro Tag. Sie trank angeblich nur wenig Alkohol. In den letzten Jahren habe sie gelegentlichen Geschlechtsverkehr gehabt.

Sie war zu mir gekommen - es handelte sich um einen Notfall, der wegen eines abgesagten Termins dazwischengeschoben werden konnte -, weil sie vor drei Monaten einen verdächtigen Knoten in ihrer linken Brust entdeckt hatte, als sie sich selbst untersuchte. Sie hatte eine Mammographie machen lassen, eine Sonographie und eine Transillumination ihrer Brüste. Die letzte Mammographie war im November 1986 durchgeführt worden, dabei war nur fibrozystisches Brustgewebe festgestellt worden.

Diesmal war in allen drei Untersuchungen eine verdächtige Gewebeansammlung in der Größe von 2 cm x 0,5 cm in der linken Brust gefunden worden. Diese Gewebeansammlung war verbunden mit einer kleineren runden Gewebeansammlung mit einem Durchmesser von ungefähr 1,1 cm. In der Achselhöhle waren keine Knoten entdeckt worden. Auch in der rechten Brust hatte man keine verdächtigen Gewebemassen gefunden, doch beide Brüste bestanden aus dichtem, fibrozystischem Gewebe mit einem geringen Fettanteil.

Ich selbst hatte die Patientin mit meinen Händen untersucht, ohne die Untersuchungsergebnisse zu kennen. Ich las die Krankenberichte erst nach meiner Untersuchung. Ich bemerkte einen verdächtigen Knoten bei 11 Uhr in der linken Brust, eben über der Brustwarze. Der Knoten war fest verbunden mit dem darunterliegenden Gewebe, was auf Bösartigkeit hindeutete. Die Größe des Knotens schätzte ich auf 3 cm x 1,5 cm mit einer fast vertikal verlaufenden Längsachse. Ich fand kein verdächtiges Gewebe in den Achselhöhlen. Beide Brüste hatten eine typische fibrozystische Struktur.

Nach meiner Untersuchung und der Diskussion über meine Befunde und darüber, was aus ihnen folgte, fragte ich Samantha, warum sie mit einem derart dringenden Problem zu mir gekommen sei. Sie antwortete, sie habe von Methoden der alternativen Medizin zur Behandlung von Brustkrebs gehört, sie wolle mehr darüber wissen und sie vielleicht ausprobieren. Ich erwiderte, daß die Methoden der alternativen Medizin in diesem Stadium eventuell zu spät sein könnten und daß es besser sei, sie in die chirurgische Versorgung zu integrieren und nur als zusätzliches Hilfsmittel zu benutzen. Daraufhin teilte sie mir mit, daß eine Mastektomie für den 19. Februar 1988 geplant sei. Bis dahin hätten wir zwei Wochen Zeit und könnten die alternativen Methoden ausprobieren.

Ich erklärte ihr das Konzept der therapeutischen Bilder und des therapeutischen Gesprächs. Sie war sehr empfänglich dafür und wollte diese Methode versuchen. Bei der CV-4 Technik wurde sie sehr entspannt. Sie konnte einen ruhigen Strand sehen, auf dem sie und ich uns sonnten. (Ich wollte von Anfang an in ihre Bilder einbezogen sein.) Wir forderten dann ihren inneren Arzt auf, sich zu uns zu gesellen.

Ihr innerer Arzt folgte unserer Aufforderung sehr bereitwillig. Sein Name war „Harold“. Er sagte uns, daß der Tumor in der Brust bösartig sei und „Schwarze Masse“ heißen würde. Harold meinte, daß „Weiße Liebe“ im Herzen den Tumor in der Schwebe halten könnte. Er sah deutlich, daß Schwarze Masse Samantha töten könnte und würde.

Dann sprach Schwarze Masse zu uns. Er sagte, er habe genug von einem Leben in Wut und ohne Liebe. Er würde es besser finden, wenn Samantha stürbe und mit einer besseren Lebenseinstellung noch einmal beginnen könnte. Dies war ein eindeutiger Standpunkt gleich zu Beginn unseres Zusammentreffens. Ich verhandelte mit Schwarzer Masse und mit Samantha. Ich bat darum, daß wir den Tumor vorübergehend verkleinern könnten, denn die Situation sei sehr dringend, und daß die Schmerzen dazu benutzt werden könnten, Samanthas Aufmerksamkeit zu erhalten und ihr die Macht von Schwarzer Masse bewußt zu machen. Damit war Schwarze Masse einverstanden. Harold fand das ebenfalls eine gute Idee und machte den Vorschlag, die Schmerzen sollten in den Zehen ihres rechten Fußes sein. Schwarze Masse stimmte zu. Dann schlug Harold vor, ich sollte „liebende Energie“ in Samanthas Herz fließen lassen und dort konzentrieren mit der Absicht, den Tumor zu verkleinern. Ich versuchte, Harolds Vorschlag so gut ich konnte nachzukommen. Nach ungefähr fünf Minuten der Konzentration auf diese Absicht war ein Knacken im Tumorgebiet zu spüren. Als die erste Sitzung ihrem Ende zuging, war der Tumor um die Hälfte kleiner geworden.

Als Samantha in die Gegenwart zurückkehrte, hatte sie keine bewußte Erinnerung an die Ereignisse, die passiert waren. Sie erinnerte sich nicht an Harold und nicht an Schwarze Masse. Ich berichtete ihr von der Sitzung und ließ sie ihren Tumor fühlen. Sie war überrascht darüber, daß er sich so wesentlich verkleinert hatte und weicher geworden war. Sie fühlte sich in dem Maße gestärkt, daß ich recht optimistisch war, mit diesem Problem voranzukommen zu können.

Ich fragte sie nach den Gefühlen der Wut und der Liebe. Sie berichtete von sexuellen Belästigungen als Kind durch ihren Vater und einen Mann namens George. Zu jenem Zeitpunkt konnten wir dem nicht weiter nachgehen. Sie sagte, sie habe gedacht, daß sie diese Probleme bereits früher abgehandelt hätte. Es schien auch mir nicht weiter wichtig zu sein. Keiner von uns meinte, seine Aufmerksamkeit etwas anderem als dem Tumor schenken zu dürfen, denn die Operation stand drohend bevor.

Acht Tage später: Am 12. Februar 1988 kam Samantha wieder. Das war eine Woche vor ihrer Operation. Der Tumor in ihrer linken Brust war noch immer nur halb so groß wie zu Beginn des ersten Besuches. Ich muß gestehen, ich war darüber ebenso begeistert wie Samantha.

Als ich meine Hände auf ihren Kopf legte, verfiel Samantha sofort in ein anderes Bewußtseinsstadium. Ich bat Harold, ihren inneren Arzt, zu uns zu kommen. Harold sagte, er habe dabei geholfen, die restliche Wut auszuräumen, und daß die Dinge recht gut stünden.

Dann kam eine Stimme aus Samantha mit einem sehr starken britischen Akzent. Ich hatte wirklich keine Ahnung, woher diese Stimme kam. Ich fragte, wer die Stimme sei, und sie sagte: „John, hast du mich schon vergessen?“ Ich war völlig überrascht, aber versuchte, es zu verbergen. Ich versuchte, einen klaren Kopf zu behalten. Ich erklärte dieser Stimme, daß ich in meinem Erdenleben keine Erinnerung hätte an frühere Leben oder geistigen Existenzen. Ich fragte, wem die Stimme gehöre. Er sagte, sein Name sei HAWKINS. Er sagte weiter, wir hätten vor ungefähr 200 Jahren in Cambridge zusammen an einem biologischen Forschungsprojekt gearbeitet. Er meinte, ich sei immer viel zu ernst gewesen, er hätte mich immer wieder aus dem Labor locken müssen, damit ich mich entspannte. Er hätte mich immer in einen Pub mitgenommen, wo wir dunkles Bier getrunken und mit den Frauen geschäkert hätten.

HAWKINS sagte, er sei einer von denen, die Samantha zugeteilt worden seien. Sie wüßten, ich würde mit ihnen zusammenarbeiten, daher hätten sie Samantha zu mir gebracht. HAWKINS sagte weiter, sie sei erlösbar und könnte viele gute Dinge vollbringen, wenn sie über gewisse Hindernisse hinweg gelangen könnte. Er war davon überzeugt, daß wir sie vor dem Krebs retten könnten.

HAWKINS machte dann den Vorschlag, sie solle sich weiße Blutkörperchen vorstellen, die den Krebs aufäßen. Er wies mich auch an, Energie direkt durch ihre Brust zu schicken. Er sagte, er wolle mir dabei helfen. Ich konnte seine Gegenwart fühlen. Dann schlug Harold vor, wir sollten die Energie von Schwarzer Masse lösen und in den Weltraum freisetzen. Ich fühlte, wie die Energie gelöst wurde. Am Ende der Sitzung, als ich den Tumor abtastete, hatte er die Größe einer Erbse. HAWKINS meinte, ich sollte Samantha lehren, sich bildlich vorzustellen, wie die weißen Blutkörperchen alle Reste des Tumors aufessen und verdauen würden. Er glaubte, sie bräuchte nicht operiert zu werden, wenn wir nur schnell genug arbeiten würden.

Samantha wachte wieder ohne eine Erinnerung an die Sitzung auf. Sie tastete nach ihrem Knoten und fühlte sofort, daß er sehr viel kleiner geworden war. Ich lehrte sie, sich bildhaft vorzustellen, wie die weißen Blutkörperchen alle noch vorhandenen Reste des Tumorgewebes verdauen würden. Sie sagte, sie würde sich jeden Tag auf dieses Bild konzentrieren. Als sie mich über die Schmerzen in ihrem rechten kleinen Zeh fragte, antwortete ich recht zurückhaltend und machte mir so meine Gedanken über HAWKINS.

Am 19. Februar 1988 wurde bei Samantha eine Brustbiopsie durchgeführt, denn der Chirurg war erstaunt, wie klein der Tumor in so kurzer Zeit geworden war. Es wurde nicht wie geplant eine Mastektomie vorgenommen. Das Gewebe, das entfernt wurde, hatte einen Durchmesser von 1 cm. Es handelte sich um einen Gallertkrebs. Der Pathologe glaubte nicht, daß der gesamte Tumor entfernt worden war. Es gab eine gewisse Verwirrung, denn der Chirurg behauptete, den Tumor vollständig entfernt zu haben. Durch die Operation sei es möglich gewesen zu beobachten, daß sich der bösartige Tumor im Stadium der Rückbildung und nicht im Stadium der aggressiven Ausbreitung befand. Ich habe selten ein derartiges Durcheinander in Krankenberichten gesehen. Alle anderen Ergebnisse aus den Laboruntersuchungen, Röntgenaufnahmen, EKGs und der allgemeinen Untersuchung waren innerhalb der normalen Bandbreite.

Samanthas nächster Besuch bei mir fand am 26. Februar 1988 statt, eine Woche nach ihrer Brustoperation. Sie hatte sich ohne Komplikationen von dem Eingriff erholt. Sie war aufgeregt, denn der Chirurg war irritiert über den schnellen Rückgang der Tumorgröße. Er wollte auch aus der anderen Brust Gewebe entnehmen, um ganz sicher zu gehen. Dieser Tumor würde oft beide Brüste befallen. Diese zweite Biopsie war für den 28. Februar 1988, also in zwei Tagen, vorgesehen. Samanthas Glaube an ihre eigene heilende Kraft war nicht groß genug, um sich gegen diese zweite Gewebeentnahme zu wehren. Sie würde den Empfehlungen ihres Gynäkologen im Hinblick auf die zweite Brust folgen, aber sie würde sich nicht die linke Brust abnehmen lassen, wie ursprünglich vorgesehen, und danach eine Bestrahlung und Chemotherapie anschließen lassen.

Als ich meine Hände auf Samanthas Kopf legte, fiel sie fast augenblicklich in einen anderen Bewußtseinszustand. Mein Assistent war anwesend, denn die Dinge waren für mich so kompliziert geworden, daß ich mich nicht immer an alles genau erinnern konnte. Ich hätte keine ordentlichen und exakten Aufzeichnungen machen können, nachdem meine Hände wieder frei gewesen wären. Wir baten den inneren Arzt, uns zu helfen. Ein „Dr. Visor“ erschien. Er sagte, weiße Blutkörperchen gegen Krebs seien seine Spezialität. Sie würden im Knochenmark hergestellt. Samantha sagte später bei unserem Gespräch am Ende der Sitzung, daß sie nichts über weiße Blutkörperchen wüßte, noch woher sie kämen. Dr. Visor empfahl die Einnahme von hohen Dosen von Vitamin B-Komplex und Vitamin C. Er sagte auch, daß Samantha jeden Tag drei große Gläser Karottensaft trinken und ergänzend Zink, Kalzium, Chrom und Selen in Chelatkomplexen zu sich nehmen sollte. Außerdem sollte sie die Enzyme Bromelain und Papin einnehmen.

Nach dieser Konsultation mit Dr. Visor wagte ich zu fragen, wer überhaupt für den Tumor zuständig sei. Da erschien „Big C“. Eine tiefe unheilvolle Stimme kam aus Samanthas sehr weiblichem Stimmapparat und sagte, er trage die Verantwortung. Er informierte uns, daß der Tumor entstanden sei wegen des männlichen Hormonpräparates Danocine, das Samantha zur Behandlung ihrer Endometriose und eines Mineralmangels vor vielen Jahren eingenommen habe. Big C verfolgte die Absicht, Samanthas Aufmerksamkeit auf ihre Weiblichkeit zu lenken, die durch das Danocine teilweise unterdrückt worden sei. Er stellte außerdem fest, daß die von Dr. Visor empfohlenen Mineralien zur Wiederherstellung ihrer Weiblichkeit notwendig seien.

Ich verhandelte mit Big C. Ich erzählte ihm, daß er Samanthas Aufmerksamkeit genieße und daß ich dafür sorgen wolle, damit Samantha erkennt, daß sie weiblich werden müßte. Die Verhandlung war schwierig, denn Samantha war nicht beteiligt und konnte auch nicht beteiligt werden. Es war, als wenn wir über ihr Schicksal verhandelten, ohne daß sie Stellung dazu nehmen konnte. Ich fühlte mich wie ein Anwalt, der versucht seinen Mandanten vor der Todesstrafe zu bewahren. Jedenfalls war Big C bereit, einige der Krebszellen aufzugeben. Er gab einige an die weißen Blutkörperchen und war damit einverstanden, daß die Molekularstruktur einiger maligner Zellen zurückverwandelt würde in die normaler Zellen und daß diese malignen Zellen dann normal funktionieren würden. Zu diesem Zeitpunkt erhielt ich die Anweisung, Energie durch das Kronen-Chakra einfließen zu lassen, und durfte dann Samantha zu unserem Gespräch dazu bitten.

Jetzt antwortete sie, obwohl sie noch in tiefer Trance war. Ihr wurde aufgetragen, sich vorzustellen, wie Big C sich einen weißen Mantel anzöge. (Er hatte einen schwarzen Umhang getragen.) Samantha war in der Lage, Big C mit einem weißen Mantel zu sehen. Ich wurde angewiesen, Energie durch die linke Thoraxseite und die linke Brust zu schicken. Als dies geschehen war, wurde mir aufgetragen, Energie durch die rechte Brust zu schicken. Big C sagte, er hätte zwei Krebszellen in der rechten Brust als eine Art Sicherheit für sich.

Als nächstes kam eine Stimme mit einem orientalischen Akzent. Die Stimme gehörte einem Wesen, das sich als LU CHOW PIN vorstellte. Er sagte, er würde mir mit der Energie helfen. LU CHOW PIN war ein weiterer Führer, der zusammen mit HAWKINS für diesen Fall zuständig war. Während ich mich mit LU CHOW PIN bekannt machte, folgte ich einfach meinen Händen und entspannte den Hals, den linken Arm und die Schamregion, um den Hormonen zu helfen. LU CHOW PIN sagte: „Du bist wirklich gut“, und verschwand. Big C fand es gut, daß Samantha vor allem wieder eine Frau werden wollte. Er war damit einverstanden, für eine gewisse Zeit den weißen Mantel zu tragen. (Ich nehme an, daß er damit von weiteren bösartigen Aktivitäten abgehalten wurde.)

Am 28. Februar 1988 ging Samantha ins Krankenhaus zur Gewebeentnahme aus ihrer rechten Brust. Zu jenem Zeitpunkt wurde kein malignes Gewebe gefunden. Der Biopsiebericht über die linke Brust wurde fertiggestellt. Die Diagnose lautete nun: Colloidcarcinom der linken Brust weniger als 1 cm im Durchmesser groß. (Damit war die Konfusion über die erste Biopsie offiziell - wenn auch nicht wirklich - aus dem Wege geräumt.) Samantha schien wesentliche Fortschritte im Hinblick auf die Lösung ihres Problems zu machen.

Samantha kam wieder zu mir am 2. März 1988, genau einen Monat nach ihrem ersten Besuch. In diesem kurzen Monat (Februar) war für uns alle viel passiert. Bei dieser Sitzung meinten wir, besonders klug zu sein, und wollten sie von Anfang bis zum Ende auf Band aufnehmen. Wir taten das auch. Wir haben das Band einmal abgehört und alles war in Ordnung. Nach einer Woche wollten wir das Band wieder hören, doch dann war da nur ein Rauschen. Ich muß diese Selbstzerstörung des Bandes erwähnen, weil ich mich für die völlig unvollständigen Notizen über diese Sitzung entschuldigen muß. Ich hatte mich auf das Band verlassen. Glücklicherweise waren zwei andere Personen zugegen, die mir bei der Rekonstruktion der Sitzung behilflich waren.

Diese Sitzung wurde weitgehend von dem Geistführer LU CHOW PIN geleitet. Samantha sprach wieder mit einem orientalischen Akzent und hatte einen unergründlichen Ausdruck auf ihrem Gesicht. Er war äußerst bemerkenswert. LU CHOW PIN empfahl, daß Samantha jeden Tag Tahebo-Tee trinken möge und jeden Tag 30 Minuten lang Umschläge aus Tahebo-Rinde auf ihre Eierstöcke und ihre Brüste legen sollte. Samantha sollte auch Ginseng zu sich nehmen. Er sagte, es sei unbedingt notwendig, daß sie ihre Weiblichkeit wieder herstelle, die durch frühe sexuelle Belästigung gestört sei, durch die Einnahme von Danocine (dem männlichen Hormonpräparat gegen die Endometriose) und durch ihre Yang-Existenz in der männlichen Geschäftswelt. LU CHOW PIN sagte uns auch, daß Lurie, ein großer Meister, zusehen würde. Er sagte, Big Cs Einstellung und seine Energie hätten die Weichheit vergrößert. Er sei immer noch ein wenig mißtrauisch und vorsichtig, aber nicht mehr sehr. Dies war eine großartige Sitzung. (Ich wünschte nur, ich hätte mich nicht auf das Band verlassen und mehr Notizen gemacht.)

Samantha fühlte sich wunderbar nach der Sitzung, aber wir mußten ihr alles genau erzählen, denn sie wußte nicht im geringsten, was passiert war. Sie akzeptierte die Anweisungen bezüglich Tahebo-Tee und Umschlägen und dem Ginseng. Inzwischen war sie an seltsame Anweisungen und merkwürdige Erklärungen gewöhnt.

Am 4. März 1988 kam Samantha zur nächsten Sitzung. Sobald sie sich hingelegt hatte, brauchte ich nur ihren Kopf zu berühren und das Wesen LU CHOW PIN sprach aus ihr. Er sagte, der Tumor sei völlig verschwunden. Ein neues Wesen namens Luke sollte die Aktivität und die Anzahl der weißen Blutkörperchen kontrollieren. Big C war glücklich. Ich setzte meine Arbeit mit den Händen routinemäßig fort und lernte LU CHOW PIN etwas näher kennen, wobei wir viel Spaß miteinander hatten.

Das nächste Mal kam Samantha ungefähr vier Wochen später, am 31. März 1988. Diese lange Zeitspanne sagte mir, daß Samantha sich selbst vertraute und auch Vertrauen hatte in die Fähigkeiten und die Macht ihrer beschützenden Geistführer. Ich sprach mit LU CHOW PIN und mit HAWKINS. Beide bestätigten, daß alles gut liefe. Samantha würde nun eine bestimmte Gnadenfrist gewährt. Sie müßte nun auch mit der ihr zugedachten Arbeit beginnen, die darin bestand, anderen zu helfen, sich in die richtige Richtung zu entwickeln. Sie sollte ihre Arbeit in der primitiven, von dem Geld bestimmten Geschäftswelt nicht wieder aufnehmen. Ich könnte ihr dies mitteilen, doch sollte ich behutsam vorgehen und sie nicht abschrecken. LU CHOW PIN fügte hinzu, daß die Yin-Seite ihres Körpers (die linke Seite) noch immer völlig durcheinander sei. Ich sollte dort Energie einfließen lassen, damit sie sich besser organisieren könnte. Wenn sie außerdem keinen Fortschritt in dem Sinne machen würde, daß sie ihre weibliche Seite entwickelte, würden Schmerzen in der linken Brust auftreten. Der Krebs würde nicht wieder auftreten, es sei denn, sie würde gegen ihr neues Leben rebellieren.

Ich sah Samantha erst am 15. September 1988 wieder. Sie war in New York gewesen, wo ihre Eltern lebten. Während sie dort war, wurde sie von ihrer Familie und ihren Freunden dazu überredet, sich von oben bis unten untersuchen zu lassen. Die Freunde und die Familie hielten es für eine Art Selbstmord, daß sie die Brustoperation, die Bestrahlung und die Chemotherapie abgelehnt hatte. Niemand hatte irgendwelche Anzeichen für Krebs gefunden. Allerdings war offensichtlich, daß man sie kritisiert und eingeschüchtert hatte. Sie hatte größere Selbstzweifel als bei ihrem ersten Besuch bei mir. Sie klagte über Schmerzen im linken Arm, in der Schulter und im Nacken. Sie befürchtete, daß dies ein Tumorrezidiv sei.

In dieser Sitzung fiel Samantha wie üblich in eine tiefe Trance. Als erstes stellte sich EKETAN vor. Er sagte, er habe persönlich die Verantwortung für Samanthas Fall übernommen, weil es an der Zeit sei, daß sie die Tiefe ihres Vertrauens unter Beweis stelle. Er sagte mir, ich solle so viel Zeit mit ihr verbringen, wie angemessen erscheine, weil sie an einem kritischen Punkt angelangt sei. Sie habe nicht genügend Vertrauen gezeigt, als sie sich von der Familie und ihren Freunden dazu überreden ließ, daß sie sich auch weiterhin vor dem Krebs fürchten müsse. Ich sollte ihr mitteilen, ihr würde es gut gehen, wenn sie nicht zu sehr von dem Pfad abkommen würde, der ihr gezeigt würde. Sie würde lange genug leben, um ihre Arbeit zu vollbringen, ihr Wachstum zu vollenden und friedlich zu sterben, wenn sie ihre Aufgabe erfüllt habe.

Dann geschah etwas äußerst Bemerkenswertes. LU CHOW PIN bat darum, mit mir sprechen zu dürfen. EKETAN erlaubte dies. LU CHOW PIN hielt die Anwendung von Akupunktur zu dem jetzigen Zeitpunkt für angebracht. Ich fragte ihn, welche Punkte ich nadeln sollte. Er begann, die chinesischen Bezeichnungen für die Punkte zu geben. Ich kenne die chinesischen Namen der Akupunkturpunkte nicht. Ich bat LU CHOW PIN, die Punkte nach dem westlichen System der Meridianbezeichnungen und der Punktnummern zu benennen. Er kannte diese Bezeichnungen nicht. Ich dachte einen Augenblick nach und fragte dann, ob er Samanthas Finger benutzen könnte, um mir genau zu zeigen, wo er die Nadeln gesetzt haben wollte. (Ich sollte erwähnen, daß dieses ganze Gespräch durch Samantha geführt wurde, die ihr orientalisches Gesicht aufgesetzt hatte und mit ruhiger Stimme und orientalischem Akzent sprach.)

Ohne großes Zögern zeigte Samanthas rechter Zeigefinger auf die Punkte Di 4, 3E 8, G 4 und Le 4. LU CHOW PIN sagte: „Du stichst die Nadeln an diesen Punkten, auf beiden Seiten natürlich."

Ich wollte hilfsbereit sein und die Namen und das Nummersystem erklären, mit denen wir die Akupunkturpunkte identifizieren. LU CHOW PIN meinte, das sei für ihn von keinem Interesse. Samantha wies später jegliche vorherige Kenntnis von der Lage und den Namen von Akupunkturpunkten zurück.

Dann kam HAWKINS wunderbare Stimme mit dem britischen Akzent aus Samanthas Kehle. Er meinte, ich sei zu ernst. Er würde gern mit mir einen oder zwei Drinks nehmen. Ich fragte ihn, ob er abends nach meiner Arbeit mit mir nach Hause kommen könne. Er sagte, das sei möglich. Ich fragte ihn: „Wenn ich Champagner trinke und du bist dabei, würde dir das dann auch Spaß bringen?" Er erwiderte: „Klar, dazu habe ich große Lust." Nach meiner Arbeit ging ich nach Hause und öffnete eine Flasche Champagner. An jenem Abend war ich allein zu Hause. Ich setzte mich mit meinem Champagner hin und unterhielt mich mit HAWKINS. In jener Nacht sagte er mir, ich solle mir keine Sorgen machen, er wäre immer bei mir, um mir zu helfen, wenn ich von dem richtigen Weg abkommen würde. Ich müßte nur offen bleiben. Da saß ich nun, trank Champagner und redete mit mir selbst.

Doch kehren wir zurück zu der Sitzung mit Samantha. EKETAN kam wieder zurück, bevor die Sitzung zu Ende war. Er erzählte mir, daß er ein besonderes Interesse an meiner Arbeit hätte, weil wir in Ägypten zusammen gearbeitet hätten. Wir seien Ärzte gewesen und hätten uns mit der Korrektur einer Krankheit des Gehirns beschäftigt, die zur Lähmung führte. Ich fragte: „Krankheit?" Er bat um Entschuldigung. Er kenne nicht alle Nuancen der Sprache. Er meine eine „Verletzung des Gehirns". Er sagte, alles, was ich tun müsse, sei, offen zu bleiben.

Ich sah Samantha und ihre Freunde nicht vor dem 9. März 1989 wieder. Sie erzählte, die Schmerzen im Arm, der Schulter und dem Nacken seien schlimmer geworden. Sie sei in ihren Beruf als Managerin zurückgekehrt, allerdings arbeite sie weniger als früher. Aber sie habe keine weiteren Schritte unternommen im Hinblick auf ihre Aufgabe, zu lehren und zu dienen. In meinen Augen waren die Schmerzen dazu da, ihre Aufmerksamkeit zu erwecken. Ich stellte keine strukturellen Probleme fest. Energie schien sich um ihre linke Brustwarze herum in unorganisierter Weise zu konzentrieren. Die rechte Brust erschien ruhig und wohl geordnet.

Der Führer, der in dieser Sitzung auftrat, hieß CHAMAAS. (Wenn möglich, lasse ich mir den Namen immer buchstabieren.) CHAMAAS sagte, er bräuchte meine Hilfe auf der niederen Schwingungsebene, während er selbst auf der höheren Ebene arbeiten würde. Für eine gewisse Zeit sollte ich Samantha jede Woche sehen. Ich war natürlich bereit, alles zu tun, was CHAMAAS von mir verlangte. Ich wußte nicht, was ich tat, aber er sagte, ich wüßte das auf einer niederen Ebene, denn ich würde genau das tun, was er wollte. Ich weiß bis heute nicht, was ich in jener Sitzung tat. Ich dachte nur „niedere Schwingungsebene“ und ließ meine Hände machen, was sie wollten.

Samantha erschien erneut am 14. März 1989. Diesmal hieß der Geistführer JABOOM. Er fragte mich, ob ich seine Botschaft erhalten hätte. Ich sagte, daß ich das nicht wüßte. Ich fügte hinzu, daß ich in der letzten Woche sehr viel zu tun gehabt hätte und entschuldigte mich. Er meinte, ich solle keine Perfektion erwarten, wenn ich in einem irdischen Körper arbeiten würde. Ich fühlte mich gut.

Samantha erinnerte sich nicht an die Sitzung vom 9. März und auch nicht an die vom 14. März. Sie mußte mir glauben, daß die Schmerzen bestehen würden, weil sie noch immer nicht ihrer Weiblichkeit richtig freien Lauf ließ. Sie mußte eine Frau werden. Es fiel ihr schwer, ihrem Erfolg zu entsagen und dem Ansehen, das sie als Geschäftsfrau gewonnen hatte. (Sie war die stellvertretende Leiterin eines recht großen Architekturbüros.)

Das nächste Mal sah ich Samantha am 23. März 1989. Sie erzählte mir, daß sie nicht mehr zu mir kommen könne, weil die Krankenversicherung nicht mehr zahlen würde. Sie wollte sich nicht auf den Tisch legen, aber es war trotzdem eine gute Sitzung. Sie ließ viel Wut ab über diese Angelegenheit. Wir sprachen über ihr „Syndrom eines verzogenen Kindes“, ihre Wut darüber, von den Geistführern zu Dingen veranlaßt zu werden, die ihr Leben grundlegend ändern würden, die Risiken mit sich brächten und Opferbereitschaft fordern würden. Und wir sprachen darüber, daß sie ihre Schulterschmerzen los werden wollte. Außerdem wollte sie den Beweis, daß sie wirklich keinen Krebs mehr hatte. Wir sprachen über Vertrauen. Ich sagte ihr, wenn sie eine Mammographie, eine Ultraschalluntersuchung oder Bluntuntersuchungen wollte, so könnten wir das veranlassen. Sie sollte eine Woche darüber nachdenken. Dann könnte sie die Untersuchungen machen lassen oder nicht. Es sei ihre Entscheidung. Ich machte ihr deutlich, daß es ein Gradmesser für ihr Vertrauen wäre, ob sie die Tests machen lassen würde oder nicht.

Am 14. April 1989 erschien Samantha wieder bei mir. Sie hatte die Untersuchungen machen lassen, alle Befunde sprachen gegen die Existenz eines Tumors. Wir sprachen über Vertrauen, ihren Widerstand dagegen, einen neuen Weg einzuschlagen, und so weiter. Sie wurde ruhiger. Ihre Familie übte ständig Druck auf sie aus, sie sollte prüfen, ob sie wirklich tumorfrei sei. Sie konnte dem nur schwer widerstehen. Die Familie wollte nicht glauben, daß sie tumorfrei war, obwohl sie den Empfehlungen der Ärzte nicht gefolgt war. Sie bekäme auch Briefe von Ärzten, die ihre Verantwortung dafür ablehnten, daß es ihr gut ginge, denn sie habe sich nicht an ihre Empfehlungen gehalten. Wir haben uns über all diese Dinge unterhalten. Dann wandte ich den Schädelgriff an, versuchte die Symmetrie des CranioSacralen Rhythmus herzustellen und führte den Ruhepunkt herbei. Samantha fiel augenblicklich in ihren anderen Bewußtseinszustand. Eine tiefe Stimme sprach aus ihr. Sie sagte: „Herzlichen Glückwunsch, mein Sohn. Ich bin BAKANDANDA. Ich habe den Fall jetzt übernommen und werde dir Anweisungen geben." Er sagte mir dann, ich solle meine Energie dazu benutzen, die Drüsen und Gänge der linken Brust, des Thorax, der Schulter und des Nackens zu öffnen. Ich versuchte, dies zu tun, BAKANDANDA sagte, ich machte das völlig richtig. Ich konnte die Reaktion des Gewebes fühlen.

Dann nahm ich all meinen Mut zusammen und fragte BAKANDANDA, ob wir die fibrozystische Krankheit der Brust nicht einfach wegdenken könnten. Er sagte: „Sicherlich, das kannst du. Aber das interessiert niemanden in meinem Raumschiff. Daß Samantha an dem fibrozystischen Gewebe arbeitet, ist irrelevant." Ich interpretierte dies als „Ja". Nachdem Samantha in die Gegenwart zurückgekehrt war, übten wir gemeinsam, uns bildhaft vorzustellen, wie das Brustgewebe aussehen würde, wenn es normal wäre. Sie versprach, jeden Tag 15 Minuten an diesem Bild zu arbeiten. Ich hoffte, die mit den Händen tastbare Verbesserung ihres Brustgewebes würde ihr geben, was sie dringend brauchte.

Samantha kam am 27. April 1989 wieder. Sie fiel in Trance, kaum daß sie sich auf dem Tisch ausgestreckt hatte. Wieder kam BAKANDANDA als Geistführer. Er wies mich an, Samantha nun zu erzählen, warum sie in den letzten Monaten so viele Probleme gehabt habe. Er sagte mir, Samantha sei eine Sklavin in Ägypten gewesen. Sie sei von einer Gruppe Rebellen befreit worden. Dann habe sie Macht gewonnen und jene, die sie befreit hätten, nun ihrerseits zu Sklaven gemacht. Sie trüge jetzt noch immer die Last der Schuld mit sich herum. Zusätzlich zu der Tatsache, daß sie ihre Weiblichkeit ablehne, was teilweise auf ihr damaliges Leben zurückzuführen sei, müsse sie ihre Schuld, sich gegen ihre Befreier gewandt zu haben, los werden, um den Rest ihrer Probleme endgültig beseitigen zu können.

BAKANDANDA wies mich an, Energie in ihre Milz zu schicken und ihr Wurzel-Chakra (Energiezentrum) zu öffnen. Ich tat dies ohne Schwierigkeiten. Es scheint immer leicht zu sein, Dinge zu tun, die einem von den Geistführern aufgetragen werden. Ich sagte BAKANDANDA, wie leicht mir die Arbeit jeweils falle, wenn ich von einem Führer Aufträge erhalten würde. Er erwiderte, es sei eine Freude, mit mir zusammenzuarbeiten, denn ich würde keine Fragen stellen, wenn ich Anweisungen erhielte. Ich fragte ihn dann, wie ich wissen könnte, ob mein Gefühl richtig sei, von einem Geistführer gelenkt und angewiesen zu werden. Er sagte mir, wenn das Gefühl richtig sei, würde mein Solarplexus vibrieren. Wenn ich fehlgeleitet würde - entweder von mir selbst oder von einem niederen Führer - würde ich nichts in meinem Solarplexus fühlen. Nun versuche ich, auf meinen Solarplexus zu achten, wenn mir eine Idee in den Sinn kommt.

Ich fragte BAKANDANDA dann, ob ich von ihm etwas mehr über mein Leben erfahren könnte, um es besser zu verstehen. Er meinte, er würde mir helfen, so gut er könnte. Ich erklärte, daß ich der Ansicht sei, das Handauflegen und Berühren mit konzentrierter Absicht, wie ich es lehrte, würde Wut und Gewalt zerstreuen. Er antwortete, er wisse, was wir täten. Er meinte, es sei ein Teil dessen, was getan werden müsse. Ich fragte ihn, wie wir die Fortführung dieser Arbeit finanzieren könnten. BAKANDANDA sagte, die finanzielle Seite habe keinerlei Bedeutung auf den höheren Schwingungsebenen. Ich sagte ihm, wir würden aber auf dieser Ebene leben und Geld spiele für uns eine Rolle. Erstaunlicherweise meinte er, er habe vergessen, daß wir uns auch mit Geldfragen (er buchstabierte das Wort) befassen müßten. Sie hätten keinerlei geistige Bedeutung und seien nur eine der Lächerlichkeiten, die auf unteren Ebenen geschaffen würden, um das Leben schwieriger und komplizierter zu machen. Er sagte, sie würden uns helfen, wenn sie könnten, aber da es sich um ein System handle, das von den Erdbewohnern geschaffen worden sei, müsse es auch in erster Linie von diesen auf ihrer Ebene gehandhabt werden. Das war eine recht eindeutige Antwort auf meine Frage: Wir müssen uns also weiter abmühen. Das erklärt, warum so viele gute, spirituell ausgerichtete Projekte finanziell erfolglos sind.

Ich dankte BAKANDANDA für seine Informationen. Ich fragte, ob er mir noch irgend etwas anderes zu sagen wünsche oder ob ich noch etwas tun sollte, bevor die Sitzung beendet würde. Er erinnerte mich daran, Samantha behutsam darüber aufzuklären, daß sie eine Schuld trage, weil sie ihre Befreier zu Sklaven gemacht hätte in Ägypten, und ihr dabei zu helfen, diese Schuld anzunehmen.

Ich versuchte, Samantha über ihr Leben in Ägypten zu erzählen, nachdem sie aufgewacht war. Sie konnte sich an keinen Teil der Sitzung erinnern. Sie hatte nur meine Worte, um die Geschichte ihrer Schuld zu glauben, zu akzeptieren und darauf zu reagieren. Sie mußte wirklich vertrauen. Es half nicht, daß ihre linke Schulter noch immer ein wenig schmerzte. Der Schmerz machte mir allerdings deutlich, daß das Vertrauen nicht so weit reichte, wie es eigentlich sollte. Wir sprachen über diesen kleinen Mangel an Vertrauen und Samantha versprach, daran zu arbeiten. Wir kamen dann überein, daß sie jeden Monat einmal zu mir kommen sollte, solange dies nützlich erscheinen würde.

Das nächste Mal sah ich Samantha am 31. Mai 1989. Sie hatte noch immer leichte Schmerzen in der Schulter und war darüber ärgerlich. Sie wollte einige Untersuchungen machen lassen, um diesem Schmerz auf den Grund zu gehen. Ich sagte ihr, daß man die Untersuchungen machen lassen könnte, aber daß wir bereits auf dem Grund der Schmerzen angelangt seien, doch daß sie dies nicht sehen wollte. (Wir blieben Freunde trotz meiner Worte.) Ich veranlaßte eine Blutuntersuchung auf Arthritis und verschiedene laborchemische Übersichtsuntersuchungen. Zwei Tage später erhielt ich die Befunde. Sie waren alle normal.

Doch zurück zur Sitzung am 31. Mai. Nach der Blutabnahme beruhigte sich Samantha. Sie hatte bekommen, was sie sollte und war nun wieder bereit mitzuarbeiten. Sie legte sich auf den Tisch und ich begann ihr CranioSacrales System vom Schädeldach her in Gleichgewicht zu bringen. Sie gelangte in einen sehr schönen, entspannten Zustand. Sehr plötzlich hörte ihr CranioSacraler Rhythmus auf. Der Signifikanzanzeiger kündigte an, daß etwas passieren würde.

Ich fragte, wer da sei. Eine wunderschöne, liebenswerte, weibliche Stimme antwortete: „Ich bin es, mein Sohn, ÄGYPTISCHE SEELE." Ich war umgeben von der liebevollsten, ruhigsten, sichersten und wunderbarsten Atmosphäre, die ich je erlebt hatte. Ich fragte, was ich tun sollte. Die wundervolle Stimme antwortete: „Fühle mit deinen Händen und höre zu."

Erinnern Sie sich daran, als Sie das erste Mal das Mädchen oder den Jungen Ihrer Träume sahen und sich unsterblich verliebten? Ich fühlte mich so. Ich zitterte vom Kopf bis zu den Zehen. Ich war eindeutig verliebt in ÄGYPTISCHE SEELE. Ich bat sie um einen Namen, mit dem ich sie anreden könnte. Doch mehr als ÄGYPTISCHE SEELE wollte sie mir nicht sagen.

Sie sagte dann, sie sei die Seele Samanthas gewesen, als diese Sklavin eines Pharaos gewesen sei. Sie beschrieb sich als sehr schön mit dunklen Augen, langem schwarzen Haar, einer wundervollen hellbraunen Haut und so weiter. Als Dank für irgendwelche politischen Vergünstigungen habe ihr Vater sie an den Pharao gegeben, als sie 15 Jahre alt war. Bald habe der Pharao sie sexuell mißbraucht. ÄGYPTISCHE SEELE beschrieb, wie der

Pharao Nacht für Nacht zu viel Wein getrunken hätte. Dadurch habe er keine Erektion bekommen. Wegen seiner sexuellen Impotenz sei er wütend geworden. Er habe einen Stab aus Silber und mit Edelsteinen besetzt genommen, diesen in ihre Vagina getrieben und immer wieder zugestoßen. Jedesmal sei er wütender und gewalttätiger geworden, bis er schließlich die Vagina so verletzt habe, daß er in die Bauchhöhle eingedrungen sei. Wenige Tage später sei sie an den Blutungen und an der Infektion gestorben. Ich sollte nun diese Energiezyste lösen und die mit ihr einhergehenden Emotionen. Ich legte einfach eine Hand auf die Gegend ihrer Vagina (Samantha hatte Straßenkleidung an) und die andere links auf die vordere mittlere Beckenwand. Die Entspannung setzte ohne Schwierigkeiten ein und war sehr kraftvoll, so, als käme ein Energievektor zurück aus ihrer Vagina. Ich glaubte, die Wut des Pharaos und seine Frustration zu spüren, als diese aus dem Körper freigesetzt wurden. Vielleicht habe ich sie auch wirklich gefühlt, doch ich bin mir da nicht so ganz sicher.

ÄGYPTISCHE SEELE dankte mir für meine große Hilfe. Sie verabschiedete sich, und ich fühlte, wie die wundervollen Schwingungen sanft und langsam den Raum verließen.

Da saß ich nun mit meinen Händen auf Samanthas Becken und mehr oder weniger im Schock. Ich kehrte mit meinen Händen zu Samanthas Kopf zurück, nahm all meinen Verstand zusammen und brachte sie zurück in die Gegenwart.

Wie gewöhnlich erinnerte sie sich an nichts. Als ich ÄGYPTISCHE SEELE beschrieb, glänzten Samanthas Augen wie niemals zuvor. Sie wurde ganz weich und schien plötzlich Vertrauen zu haben. Ich erzählte ihr von ihren Erlebnissen mit dem Pharao und von ihrem Tod. Ich half ihr dabei, das Geschehene zu akzeptieren. Ich beschrieb, wie die Energie des Pharaos aus ihrem Körper gelöst worden sei. Sie meinte zu fühlen, daß dies wohl eine weitere Erklärung dafür sei, warum sie ihre Weiblichkeit in diesem Leben ablehne.

Es war eine gute Sitzung mit einem guten Ende. Wenn ich über ÄGYPTISCHE SEELE nachdenke, erstarre ich noch immer in Ehrfurcht und fühle mich wie ein dummer Teenager.

Einige Tage später rief ich Samantha an, um ihr mitzuteilen, daß ihre Werte normal seien. Zum ersten Mal schien sie dies nicht zu interessieren. Sie sagte, sie wüßte, daß sie normal seien, und sie würde sich darauf freuen, mich in drei bis vier Wochen zu sehen.

Am 28. Juni 1989 traf ich das letzte Mal mit Samantha zusammen, bevor ich dies niederschrieb. An jenem Tag war sie sehr guter Dinge. Sie schien sich keine Gedanken mehr darüber zu machen, ob sie Krebs hätte. Wir unterhielten uns, während ich mit meiner Arbeit an ihrem CranioSacralen System begann. Die Dringlichkeit, in tiefe Trance zu fallen, war weniger deutlich. Nach einigen Minuten fragte ich, ob es jemanden gäbe, der heute mit uns sprechen wollte. Eine Minute nach meiner Frage war Samantha tief in ihrem anderen Bewußtseinszustand. Eine sanfte weibliche Stimme sprach aus Samantha. Die Stimme teilte uns mit, ihr Name sei EJUTA und ÄGYPTISCHE SEELE lasse herzlich grüßen. EJUTA sagte mir, ich müsse weiter mit Samantha arbeiten, bis ihr Herz-Chakra (Energiezentrum) offen und fließend bleibe. Auf meine Nachfrage meinte sie, einmal im Monat sei genügend.

Als nächstes wollte EJUTA uns einige Informationen über Sex und Liebe geben. Sie sagte, körperliche Liebe oder Sex, verbunden mit echter Liebe und in dem richtigen Umfeld, würde die geistige Verbindung zwischen zwei Menschen fördern. Die Vereinigung im Geist würde die bedingungslose Liebe und die Weiterentwicklung des Geistes unterstützen. Sex ohne Liebe, ohne geistige Bedeutung sei nichts als Wollust. Die Wollust sei ein Hindernis auf dem Weg zur Weiterentwicklung des Geistes.

Monogamie auf körperlicher Ebene sei eine Erfindung der Menschen ohne große geistige Bedeutung. Sie könnte allerdings der Vereinigung von mehreren Seelen im Wege stehen, die bereit seien, sich miteinander zu verbinden. Wir sollten jedoch wissen, daß die körperliche Vereinigung keine Voraussetzung für die Vereinigung im Geist ist. Sie erleichtere jedoch die Vereinigung im Geist, wenn sie mit guter Absicht und ohne Wollust geschehe.

Nach diesen Worten verabschiedete sich EJUTA aus der Sitzung. Das Herz-Chakra (Energiezentrum) war offen. Da Samantha alleinstehend ist, denke ich, daß EJUTAs Belehrungen über Liebe im Geist und körperliche Liebe darauf abzielten, die Verwirrung in Samanthas Kopf zu beseitigen. (Wir werden sehen, was die Zukunft bringt.)

Bevor ich dieses Kapitel abschließe, möchte ich Ihnen noch von einem weiteren Erlebnis berichten, das die Frage des Channeling, so wie sie sich mir stellt, noch weiter beleuchtet. Gary war 41 Jahre alt und kam zu uns zum ersten Mal im Sommer 1988. Ich sah ihn nicht selbst. Er wurde von einem der anderen Osteopathen an unserem Institut behandelt.

Im November 1988 kehrte er für eine einwöchige Behandlung zurück. Diesmal behandelte ich ihn in einer Sitzung. Bei dem Prozeß der SomatoEmotionalen Entspannung erlebte er noch einmal seine Mandeloperation und das Trauma seiner Geburt.

Im Juni 1989 kam Gary noch einmal für eine einwöchige Behandlung. Diesmal machte ich mit ihm vier Sitzungen. In der ersten Sitzung arbeitete ich an der Lösung chronischer Schmerzen im linken Arm und in der linken Schulter. In der zweiten Sitzung änderte sich seine Stimme und er sprach mit mir als eine Person, die sich IM nannte. IM erzählte mir, daß es eine Gruppe von Wissenschaftlern gäbe, die kurz davor seien, eine Maschine fertigzustellen, die die Zeit anhalten könnte. Diese Maschine könnte die Zeit für ein bestimmtes Individuum außer Kraft setzen. Gary sollte dafür sorgen, daß diese Maschine nur zum Guten und nicht für verbrecherische Zwecke verwandt würde. Gary sollte mit dem sowjetischen Präsidenten Gorbatschow darüber sprechen. Später, am Ende der Sitzung, setzte ich fest, daß Gary und Gorbatschow und einige andere sich tatsächlich am Ende des Sommers 1989 treffen würden. (Gary hatte nur vage Erinnerungen an den Inhalt der Sitzung, als er ins volle Bewußtsein zurückkehrte.)

Ich hatte noch zwei weitere Sitzungen mit Gary. Ich arbeitete routinemäßig mit den oberen Hals- und Brustwirbeln. IM trat bei beiden Sitzungen auf und hatte Informationen für mich. Er sagte, er sei der Bote. Er verstünde die Bedeutung nicht, aber ich solle darüber nachdenken, da dies am Ende für meine Arbeit von großer Wichtigkeit sei. IM beschrieb dann einen Zylinder aus einem durchsichtigen Material auf einer kreiselförmigen Maschine. Innerhalb des Zylinders beschrieb er etwas, das ich als die doppelte Spirale der DNA interpretierte. IM wußte nicht, was es war, er sagte, er könne es nur beschreiben. Er sagte auch, daß es etwas zu tun hätte mit der Arbeit, die wir gegen die Ausbreitung der Gewalt tun würden. Mehr könnte er mir nicht sagen. Das sei alles.

Dieses sind einige der außergewöhnlichen Erlebnisse, die ich bei der Behandlung einiger Patienten hatte. Es ist möglich, diese Erlebnisse abzutun und sie nur als Teile des Nichtbewußten, die sich Gehör verschaffen wollen, zu interpretieren oder als Manifestationen von multiplen Störungen der Persönlichkeit oder als Psychosen. (Und entweder würde dann ich an der Psychose leiden oder der Patient.) Doch wenn Sie diese Erlebnisse haben, ist es nicht so einfach, sie nicht als spirituelle Erfahrungen anzusehen. In dem letzten Kapitel (in dem ich meine persönlichen Erfahrungen beschrieben habe) wird deutlich, daß ich vor einigen Jahren sehr skeptisch gewesen bin. Jetzt bin ich offen und tendiere zu der Meinung, daß es Geistführer gibt, die denen viel Weisheit anzubieten haben, die dafür offen und bereit sind. Ich bin davon überzeugt, daß ich viele Jahre lang viele weise Ratschläge erhalten habe, auch dann, als ich glaubte, skeptisch zu sein.

Die von mir beschriebenen Ereignisse haben stattgefunden. Meistens war eine andere Person mit uns im Raum anwesend. Also gibt es Zeugen für diese Erlebnisse. Es gab noch einige weitere Erfahrungen dieser Art, doch die hier beschriebenen können als Beispiele für alle anderen dienen.

Ich kann dieses Kapitel nicht abschließen, ohne über ein weiteres Erlebnis mit einer anderen Patientin zu berichten. Ihr Führer SARAH kommunizierte frei mit mir und gab mir weise Ratschläge während der gesamten Sitzung. Schließlich fragte ich SARAH, ob es noch etwas gäbe, was ich vor Beendigung der Sitzung tun könnte. SARAH war für eine Minute ganz still und sagte dann: „Nein, ich glaube, wir haben alles getan, was notwendig war.“ Ich dankte ihr und fragte, ob es in Ordnung sei, wenn ich den siebten Halswirbel auf der rechten Seite „knallen“ lassen würde. SARAH sagte: „Nur zu, wenn du meinst, aber warte, bis ich fort bin.“ Ich wartete einige Minuten. Ich bin sicher, ich fühlte die Veränderung der Energie. Dann habe ich direkten Druck auf den Wirbel C7 ausgeübt. Die Patientin wachte wenige Sekunden nach dem Knall auf und rief: „Sie haben meinen Hals ‚knallen‘ lassen.“

7.5 Channeling-Postscriptum

Nach der Überarbeitung dieses Manuskriptes hat mich Samantha noch einmal besucht. Harvey, ein *Preceptor*[2], war zugegen. Das, was wir von dem Gespräch in Erinnerung haben, soll nach unserem besten Wissen wiedergegeben werden. Keiner von uns beiden wird dieses Erlebnis jemals vergessen.

Samantha kam zur Sitzung in sehr positiver Stimmung. Sie erklärte, sie arbeite noch immer als Managerin und am Wochenende würde sie als Sponsor an einem Seminar über „Heilung durch Energie“ teilnehmen. Sie war begeistert über diese Gelegenheit.

Sie hatte nur eine kleine Sorge zu diesem Zeitpunkt. In ihrer linken Achselhöhle war ein kleiner Knoten zu palpieren. Sie zeigte mir das und ich fühlte den Knoten deutlich. Er hatte die Größe einer Erbse. Ich glaube, ich war beunruhigter als sie, weil ich sofort in die Rolle des traditionellen Arztes fiel und befürchtete, daß dieser Knoten eine Metastase des Tumors in ihrer linken Brust sein könnte, dem ursprünglichen primären Herd ihres bösartigen Tumors (soweit wir das wissen).

Mit einem Schädelgriff stimmte ich mich auf ihren CranioSacralen Rhythmus ein. Harvey saß an ihrem Kopf als stiller Beobachter. Sie entspannte sich ohne Schwierigkeiten. Nach wenigen Minuten war sie in tiefer, entspannter Trance. Ich fragte sehr sanft und ruhig, ob jemand zugegen sei, der uns durch die Sitzung an jenem Tag führen und uns Anleitungen geben wollte. Ihr Gesicht zog sich zusammen und sie schürzte die Lippen. Eine tiefe Stimme sagte: „Es sind zwei zugegen.“ Ich verstand das nicht richtig und dachte, es sei jemand, der „Zwei“ oder so ähnlich hieße. Ich bat darum, den Namen zu buchstabieren.

[2] Anmerkung der Übersetzerin: Den Status eines *„preceptors“* kann man im Rahmen des *Upledger Institutes* erwerben, wenn man weit genug fortgeschritten und erfahren ist in der CranioSacralen Therapie.

Die Stimme aus Samantha war etwas ungeduldig und sagte: „Heute sind zwei anwesend." Ich entschuldigte mich und die Stimme stellte sich als JAMOOZE vor. Ich machte einige Bemerkungen darüber, wie schön und ausgefallen die Namen der Führer seien, die mir im Laufe meiner Arbeit mit Samantha begegnet seien. JAMOOZE erklärte, die Namen würden von denen auf seiner Ebene für uns kreiert, denn offensichtlich benötigten wir Namen. Daher würden die Antworten manchmal auch sehr langsam kommen, wenn wir nach dem Namen eines bestimmten Wesens fragen würden. Sie seien nicht daran gewöhnt, Namen zu verwenden, so wie es bei uns auf der Erde Brauch sei. JAMOOZE sagte, alle Wesen auf höheren Ebenen würden sich durch Schwingungen und Vibrationen wahrnehmen. Dann bestellte er mir liebe Grüße von HAWKINS.

JAMOOZE teilte mir mit, daß mit Samantha alles in Ordnung sei. Er sagte, die „Härte" in der Brust an der Stelle, wo die Biopsie entnommen worden war, würde sich auflösen. Ich fragte nach dem Knoten, den Samantha mir gezeigt hatte. Er fragte: „Du meinst den in der Höhlenachsel?" Ich verstand das Wort nicht. Er wiederholte etwas ungehalten: „Höhlenachsel", und ich verstand plötzlich, was er meinte: „Oh, du meinst Achselhöhle?" Er murmelte so etwas wie: „Höhlenachsel, Achselhöhle, welchen Unterschied macht das schon?"

JAMOOZE gab mir die Anweisung, die Verbindung von dem Wurzel-Chakra zum Kronen-Chakra durch das vertikale Zentrum ihres Körpers zu öffnen. Er teilte mir mit, ich solle Harveys Hände zusätzlich zu meinen einsetzen. Er meinte, Harvey sei nicht zufällig anwesend, die Verbindung zu ihm sei erwünscht. Harvey sollte das untere Zentrum des Körpers mit einer Hand öffnen und die Milz mit der anderen. Ich legte eine Hand auf das Kronen-Chakra und dann, wie von JAMOOZE angewiesen, legte ich einen Finger auf den Knoten in Samanthas „Höhlenachsel". JAMOOZE forderte uns auf, den unteren und den oberen Körper durch die Öffnung des Zentrums miteinander zu verbinden. Gleichzeitig sollte Harvey die Milz mit Energie versorgen, während ich den Knoten auflöste. In wenigen Minuten geschah all das, was JAMOOZE gesagt hatte.

Samanthas Gesicht wurde weich und strahlte. Man konnte die Liebe in der Luft fühlen. Man konnte sie fast mit den Händen greifen, so deutlich war sie. Eine wunderschöne Stimme erklang von Samanthas neuem Gesicht. Sie sagte: „Ich bin ILNA. Ich bin gekommen, um Liebe und Sanftheit bei dieser Heilung zu bringen." ILNA erzählte mir dann, daß Samantha sehr gut mitarbeiten würde. Ich müßte nur von Zeit zu Zeit darauf achten, daß ihr Herz-Chakra offenbleibe, damit die Liebe frei herein- und herausströmen könnte. Es könne keine Krankheit entstehen, wenn das Herz-Chakra offen sei und die Liebe frei strömen könnte. ILNA machte dann eine kategorische Bemerkung, die keine weitere Diskussion zuließ: „Wenn es keine Konflikte gibt, gibt es keine Krankheit." Ich wiederholte diesen Satz drei- oder viermal, um sicher zu gehen, daß ich ihn richtig verstanden hatte. ILNA sagte jedesmal: „Ja, mein Sohn. Das ist richtig. Es gibt keine Krankheit, wenn es keine Konflikte gibt." Schließlich verstand ich, daß dieser Satz ohne Ausnahme Gültigkeit hat.

Dann machte ILNA eine Bemerkung, die mich völlig überraschte. Sie sagte: „Laß zweimal so viele Exemplare deines Buches drucken, wie du für richtig hältst. Es wird eine große Nachfrage danach entstehen." Ich fragte sie, von welchem Buch sie spräche. Sie meinte, von dem Buch, das ich gerade fertigstellen würde. Sie seien alle sehr erfreut darüber, daß ich ihren Anweisungen folgen würde. Ich fragte, was sie damit meine. ILNA sagte, daß sie mir vor einem Jahr aufgetragen hätten, ein Buch zu schreiben. Ich hätte mich ein wenig dagegen gewehrt. Aber als sie mir die Botschaft zukommen ließen, ich solle mich hinsetzen und ein Buch schreiben, hätte ich das getan und sie seien darüber sehr erfreut.

Ich sagte ihr, da wir schon über das Buch reden würden, könnte sie mir vielleicht helfen bei der Frage, die uns beschäftigen würde. Es sei ja durchaus möglich, daß ich meine Glaubwürdigkeit verlieren würde, wenn ich die sehr ausführlichen Beschreibungen all der recht unglaubwürdigen Begebenheiten drucken lassen würde, an denen ich teilnehmen durfte. Wir hätten begonnen, uns darüber Gedanken zu machen, was wir vielleicht weglassen könnten von den doch sehr ausgefallenen Ereignissen, einfach aus der Befürchtung heraus, die Unterstützung zu verlieren, die man uns entgegenzubringen beginnt.

ILNA sagte einfach: „Lasse nichts weg und verändere nichts. Sei standhaft. Stehe zu der Wahrheit." Ihre Erklärung ließ keinerlei Zweifel zu. Alles, was ich geschrieben habe, ist die Wahrheit. Ich habe das aufgeschrieben, an das ich mich nach bestem Wissen und Gewissen erinnere. Nichts von der Wahrheit sollte weggelassen oder verändert werden. ILNA sagte dann, daß jene, die mir nahestünden und mir geraten hätten, etwas wegzulassen, nicht wüßten, daß die Zeit jetzt reif sei. Sie würden nicht verstehen, wie wichtig die Botschaft sei. Einige hätten Schwierigkeiten mit dem, was ich berichten würde. Sie hoffte, daß diese sich herausgefordert fühlten, sich weiterzuentwickeln und neue Ebenen der Erkenntnis zu erreichen. Wenn nicht, so sei das ihre eigene Entscheidung. ILNA meinte dann: „Sei ganz ruhig, mein Sohn. Wir sind sehr zufrieden", und verschwand.

Samantha kam langsam in die Gegenwart zurück. Ich bat sie nach ihrem Knoten in der linken Armhöhle zu tasten. Sie konnte ihn nicht finden und war sehr glücklich.

Ich fragte, ob sie wüßte, daß ich gerade mit dem Entwurf eines Manuskriptes für ein neues Buch fertig sei. Sie verneinte. Dann dachte sie kurz nach und meinte, daß sie vielleicht vor einem Jahr davon gehört hätte, daß ich ein neues Buch beginnen wollte, aber sie sei sich da nicht so sicher.

So, liebe Freunde, das Manuskript des Buches, das Sie in den Händen halten, wird nicht gekürzt. Ich bin voller Vertrauen.

Nachwort

Während die Entwicklung auf Ausgleich und Integration hin weiter voranschreitet, geschehen Dinge in einem schwindelerregenden Tempo. Jedesmal, wenn ich die Korrekturen für die erste Ausgabe dieses Buches las, fühlte ich mich gezwungen, diesen oder jenen Abschnitt umzuschreiben, da er durch neuere Begebenheiten überholt war. (Das trifft nun auch auf diese Ausgabe zu.) Wenn ich das jedoch getan hätte, würde ich ad infinitum schreiben und dieses Buch würde niemals veröffentlicht werden. An einem bestimmten Punkt muß ein Schlußstrich gezogen werden. Ich habe dies in der letzten Ausgabe getan und in dem Nachwort einige Ereignisse beschrieben, die ich den Lesern mitteilen möchte.

Zu den wichtigsten Ereignissen gehören diese beiden:

1. Der Nachweis wurde erbracht, daß sich die intracraniellen Membranen sowohl bei einbalsamierten als auch bei frischen, nicht einbalsamierten Leichen bewegen, wenn geringe Kraft von außen angewandt wird.
2. Die Veränderung der elektrisch aktiven Energiefelder bei der Behandlung von Patienten durch Berührung konnte aufgezeichnet werden. Nicht nur die Veränderung, die auftritt, wenn ich die Hand auflege, sondern auch, wenn andere Ärzte, die sich mit der CranioSacralen Therapie beschäftigen, den Patienten berühren.

Die Bewegung der intracraniellen Membranen wurde auf zwei verschiedene Arten in verschiedenen Versuchen nachgewiesen. Bei dem ersten Versuch unter der Leitung von Dimetrios Kostopoulous wurde die Bewegung der Falx cerebri einbalsamierter Leichen als Reaktion auf einen kontrollierten Zug am Stirnbein aufgezeichnet mit Instrumenten, die die Veränderung der piezoelektrischen Ströme in der Membran der Falx cerebri als Reaktion auf die Spannungsänderung maßen.

Als nächstes hatte ich die Gelegenheit, mit der Physiotherapeutin Cynthia Rowe, dem Physiker Neil Mohon und dem Gerichtsphotographen Michael J. Mahoney an einem Versuch teilzunehmen, die Bewegung und/oder die Änderung der Spannungszustände der intrakraniellen Dura mater von frischen, nicht einbalsamierten Leichenpräparaten zu palpieren, zu beobachten und photographisch zu dokumentieren. Das gesamte Gehirn war durch eine einzige, ca. 5 cm große Öffnung im rechten Scheitelbein entfernt worden. Diese Öffnung wurde so gewählt, um die schwächende Wirkung auf die knöcherne Integrität und die Stärke des Schädels zu minimieren. Die Öffnung lag nicht auf einer Sutur. Neil markierte Punkte auf der Falx cerebelli und wandte genau bemessene Kraft auf die Außenseite des Schädels an. Michael hielt auf einem Film die Bewegung der mit Punkten markierten Dura fest, die als Reaktion auf die von außen einwirkende Kraft auftrat. Cynthia und ich fühlten die Veränderung des Spannungszustandes, als die äußere Kraft auf das Kreuzbein und das Stirnbein einwirkte, und auch, als die Technik des Ohrzugs am Schläfenbein angewandt wurde. Das war ein aufregender Anfang.

Später, an einem Samstagnachmittag im Januar 1990, sind Neil (derselbe Physiker) und ich mit den Osteopathen Dick MacDonald und Bill Stager zusammengekommen und haben gemeinsam nach Anzeichen dafür gesucht, daß Energie von dem Therapeuten zum Patienten übertragen wird. Wir konnten die Energie deutlich sehen, die bei der Behandlung auftrat. Diese Energie hatte die Eigenschaften von Elektrizität und konnte in Ohm gemessen werden. Wir sahen, wie sich die Energiemessungen auf dem Ohmmeter veränderten mit Beginn der Behandlung, Auffinden von Widerstand im Gewebe des Patienten, Entspannung des Gewebes und mit Beendigung der Behandlung, und zwar synchron und in positiver Korrelation zu dem, was der Therapeut berichtete. Wir sahen, daß diese Energie nicht behindert wurde durch eine Reihe von in den Kreislauf zwischen Therapeut und Patient gestellten Materialien. Zu den untersuchten Materialien gehörte Holz, Styropor, Gummi, Aluminium, ultraviolette Filter und einige andere Stoffe.

Die Zeit und die Ereignisse schreiten mit großen Schritten voran. Es scheint, als wolle der große Plan hinter allem uns darauf hinweisen, daß es an der Zeit sei, die wissenschaftlichen Erkenntnisse mit den Erfahrungen des intuitiven Heilens zu integrieren und in Gleichklang zu bringen.

Viel Erfolg!

John E. Upledger, D.O., O.M.M.

Anhang A

Sensibilisierte Segmente

(Aus: „CranioSacral Therapy, Volume II, Beyond the Dura“, S. 214-216)

Das Konzept der sensibilisierten Segmente[1] bezieht sich auf Probleme, die Nerven, Muskeln und Knochengerüst betreffen, sowie auf psycho-emotionale Probleme. Es bedeutet, daß die Reizschwelle, d. h. der Widerstand gegen die Fortleitung eines elektrischen Impulses, in einem bestimmten Abschnitt oder Segment des Rückenmarks reduziert ist. Ein sensibilisiertes Segment des Rückenmarks ist hoch erregbar, so daß ein kleiner Reiz bereits einen in das Rückenmark schießenden Impuls auslöst.

Diese Hypersensibilität kann für den Körper als Ganzes schädlich sein, je nach dem welches Gewebe in Mitleidenschaft gezogen wird - z. B. wenn das Segment sensibilisiert ist, das den Magen stimuliert, so wird der Magen hypersensibel. Dann können auch nur mäßig irritierende Speisen unverhältnismäßig starke Schmerzen und/oder eine Dysfunktion des Magens verursachen. Von der Person, die unter diesem Problem leidet, wird man wahrscheinlich sagen, sie habe einen nervösen Magen oder eine Nahrungsmittelallergie oder sie leide an Nahrungsmittelunverträglichkeiten. Hält dieser Zustand an, so kann das zu einer Gastritis oder zu einem Magengeschwür führen.

Das Konzept der sensibilisierten Segmente hat seinen Ursprung in der Arbeit von Dr. I.M. Korr et al., die in den vierziger Jahren an dem *Kirksville College of Osteopathy and Surgery* begonnen wurde. Das Wort „Segment“ bedeutet „einer der Teile, in das sich etwas/ein Ganzes aufteilt oder unterteilt“. Es vermittelt den Eindruck, daß das Rückenmark prinzipiell in Teile oder Segmente unterteilt ist. Dies ist bis zu einem gewissen Grade richtig, doch dürfen wir nicht vergessen, daß das Rückenmark sowohl funktionell als auch strukturell eine zusammenhängende längs verlaufende Struktur ist. Es verbindet das Gehirn mit den Nervenwurzeln, die sich verzweigen, um das periphere Nervensystem zu bilden. Das Rückenmark kann verglichen werden mit einer Autobahn, und die Nervenwurzeln sind dann die Auf- und Ausfahrten. Obwohl das Rückenmark eine zusammenhängende Struktur ist, zweigen die Nervenwurzeln in regelmäßigen Intervallen ab und können daher als Grenze der einzelnen Segmente des Rückenmarks angesehen werden.

Ein Rückenmarkssegment in diesen Sinne kann definiert werden als ein Abschnitt oder eine Ebene des Rückenmarks, in den/die zwei dorsale Nervenwurzeln (sensible Nerven) einmünden und von dem zwei ventrale Nervenwurzeln (motorische Nerven) ausgehen. In einem sensibilisierten Segment sind diese Wurzeln überempfindlich oder überreizbar, wie weiter oben beschrieben. Die hyperaktive ventrale Nervenwurzel eines motorischen Nerven aus diesem Segment verläuft durch das intervertebrale Foramen und schließt sich dem sympathischen Nervenstrang an, der damit unter ständigen Beschuß gerät. Dies wiederum versetzt das sympathische Nervensystem in den Zustand einer chronischen Überaktivität, die schließlich das Zielorgan und die Gesundheit des Patienten schädigt. Wenn diese Hypothese der „trophischen Nervenfunktion“ zutrifft, kann dieser Prozeß auch einen Proteinmangel oder Proteinentzug in dem Zielorgan verursachen.

Ein sensibilisiertes Segment führt zu einer fühlbaren Veränderung der Gewebestruktur.

---

[1] Im englischen Originaltext wird dafür der Terminus „facilitated segments“ geprägt. „To facilitate“ bedeutet, etwas leichter und wirkungsvoller zu machen. Hier bedeutet das, daß der Widerstand eines Rückenmarksegments verringert wird, so daß ein wiederholter Reiz leichter eine Reaktion hervorruft.

Die lokalen paravertebralen Muskeln und das Bindegewebe fühlen sich „falsch" und „unecht" an und die Gelenke in der betreffenden Region sind weniger beweglich. Die Gewebe sind weich und schmerzen oft bei der Berührung. Ich glaube, der Terminus „Fibrositis" kann für das Bindegewebe in dieser Situation benutzt werden. Die Störung des sympathischen Nervensystems auf der Ebene des sensibilisierten Segmentes führt auch zu Veränderungen in der Hautstruktur, in der Schweißdrüsentätigkeit und der Versorgung der Haut durch das Kapillarsystem.

Dr. Korr vergleicht das sensibilisierte Segment mit einer „Neuronenlinse". Er meint damit, daß das sensibilisierte Segment die Nervenimpulse zu sammeln scheint. Es gibt die sensorischen Reize nicht weiter, sondern akkumuliert und hortet nicht nur die Reize, die direkt für dieses Segment bestimmt sind, sondern auch jene, die durch dieses Segment hindurch zu anderen Segmenten zu gelangen versuchen. Elektromyographische Untersuchungen von Dr. Korr und seinen Mitarbeitern haben gezeigt, daß ein erhöhter Reiz des Nervensystems fast überall zu einer erhöhten elektrischen Aktivität der Muskeln durch die Nervenwurzeln führt, die aus einem sensibilisierten Segment kommen.

Sensibilisierte Segmente treten vorwiegend dort auf, wo Haltungsstreß seinen Fokus hat, wo Verletzungen aufgetreten sind und wo die viszeralen Organe beeinflußt werden. Nachdem es einmal aufgetreten ist, kann die Sensibilisierung eines Segmentes viele Jahre fortbestehen, schließlich sogar zum Tode beitragen. Ein sensibilisiertes Segment bei T4 kann die Vitalität des Herzens beeinträchtigen, zur Blockierung der Kranzarterien und zu einem Myocardinfarkt führen. Eine Sensibilisierung scheint sich immerwährend zu perpetuieren. Das heißt, die Überaktivität einer motorischen Nervenwurzel macht das betreffende sympathische Ganglion überaktiv und führt damit zu einer Störung und Verschlechterung des Zielorgans. Eine Vielzahl von die Organstörung betreffenden sensiblen Reizen wird an das Rückenmarksegment zurückgeschickt und vergrößert die Sensibilisierung und so weiter. Die einzelnen sensibilisierten Abschnitte verursachen unterschiedliche Arten von Problemen, z.B. T9/T10: Gallenblase, T12/L1: Niere, L5: ableitende Harnwege und Geschlechtsorgane usw. Wenn ein Rückenmarksegment sensibilisiert ist, werden alle Zielstrukturen (Bindegewebe, Muskeln, Knochen, Blutgefäße, Haut, Schweißdrüsen und innere Organe) in Mitleidenschaft gezogen.

Aus therapeutischer Sicht ist jede Methode hilfreich, die die sich verselbständigende Aktivität des sensibilisierten Segmentes unterbricht. Die sensiblen Reize an das Segment müssen reduziert werden. Wirkungsvolle Methoden sind daher solche, die 1. die Muskeln entspannen (Massage, Manipulation der Weichteile); 2. die betreffende Region mobilisieren und dadurch Stauung und Ödembildung verringern (strukturelle manipulative Therapie); 3. den Haltungsstreß reduzieren (*Rolfing,* Alexander-Technik); 4. die Anzahl der Signale von höheren Zentren des zentralen Nervensystems reduzieren (Entspannungstechniken, Biofeedback, Hypnotherapie, Tranquilizer); 5. die Wirkung dieser Methoden miteinander verbinden (osteopathische manipulative Behandlung). Die CranioSacrale Therapie ist sehr hilfreich, weil sie den Tonus des vegetativen Nervensystems reduziert (Aktivität des Sympathicus), den allgemeinen Streß und die Angst verringert, endokrine Funktionen fördert, die Herstellung einer ausgewogenen Haltung unterstützt und den Austausch der Körperflüssigkeiten verbessert.

Anhang B

Die Chakren

(Aus: „CranioSacral Therapy, Volume II, Beyond the Dura“, Glossar)

Die Yogis im alten Indien haben den Begriff der Chakren als Zentren des ätherischen Körpers (Energiekörper, der den leiblichen Körper umgibt) geprägt, der die Lebenskraft *(prahna)* aus der umgebenden Atmosphäre aufnimmt, um das Individuum mit Energie zu versorgen. Im allgemeinen sind die Chakren am besten knapp außerhalb des leiblichen Körpers des Patienten zu fühlen, obwohl ein Berühren auch gestattet ist. Sie können 3 bis 15 cm im Durchmesser messen. In meiner Wahrnehmung sind die ersten sechs der unten aufgeführten Chakren mit Energiefeldern verbunden, die sich im Uhrzeigersinn drehen. Für mich sind sieben Chakren fühlbar:

Das *Wurzel-Chakra* beeinflußt Sexualität und Reproduktion und soll der Sitz von *Kundalini* (glühende Schlange) sein. *Kundalini* ist Energie, die von der Sonne kommt. Sie wird am unteren Ende der Wirbelsäule gelagert. Wenn sie befreit wird, schießt sie das Rückenmark hinauf in das Gehirn und aktiviert dabei alle Chakren. Einige erfahrene Yogis, die ich behandelt habe, sagten mir, die CranioSacrale Therapie unterstütze und erleichtere den Aufstieg von ihrem *Kundalini.* Das Wurzel-Chakra ist beim liegenden Patienten zu tasten, wenn eine Hand unter das Kreuzbein und die andere sehr leicht auf das untere Abdomen eben oberhalb der Schamfuge gelegt wird. Ich habe festgestellt, daß dieses Chakra meist in Frauen aktiv ist, die ein unbefriedigendes Sexualleben haben, vor allem in den Frauen, die sich mit Sex materielle Sicherheit erkaufen und keine Liebe spüren. Die gleichzeitige Öffnung des Wurzel-Chakra und des Herz-Chakra verbessert und integriert oft die Sex- und Liebesbeziehungen.

Das *Nabel-Chakra* beeinflußt die Sensibilität, die Gefühle und die Emotionen sowie die Funktion von Leber, Nieren, Eingeweiden, der Verdauung und des Sonnengeflechtes. Es ist am besten zu fühlen mit einer Hand unter der unteren und mittleren Lendenwirbelsäule und der anderen Hand eben unterhalb des Nabels, wobei diese Hand kaum den Körper berühren sollte.

Das *Milz-Chakra* beeinflußt die Assimilierung von Energie und ihre Verteilung auf die anderen Teile des Körpers. Dieses Chakra ähnelt der in der Akupunktur dargelegten Vorstellung der Milz als dem Organ, das die Energie *Qi* verarbeitet und an die anderen Organe verteilt. Es kann am besten getastet werden, wenn eine Hand die Gegend hält, in der die Lendenwirbelsäule in die Brustwirbelsäule übergeht, und die andere Hand sehr leicht über dem Epigastrium liegt. Die Verbesserung der Funktion dieses Chakra erhöht oft die Widerstandsfähigkeit und die allgemeine Aktivität eines Patienten.

Das *Herz-Chakra* ist am besten zu fühlen mit einer Hand unter der mittleren Brustwirbelsäule und der anderen Hand leicht auf dem mittleren Brustbein. Meiner Erfahrung nach ist dieses Chakra oft bei Patienten fehlgesteuert, die als Kinder von jemandem verletzt worden sind, dem sie sehr vertraut hatten. Jetzt haben sie Angst, jemanden zu lieben, weil sie sich fürchten, wiederum verletzt zu werden. Das Herz- und das Wurzel-Chakra sind oft gemeinsam fehlgesteuert bei Frauen, in deren Ehe Sex ohne Liebe stattfindet.

Um das *Hals-Chakra* zu fühlen, ist es am besten, den Nacken mit einer Hand zu umfassen und mit der anderen den Schildknorpel zu bedecken, wobei der Daumen und ein Finger auf dem oberen seitlichen Knorpel ruhen sollte. Oft wird dieses Chakra wahrgenommen als zwei einzelne Energiezentren, die sich jeweils auf einer Seite der Kehle im Uhrzeigersinn drehen. Ich glaube, daß ist normal. Dieses Chakra hat mit der Kommunikation zwischen den Menschen zu tun und mit der Fähigkeit, Gefühle mit Worten auszudrücken.

Das *Stirn-Chakra* hat eine Beziehung zu: a) Hirnanhangdrüse und pinealen Körper; b) Einsicht und die Fähigkeit der Wahrnehmung auf intrapersoneller Ebene; c) die Wahrnehmung des Charakters anderer Menschen und die Ehrlichkeit hinter deren Motivation der Handlungen.

Die Drehung der Energie dieses Chakras ist sehr viel intensiver als die der oben genannten. Üblicherweise palpiere ich es mit einer Hand unter dem Hinterhaupt und zwei oder drei Fingerkuppen, die auf der Glabella liegen.

Die *Kronen-Chakra* kann mit einer Hand auf dem Schädeldach palpiert werden. Ich nehme dort selten eine Drehung wahr. Vielmehr strömt Energie raus, deren Strömung zunimmt, wenn die körpereigene Energie des Patienten vermehrt wird. Man spricht über eine mögliche Beziehung zur Hirnanhangdrüse oder über eine spirituelle oder kosmische Verbindung.

Ich behandle die Chakren durch intensives Nachdenken und Visualisierung der möglichen Bewegung oder was sie sonst noch tun könnten; glauben Sie es oder auch nicht, sie tun es meistens. In den meisten Fällen bewirkt eine emotionale Enspannung eine Verbesserung der Chakra-Funktion.

Stichwortverzeichnis